毎日、心地よい
自分でいられる

不調と美容の からだ地図

看護師・リフレクソロジスト
市野さおり

日経BP

はじめに

看護師として働いた後に、足への興味が高じて、リフレクソロジストに転身、多くの女性にセルフケアを教える市野さおりさん。欧米発祥のリフレクソロジーは、反射学と訳され、足や顔、耳など臓器と呼応する「反射区」をもととする学問です。ツボという一点に圧をかける方法とは異なり、「ゾーン」「エリア」で体をとらえます。体にちりばめられた、いわゆる〝地図〟を頼りに、生活習慣を振り返ったり、刺激を加えて、不調を和らげたりします。

市野さんは、24年間で2万人を超える人の足裏や耳、ふくらはぎなどに触れるなかで観察や研究を重ね、さらに経絡やツボなどの知見とも組み合わせ、「自分自身の体の声に耳を傾け、ちょっとした不調ならば、自分で和らげられるセルフケア法」を蓄積してきました。

本書では、その方法を余すことなく紹介しています。ぜひ、自分の「からだ地図」を読み解き、体と心が癒やされる、その方法を実感してください。

日経ヘルス編集部

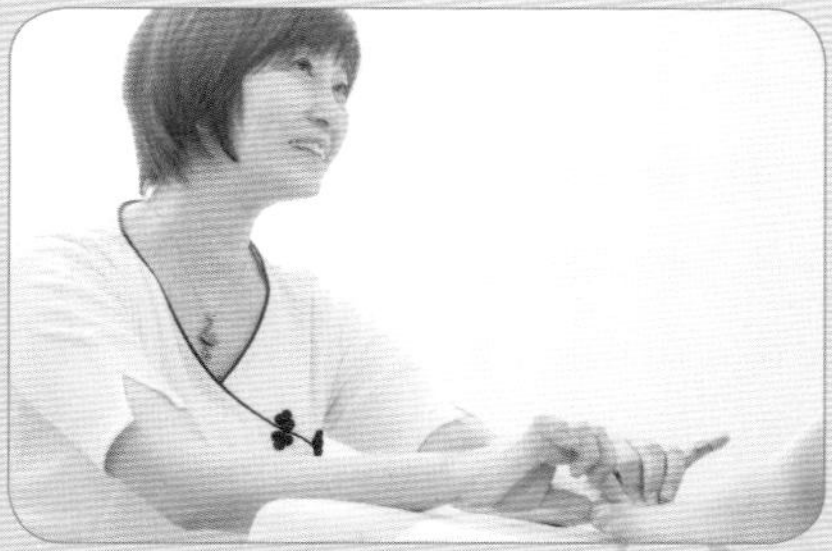

市野さおり

看護師
英国ITEC認定リフレクソロジスト
およびアロマセラピスト

毎日、心地よい自分でいられる

不調と美容の「からだ地図」

もくじ

はじめに …… 2

「からだ地図」を読み解くことで不調を抜け出すヒントが得られる …… 6

足の地図 …… 15

足の地図(体) …… 18

足の地図(心) …… 22

足の甲・側面の地図 …… 26

足裏からのサインをチェックしてみよう！ …… 30

基本の足裏マッサージ …… 34

目的別・悩み別足裏のもみ方 …… 38

- ダイエット …… 44
- 美顔 …… 48
- 女性ホルモンケア …… 52
- 首こり・寝違え …… 56
- 肩こり …… 58
- 腰痛 …… 60
- 緊張性頭痛・不眠 …… 62
- 片頭痛・不眠 …… 64
- 便秘 …… 66
- 胃の不調 …… 68
- 痔 …… 70
- 頻尿 …… 72

免疫・アレルギー 74
疲労・プチうつ 76
冷え・ストレス 78
目の疲れ 80
めまい・耳鳴り 82
爪も指もじっくり観察 84

手の地図 91

手の地図 94
基本の手マッサージ 100
肩こり 102
頭痛 104
姿勢改善 106
食べすぎ・胃もたれ 107
便秘 108
月経トラブル 110
デトックス 111
花粉症・アレルギー 112
むくみ 114

耳の地図 顔の地図 115

ふくらはぎの地図 125

膀胱経ゾーン 132
腎経ゾーン 134
胃経ゾーン 136
脾経ゾーン 138
胆経ゾーン 140
肝経ゾーン 142

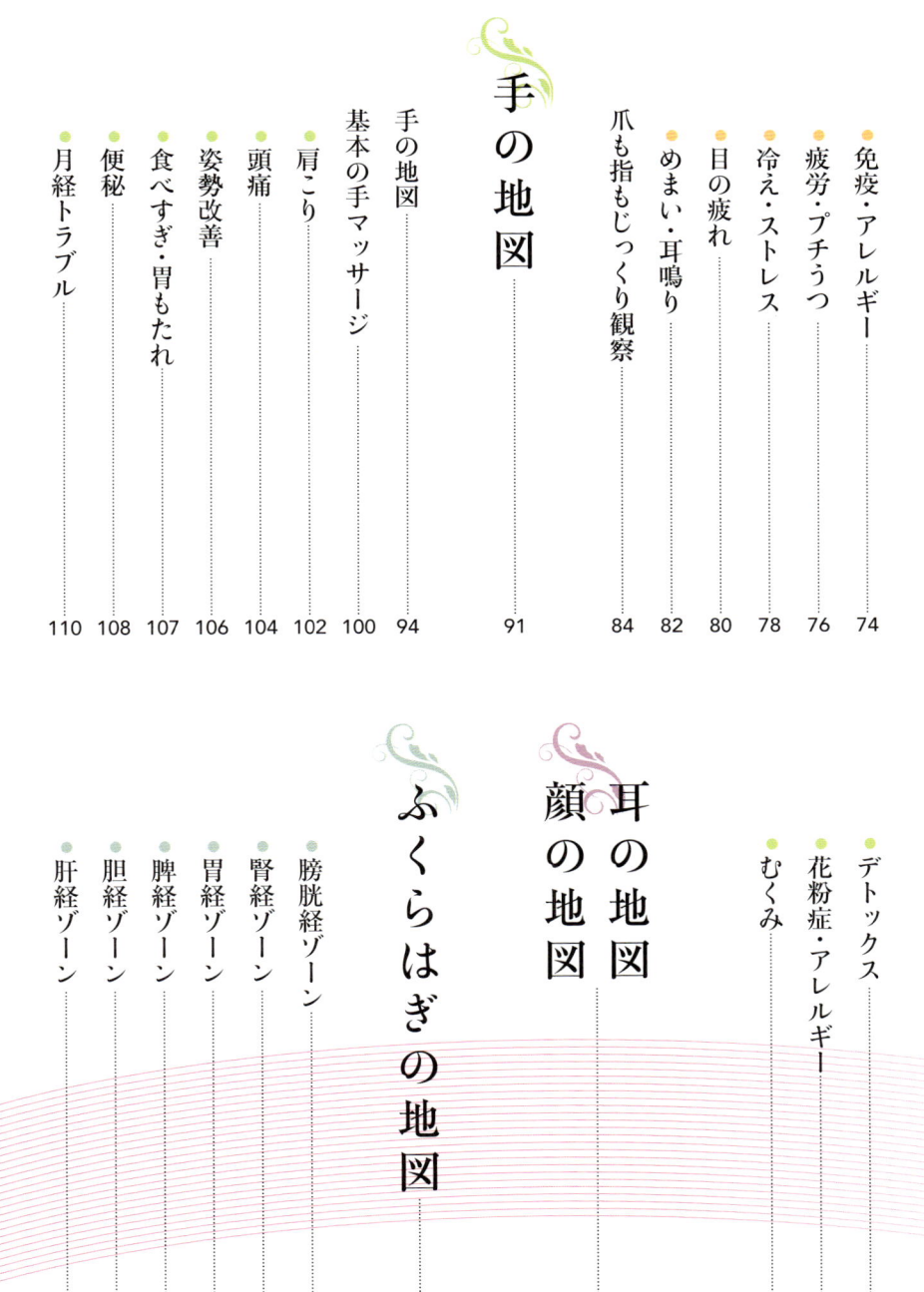

「からだ地図」を読み解くことで不調を抜け出すヒントが得られる

あなたが地図を見るのは、どんなときですか？

例えば、目的地へのアクセスを調べたいとき。交通機関は何を利用すればいい？ 所要時間は？ ルートは？ と、最適な「目的地への近道」を知るために、探究心いっぱいで地図を見ると思います。

実は、これに似た心持ちになるのが、健康を害したときです。

頭の中で、今どんな状態？ 原因は？ 今後はどうしたらいい？ と、不調をいち早く治すための「近道」がどれかと考えを巡らせます。

しかし、不調がつらいほど、症状のある部位だけに着目してしまい、まるでジャングルの中の迷子のように身動きもままならず、改善が見込めないということも。

そんなとき、視点を変え、解決策を見いだすために、「からだ地図」を活用してもらいたいと私は思っています。

何気なく地図を見ていたら、思いがけない情報を見つけた！　なんて経験はありませんか？

「からだ地図」でも同じ。つらい場所を局所的にケアしているだけでは一向に改善しないとき、体を俯瞰《ふかん》すれば、思いがけない原因や改善すべきヒントが見えてくることがあります。「からだ地図」の使い方は人それぞれ。本書では、基本的な使い方をご紹介しますが、ぜひ自分なりの使い方を見つけてください。

集中治療室での看護経験を経て
体の調子が、体の一部に表れることを知る

私は整形外科病棟で看護師として働いていたころから、「足」には、人一倍興味がありました。そんななか、足に感覚のない脊髄損傷の患者さんの足にマッサージを施すと、予想以上に機能が回復したという不思議な体験もしました。

その後、ＩＣＵ（集中治療室）に異動。外を歩いているわけでもないのに、ゴワゴワの足裏の患者さんが多く、さまざまなにおいを発していました。寝ているだけなのに日々汚れていく足……

なぜだろうと疑問に感じながら、時間を見つけては足をのぞきこんでいました。

その後、アロマセラピーを学びに行った先で、同じく集中治療室出身のセラピストであるリアノン・ルイスという師に出会いました。「アロマセラピーを施すなら、足を観察してから精油を決めるのがいい」と彼女は言うのです。

「足？」と思いました。足には本人さえも気づいていない体の状態、ストレスや思考の癖が出ているというのです。促されるままに、足裏を主とするリフレクソロジーを学び始めました。

すると、私が多くの人の足を見て疑問に思っていたことが、みるみる解明されていったのです。その後、時や場所を問わず、すぐに足裏観察を始める「足フェチ」になっていきました。

足以外の部位にもほどなくハマり、手、耳、顔、ふくらはぎと、その学びを広げていきました。夫が鍼灸師であることもあり、東洋医学的な脈診や舌診での夫の見立てを聞き、足や耳で観た私の見立てとを、よく意見交換します。概ね同じ判断になることが多く、体の出すサインの不思議さを日々実感しています。

足や顔を観察することで、〝気づき〟があり、生活習慣を見直すきっかけになる

リフレクソロジーは、〝～ology〟で終わることからわかるように、欧米では診断学の一種と考えられています。足や耳、手に

ある体の「反射区」を読み、そのほかの療法や、生活改善に生かしてほしいという目的もあるのです。

もちろん反射区がすべてとは考えていません。私自身、看護師ですし、薬や病院を否定する気持ちはありません。

例えば、病気がある方には、足の観察ポイントをご指導し、日々の健康チェックツールとして用いていただくことで、薬の副作用を和らげたり、再発をごく初期に見つけたりと、治療のサポートとして役立ててもらっています。

また、ダイエット希望の方には「足が赤いうちは糖質過多。まずは食事制限を最優先に」とアドバイスしたり、喫煙者は特有の足のにおいを発していることが多く、自分でにおいを知ってもらうことで禁煙につながったという例もあります。

足裏の小腸「反射区」を刺激し実際に小腸が反応した！

リフレクソロジーによるマッサージでは、ストレス軽減、腰痛の緩和、便秘や睡眠の改善など、さまざまな効果が海外の研究で確認されています。確かに、私自身も、軽微な〝なんとなく不調〟については、改善した方の声をよく聞きます。

最近、テレビ番組の取材を通して、ある検証を行う機会に恵まれました。１つは、小腸の蠕動《ぜんどう》運動を検出する機器を用いて、足裏を反射区別に押したところ、小腸の反射区を刺激した際のみ、グラフに大きな振幅をたくさん検出しました。つまり、小腸の反射区を押したら、小腸が動いたということです。

もう1つは、足をもむ前後の温熱での疼痛閾値（どのくらいの温度で痛みを感じるか）についての検証でした。足の刺激後は、温熱刺激の閾値が大幅に上がっていました。足をもむことが、痛みに悩む方々に役立つことを実感させられる貴重なデータとなりました。

ただ、足裏は、自宅でないともみにくい、観察しづらい、という足ならではのデメリットもあります。

「からだ地図」では、足だけでなく、手、顔、耳、ふくらはぎをご紹介していますので、それぞれの利点を生かしていただければと思っています。

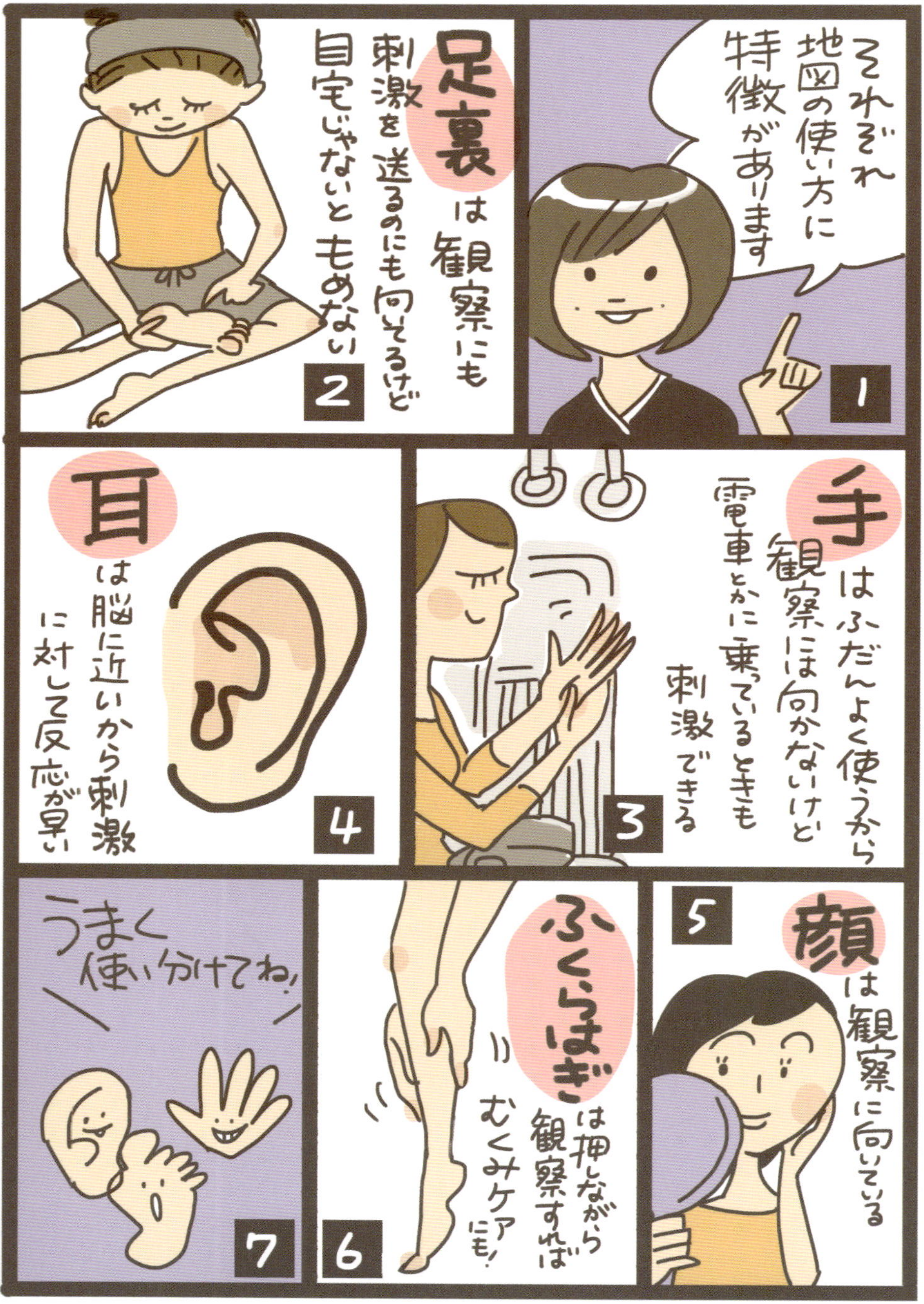
それぞれ地図の使い方に特徴があります
足裏は観察にも刺激を送るのにも向いてるけど自宅じゃないともめない
手はふだんよく使うから観察には向かないけど電車とかに乗っているときも刺激できる
耳は脳に近いから刺激に対して反応が早い
顔は観察に向いている
ふくらはぎは押しながら観察すればむくみケアにも!
うまく使い分けてね!

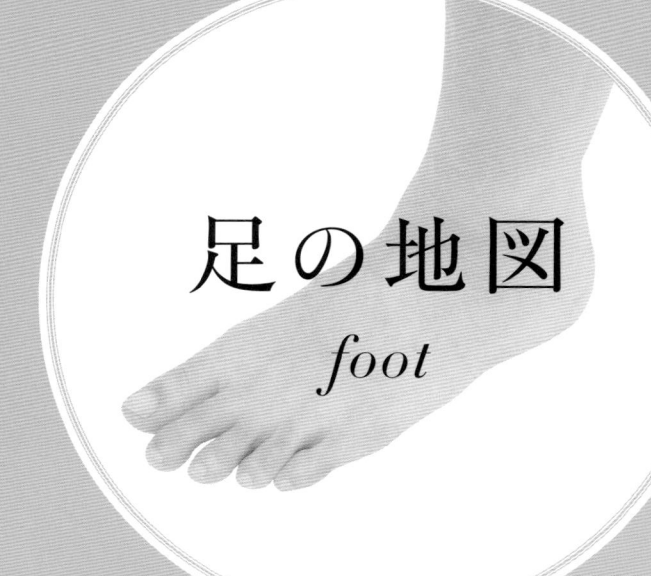

足の地図

foot

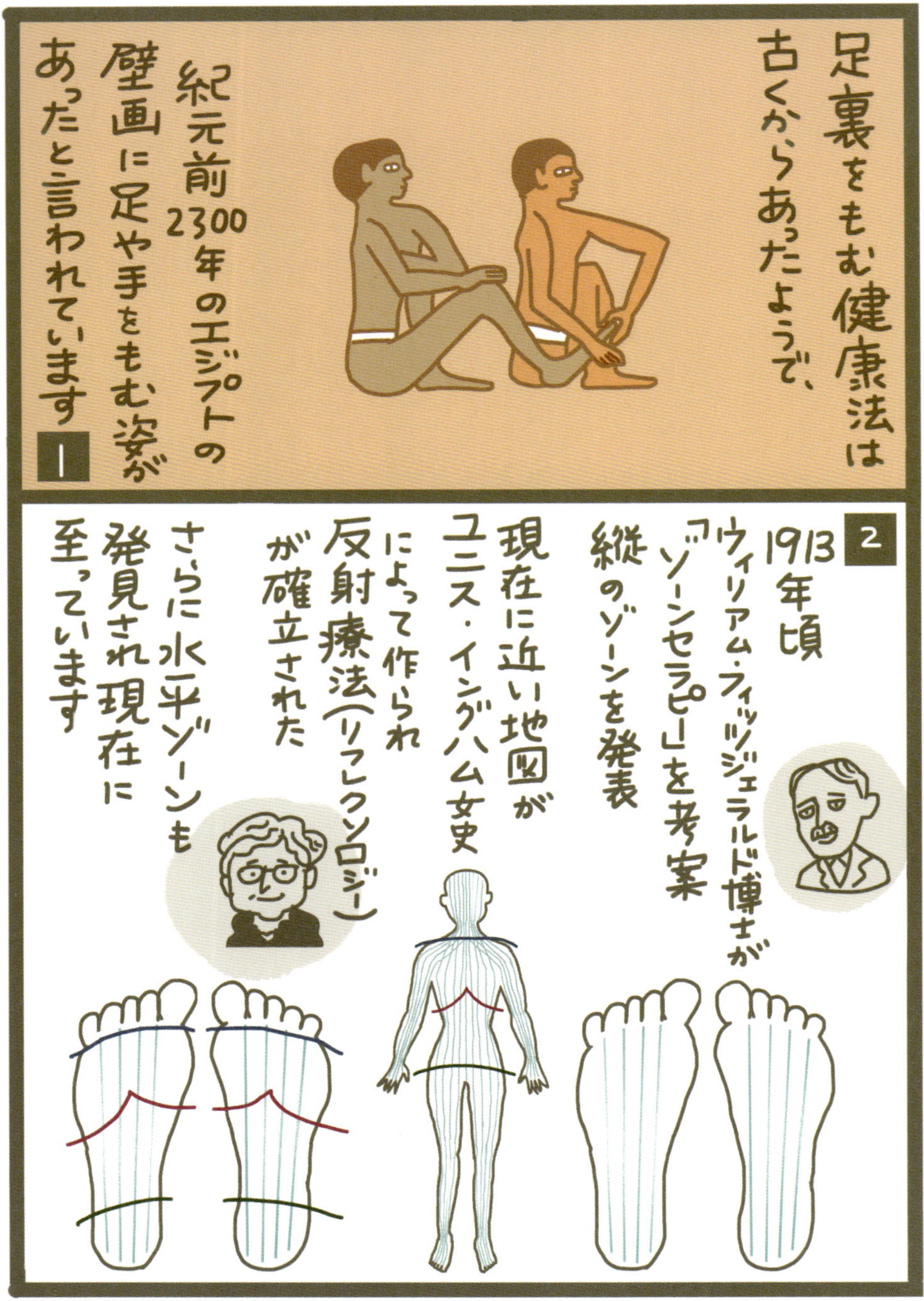
足裏をもむ健康法は
古くからあったようで、
紀元前2300年のエジプトの
壁画に足や手をもむ姿が
あったと言われています
1
2
1913年頃
ウィリアム・フィッツジェラルド博士が
「ゾーンセラピー」を考案
縦のゾーンを発表
現在に近い地図が
ユニス・イングハム女史
によって作られ
反射療法(リフレクソロジー)
が確立された
さらに水平ゾーンも
発見され現在に
至っています

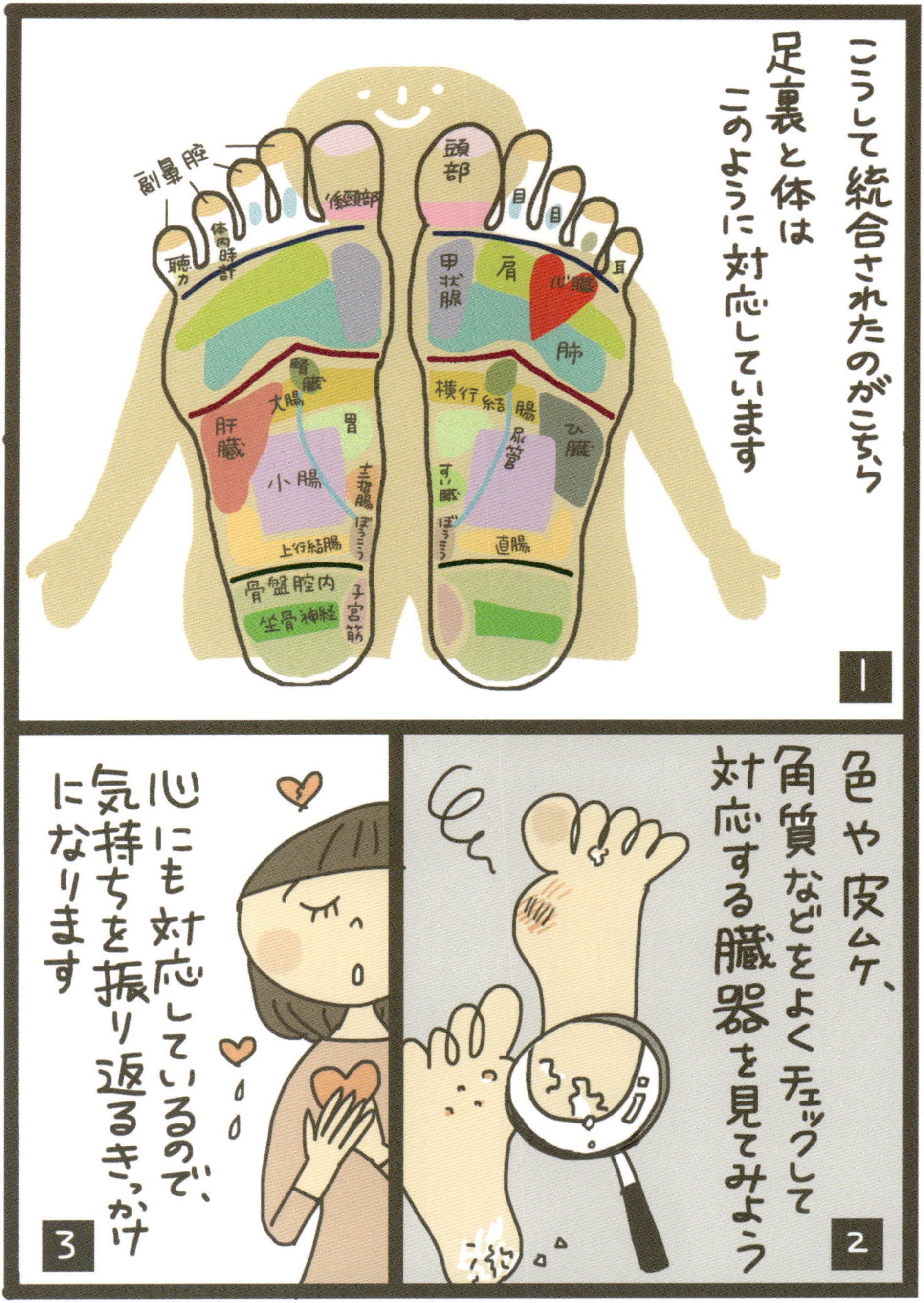
こうして統合されたのがこちら
足裏と体は
このように対応しています
副鼻腔
後頸部
聴力
体内時計
腎臓
大腸
胃
肝臓
小腸
十二指腸
ぼうこう
上行結腸
骨盤腔内
坐骨神経
子宮筋
頭部
目
目
耳
甲状腺
肩
心臓
肺
横行結腸
尿管
ひ臓
すい臓
ぼうこう
直腸
1
色や皮ムケ、
角質などをよくチェックして
対応する臓器を見てみよう
2
心にも対応しているので、
気持ちを振り返るきっかけ
になります
3

臓器や器官と対応している 足の地図 体

左足

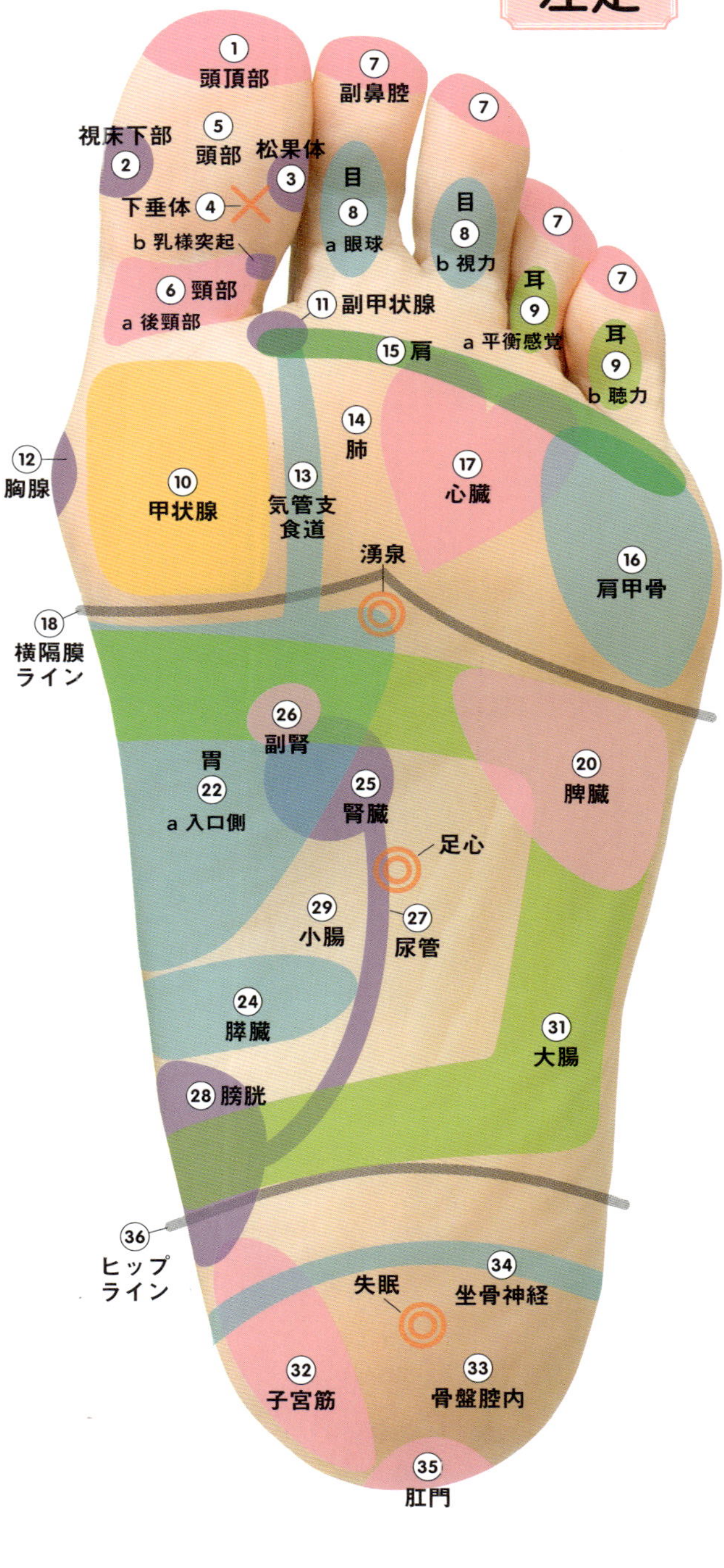

① 頭頂部

② 視床下部

③ 松果体

④（指紋の中央）
下垂体

⑤ 頭部

⑥ 頚部 a）後頚部
頚部 b）乳様突起

⑦ 副鼻腔

⑧ 目 a）眼球の動き、
視野（動眼、滑車神経）
目 b）視力（視神経）

⑨ 耳 a）平衡感覚、
体内時計（三半規管）
耳 b）聴力（聴神経）

⑩ 甲状腺

⑪ 副甲状腺（上皮小体）

⑫ 胸腺

⑬ 気管支／食道

⑭ 肺

右足

⑮ 肩
⑯ 肩甲骨
⑰ 心臓
⑱ 横隔膜ライン
⑲ 肝臓
⑳ 脾臓
㉑ 胆のう
㉒ 胃 a）噴門部側（入口側）
　 胃 b）幽門部側（十二指腸側）
㉓ 十二指腸
㉔ 膵臓
㉕ 腎臓
㉖ 副腎
㉗ 尿管
㉘ 膀胱
㉙ 小腸
㉚ 回盲弁
㉛ 大腸
㉜ 子宮筋
㉝ 骨盤腔内
㉞ 坐骨神経
㉟ 肛門
㊱ ヒップライン

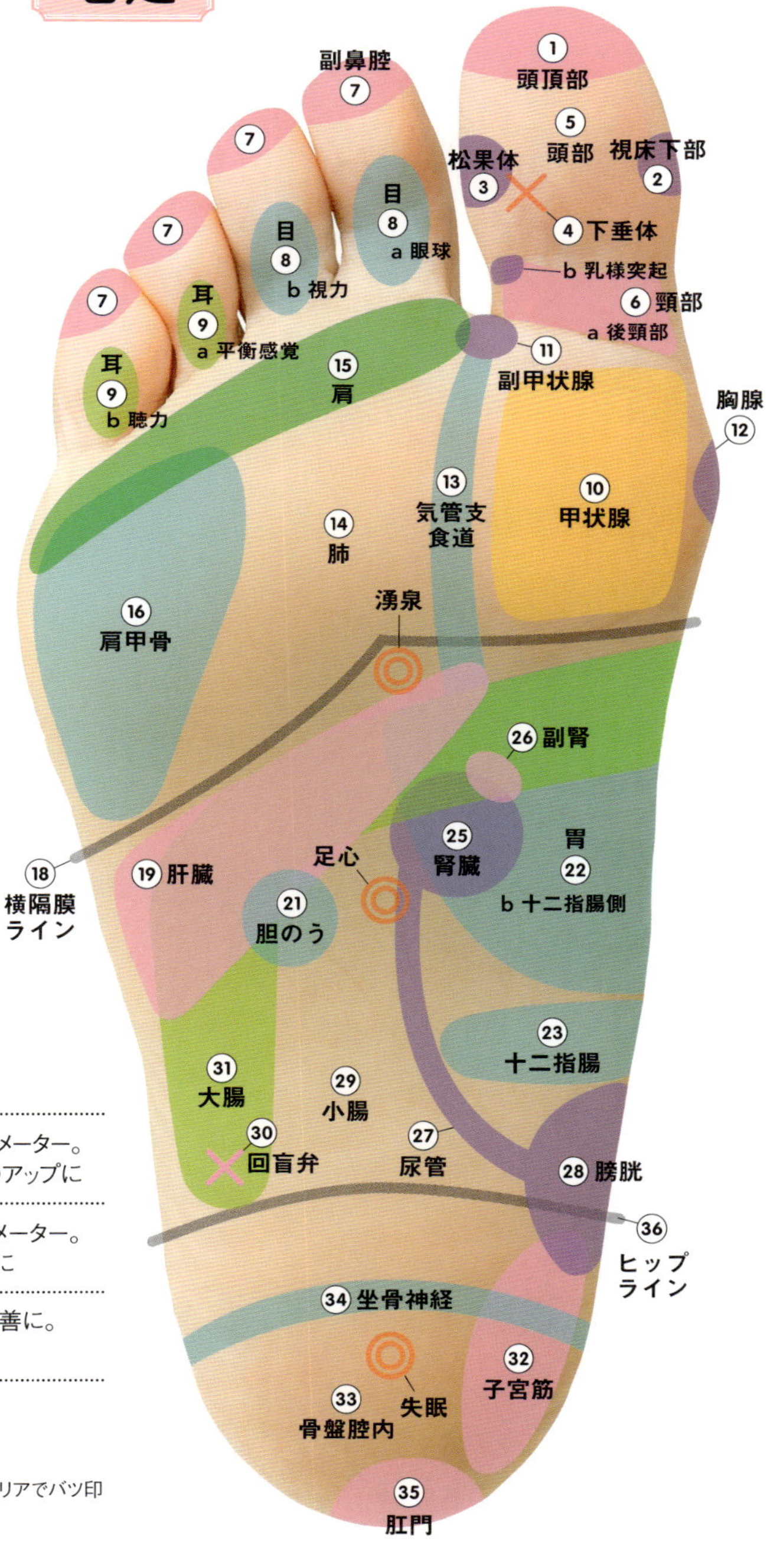

◎は足裏のツボ

湧泉	エネルギーのバロメーター。生命力、免疫力のアップに
足心	体の循環のバロメーター。冷え性や低血圧に
失眠	骨盤内の循環改善に。特に泌尿器に

×は反射点

反射区に比べて小さく局所的なエリアでバツ印の中央を指す。

臓器と対応し、刺激することで働きかけ その状態も反映する「反射区」

反射区とは臓器と対応し、刺激することでその臓器に働きかけられる一方で、その状態をも反映します。足以外に、手や顔などにもありますが、足は普段あまり手入れされていないことが多く、ありのままの全身を反映しているとも言えます。そして、ケアにも観察にも適度な大きさであることから、反射区がある部位の中でも一番重宝され、そのケアが伝授されてきました。前ページの図は足裏の「反射区」。足裏に描かれた体の地図のようなものです。両足裏で全身とし、両足の内側を背骨に見立て、左右とも体を5分ずつして内臓を配置。加えて横のラインは上から親指を頭、指の付け根を肩〜肺、土踏まず周辺を腹部、かかとを骨盤腔内とし、内臓や器官が配置されています。

気になる不調がある臓器や器官のエリアを刺激することで、その臓器や器官の調子を整えられるとされています。例えば、便秘なら大腸のエリアを刺激する、といった具合です。

しかも、足裏は、おもしろいほど体を語ります。胃のエリアにシワが寄り、硬くなると胃に不調が現れ、そこを柔らかくすれば症状がやわらぐのです。

反射区を刺激するだけでなく、体からのメッセージを受け止め、日々の健康チェックツールとして活用してください。

気持ちにも対応している 足の地図

心

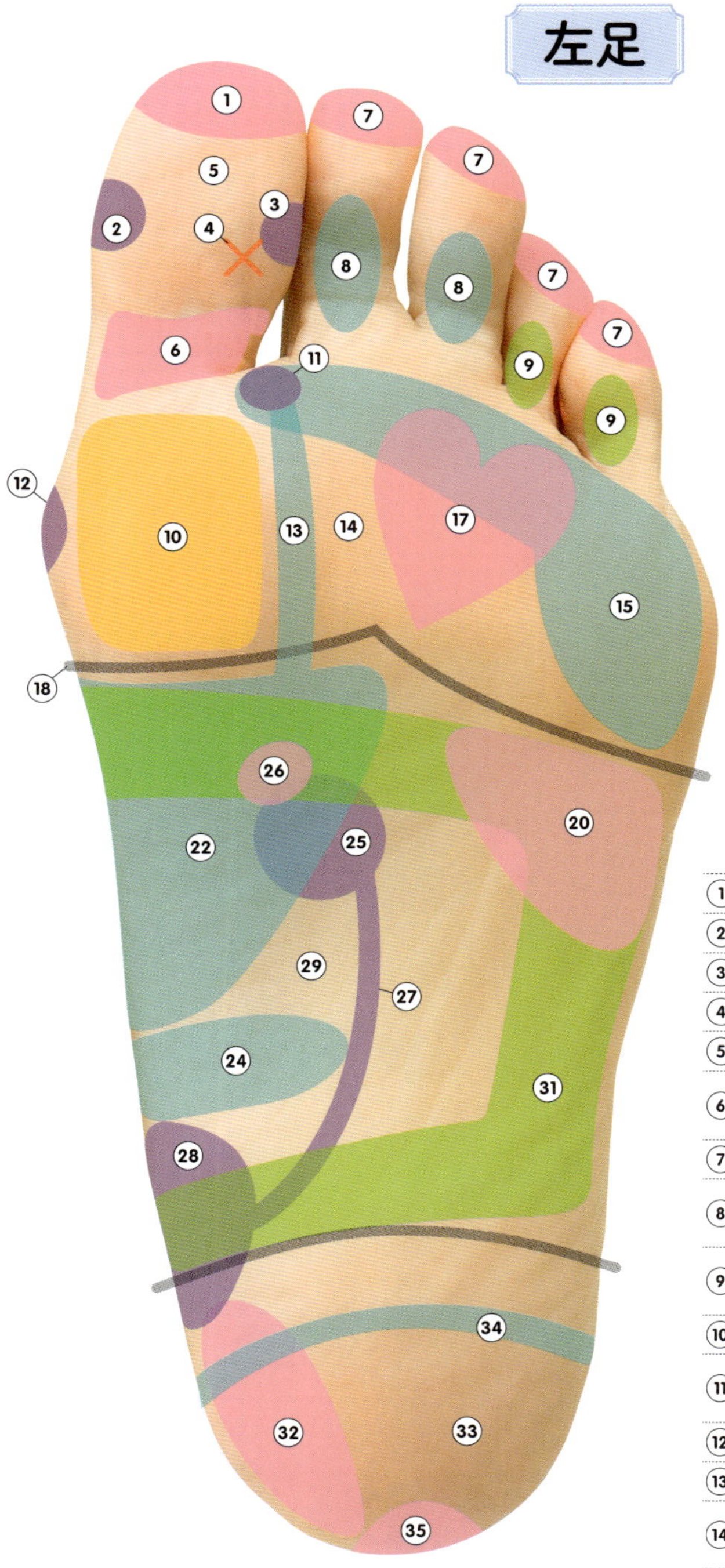

① 頭頂部	► 余裕のなさ、焦り、恐れ	
② 視床下部		
③ 松果体		
④ 下垂体		
⑤ 頭部		
⑥ 頸部（後頸部）	► 憤慨、混乱、無力感	
⑦ 副鼻腔	► 劣等感、心配	
⑧ 目	► 認めてもらいたい、見たくない、拒絶、孤独	
⑨ 耳	► 聞きたくない、卑屈、自己否定	
⑩ 甲状腺	► 嫌悪、落胆	
⑪ 副甲状腺（上皮小体）		
⑫ 胸腺	► 罪悪感、恨み	
⑬ 気管支／食道	► 諦め、否定	
⑭ 肺	► 悲嘆（事象のあるもの）、喪失、別離	

右足

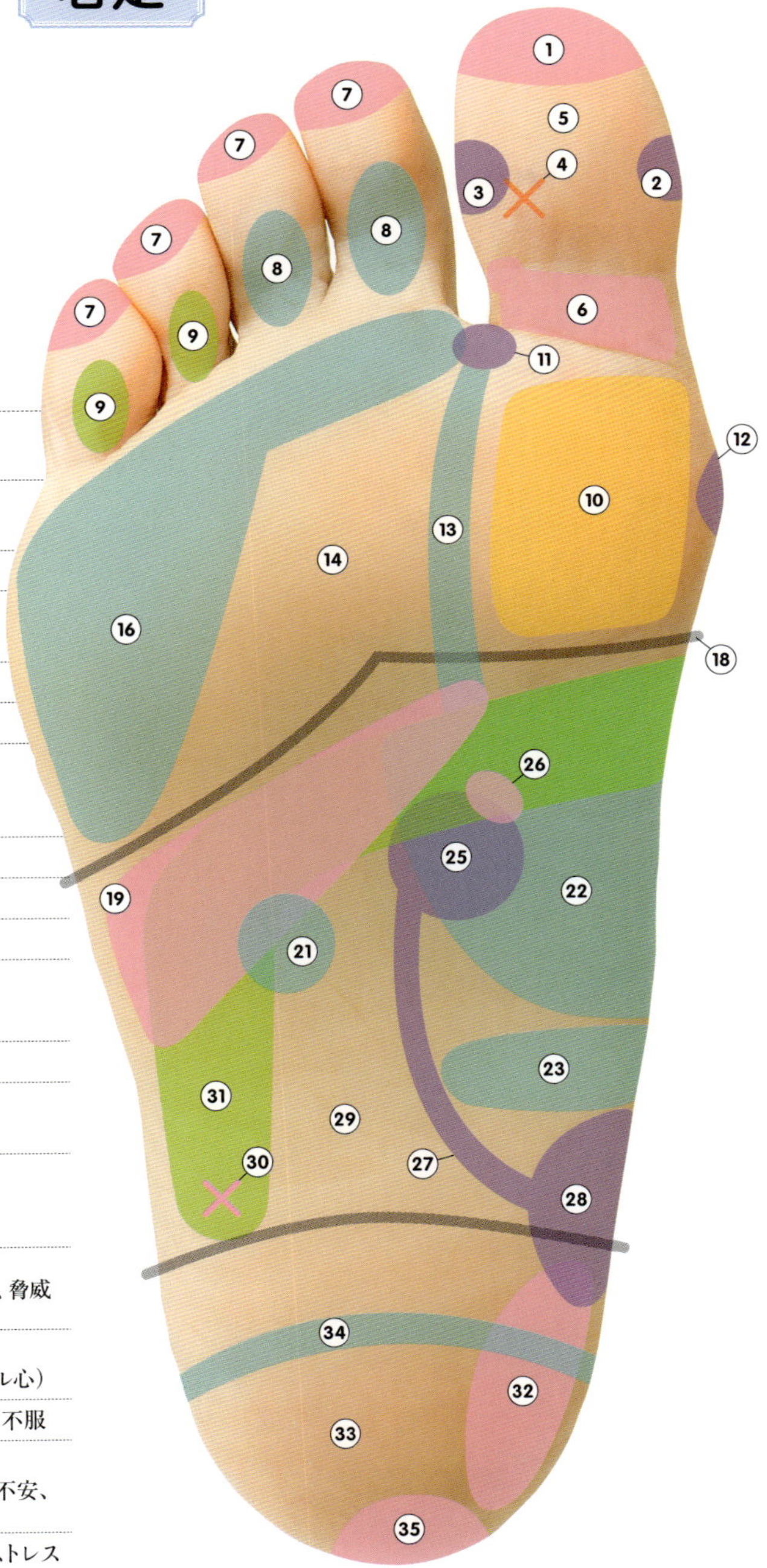

× は反射点

- ⑮ 左／肩・肩甲骨 ►責任のしょい込み
- ⑯ 右／肩・肩甲骨 ►放棄、諦め
- ⑰ 心臓 ►裏切り、絶望
- ⑱ 横隔膜ライン ►諦め、否定
- ⑲ 肝臓 ►怒り、憤慨
- ⑳ 脾臓 ►ネガティブ
- ㉑ 胆のう ►フラストレーション（欲求不満）
- ㉒ 胃 ►不安
- ㉓ 十二指腸 ►不満
- ㉔ 膵臓 ►妬《ねた》み、嫉《そね》み
- ㉕ 腎臓
- ㉖ 副腎 ►過去の恐れ、トラウマ、おびえ
- ㉗ 尿管 ►恐れ、おびえ
- ㉘ 膀胱 ►現在の恐れ、おびえ
- ㉙ 小腸 ►自己憐《れん》憫《びん》、被害者意識、寂しさ
- ㉚ 回盲弁
- ㉛ 大腸 ►執着心、怒り、脅威
- ㉜ 子宮筋 ►恥、劣等感、敵意（ライバル心）
- ㉝ 骨盤腔内 ►ためらい、不服
- ㉞ 坐骨神経 ►保身、立場を崩される不安、遠慮
- ㉟ 肛門 ►執着心、怒り、ストレス

足裏の柔らかさが心の柔らかさ？
体だけでなく心の状態も映し出す

反射区は心や気持ちも反映します。反射区を押すと、違和感はあるけれど、体の自覚症状がまったくないというとき、臓器や器官を当てはめて考えるのではなく、自己の心情を振り返ってほしいと思います。文句や愚痴のように気安くこぼせず、のみ込んでしまったネガティブな感情はないでしょうか。「病は気から」というように、体を静かにむしばんでいくと言われています。

ネガティブな感情は、その種類により、蓄積する臓器が決まっているとも表現されます。反射区は、各臓器への感情の蓄積状況をも反映していると考えられ、何らかの違和感がある場合、それは体からのメッセージなのです。これ以上は危険とか、吐き出すときだとか、その臓器よりも一足早く知らせていると考えられます。

土踏まずが重だるくなっているけれど、胃の不調は感じないなら、あなたの今の不安や不満を吐き出してみましょう。肺に問題はないけれど、肺の反射区に、大きなウオノメができたなら、誰にも言えず、泣けなかった別離はないでしょうか。

足裏の柔らかさは心の柔らかさ、と実感します。病になる前に反射区の示すサインを受け止めて、自分の気持ちを少し振り返りながら、マッサージしてください。

筋肉や骨格の反射区が多い

足の甲・側面の地図

外側

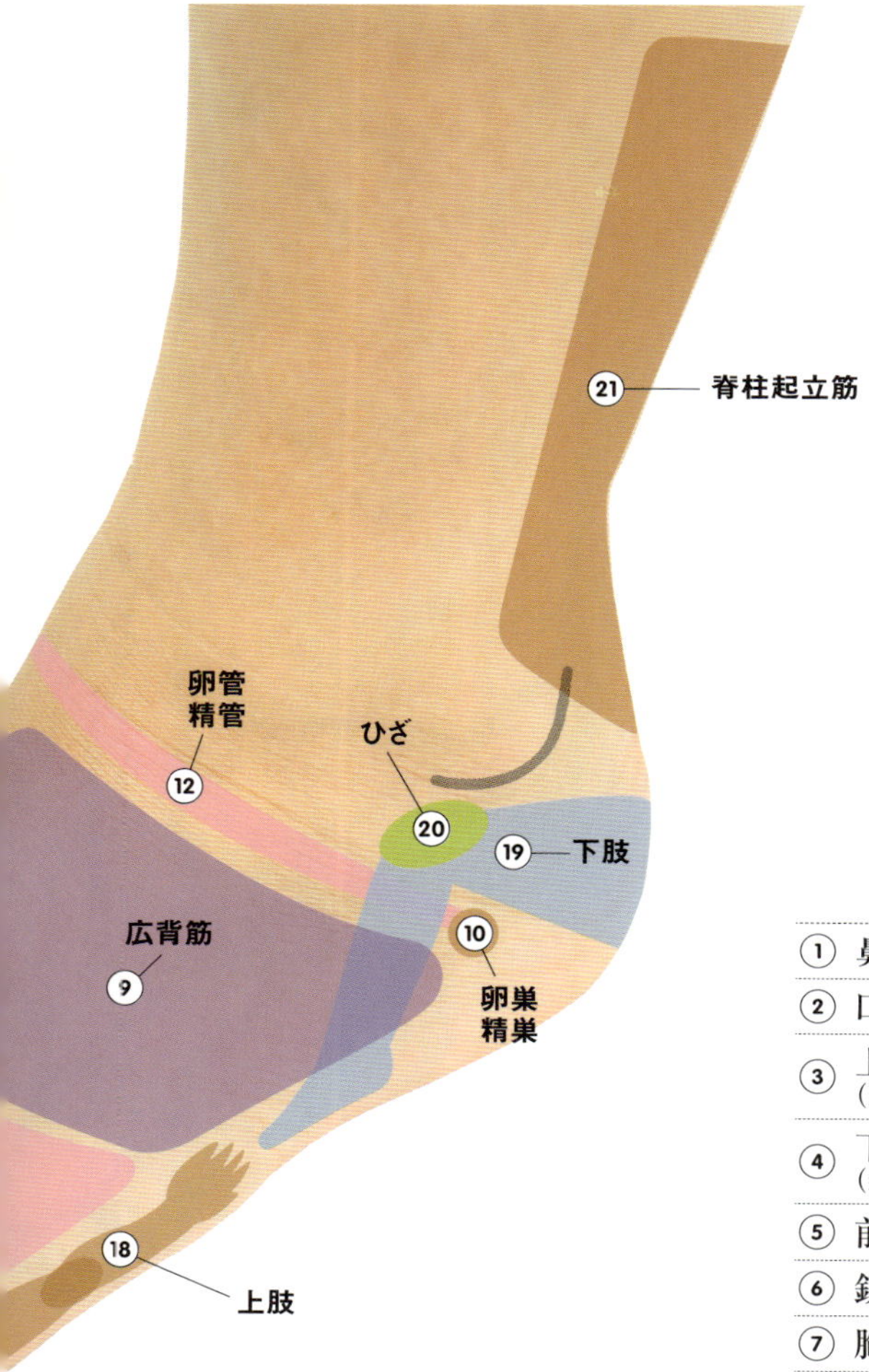

① 鼻、ほお
② 口、下あご
③ 上の歯、歯ぐき
（親指が前歯、小指が親知らず）
④ 下の歯、歯ぐき
（親指が前歯、小指が親知らず）
⑤ 前首（デコルテ）
⑥ 鎖骨下リンパ節
⑦ 胸腺
⑧ 大胸筋
⑨ 広背筋
⑩ 卵巣・精巣

⑪ 子宮／前立腺
⑫ 卵管／精管
⑬ そけいリンパ節
⑭ 頸椎
⑮ 胸椎
⑯ 腰椎
⑰ 仙骨
⑱ 上肢
⑲ 下肢
⑳ ひざ
㉑ 脊柱起立筋
㉒ のど
㉓ 涙腺

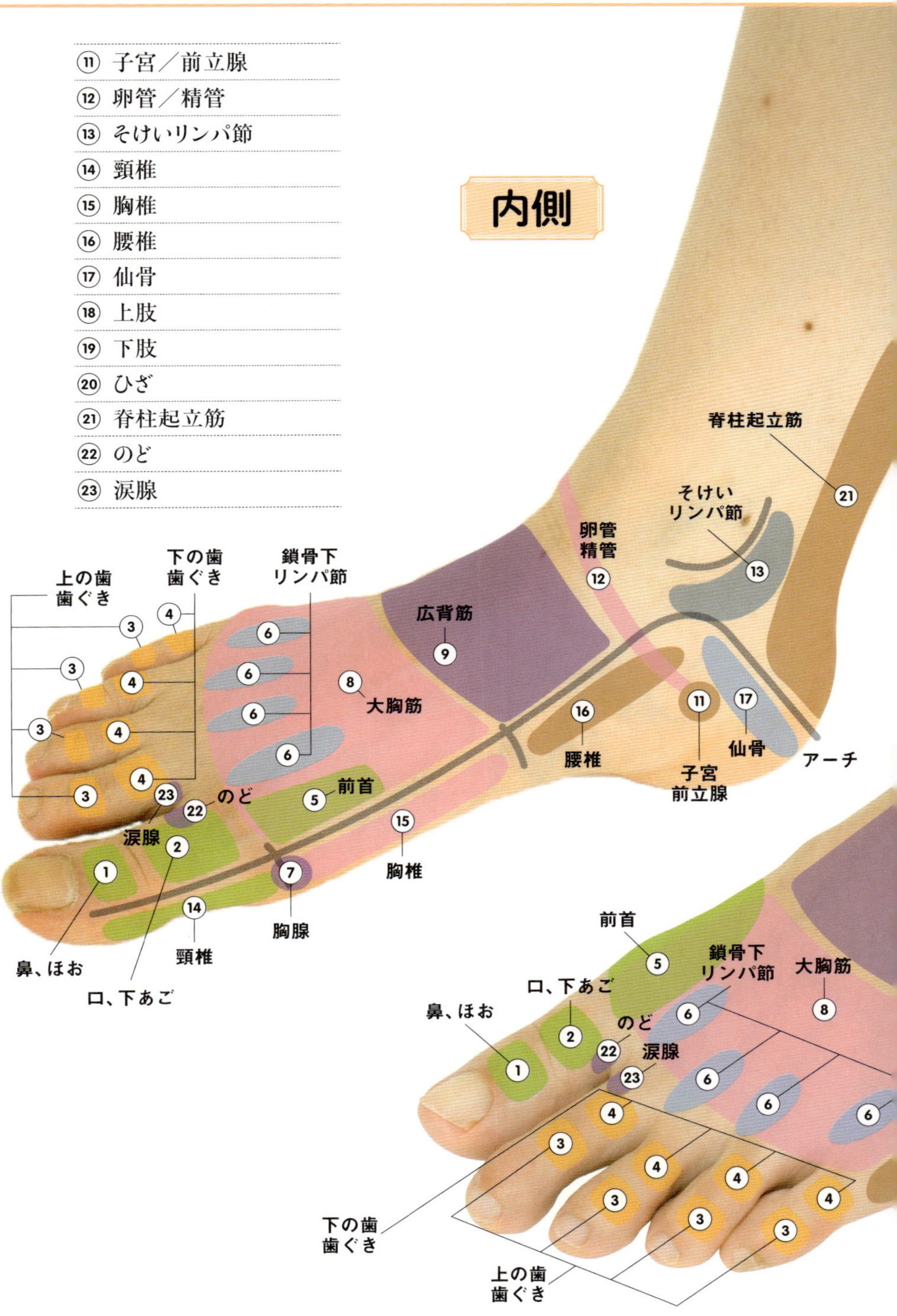

土踏まずは背骨の湾曲と密接
内外くるぶしの近くは子宮や卵巣のエリア

　足の甲側や、内側や外側にも反射区はありますが、足裏に比べ、筋肉・骨格系の反射区が多いという特徴があります。内側のアーチの形（土踏まず）は、その人の背骨のＳ字の湾曲を反映。アーチの低い人は、実際に湾曲が少なく、ストレートネックのほか、腰痛や背中の痛みなどに悩む人が多いのです。

　さらにアーチの下に付いている足底筋の厚さは背中の筋肉量。硬さや弾力性は腰背部の筋肉の状態を反映します。

足の甲や側面は、力もいらず、セルフケアしやすいので、反射区を知って、その部位がほぐれるようなイメージでセルフケアに利用すると効果的です。

足指のタコや、ウオノメは心理的な意味もあります（84ページ）が、歯や歯ぐきの炎症とも関連が深く、炎症がなくても食いしばりがちなことを意味します。左右でタコの数が著しく違う場合は、片方での食いしばりが多すぎて、肩こりや頭痛につながっている可能性もあります。

内外くるぶしの近くは、子宮や卵巣など、生殖器系の反射区。特に、子宮の部分は妊娠するとふくらんでくる不思議な反射区。この部位へのアプローチは少しコツが必要です。詳しくは52ページで解説するので、参考にしてください。

色

色とグラデーションを確認

足裏からのサインをチェックしてみよう！

あなたの足裏は大丈夫?

エネルギーの指標に！ピンクが理想的

欠乏

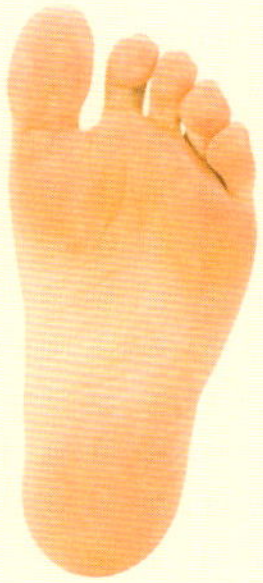

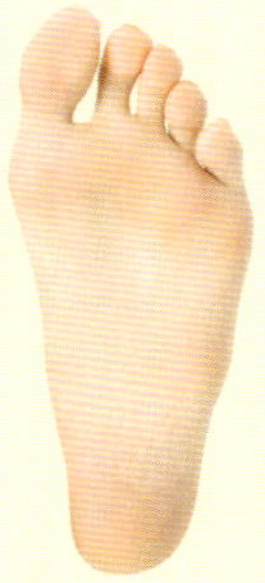

黄

消化器系などに疲れがたまっている

疲労がたまった状態。肝機能や消化器系の機能が落ちている可能性も。油ものを多く摂取している傾向があり、コレステロール値が高いことも。ゆっくり休息をとろう。

白

胃弱、貧血などエネルギー不足

白い足裏は、エネルギーやパワー不足のサイン。栄養の消化、吸収能力が低下し、中には貧血気味の人も。「何もやる気が起こらない」といった精神状態になっていることも。

足裏は、心身の状態を映し出しています。最初にチェックすべきは足裏の色。健康なのは薄いピンクで、かつ足裏の隆起に対して色のメリハリがある状態です。しっかり色を見てみましょう。

停滞

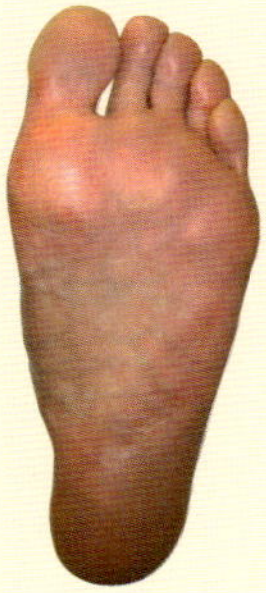

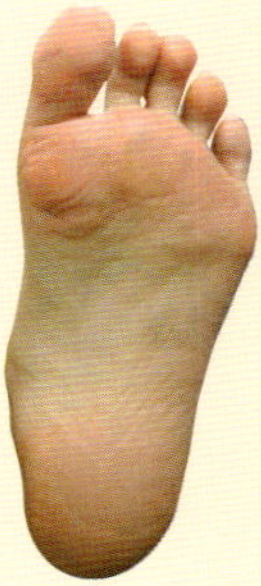

ベスト

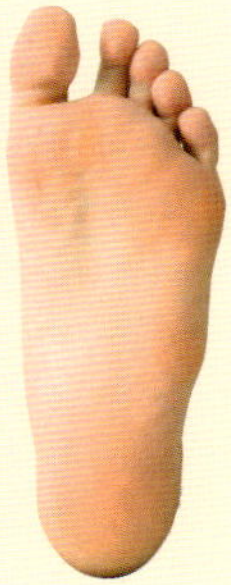

紫

体全体に疲れがたまっている気持ちも後ろ向き

疲労や凝りがたまったサイン。冷えやむくみ、だるさ、うつっぽさなど。血液やリンパの流れが滞り、排泄の機能が下がっている可能性が高い。足浴とマッサージを！足浴はぬるめのお湯で長く行うのがポイント。塩をお湯に入れるのもお薦め。マッサージはソフトに。

赤

余分なエネルギーがたまっている状態

エネルギーがありすぎて、興奮していたり、怒りをためている。局所的に赤いのは、臓器のアンバランスを示す可能性が高い。例えば、胃腸の部分が赤い人は、胃腸が活発すぎて下痢しやすいなど。

ピンク

心身ともに健全理想的なカラー

ピンクがベストだが、さらに、①と③の部分（下図）が少し赤めのピンクで、②の部分が淡いピンク、内側は少し白っぽいのが理想。心身ともに健康な、この状態を維持して。

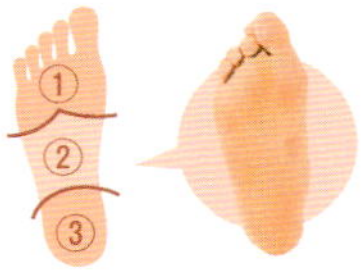

グラデーションのあるピンクが理想

全体が同じ色はNG

皮むけ

皮むけや白癬（水虫）は、反射区の該当臓器や器官の免疫力が落ちていたり、機能のアンバランスの表れと考える。特にツボの「湧泉」周辺に見られるときはパワーダウンのサインなので要注意。

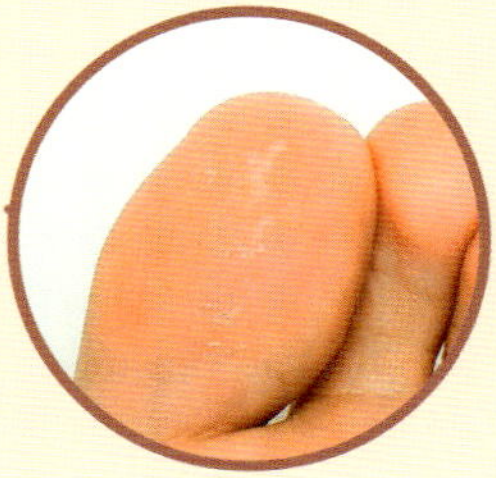

親指

忙しさや焦り

親指の腹の小さな皮むけの場合は、頭の反射区だから、頭の免疫力低下と考えるのではなく、忙しすぎ、焦りや隠しごとがあるときと考えられる。

角質

角質ができているところは、その対応する臓器や器官が弱っているサイン。強い刺激を受けないように保護として角質化していると考えられる。

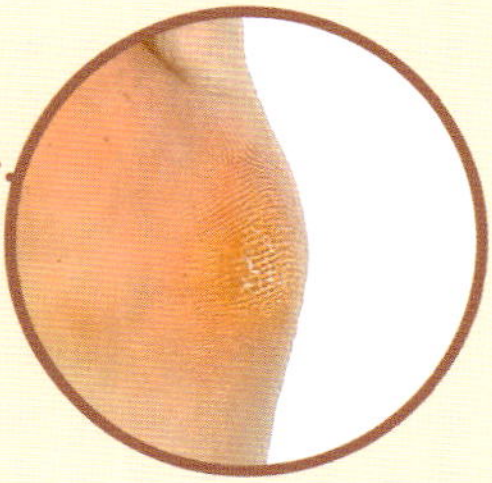

小指の下のふくらみ

肩こりがひどい、外側体重になっている

小指の下あたりは肩甲骨の反射区。角質がある場合は、肩こりがひどかったり、肩の力が抜けなかったり。また、体重が外側にかかっているため、骨盤が開いていて、冷えや便秘、太りやすい体質の可能性が高い。

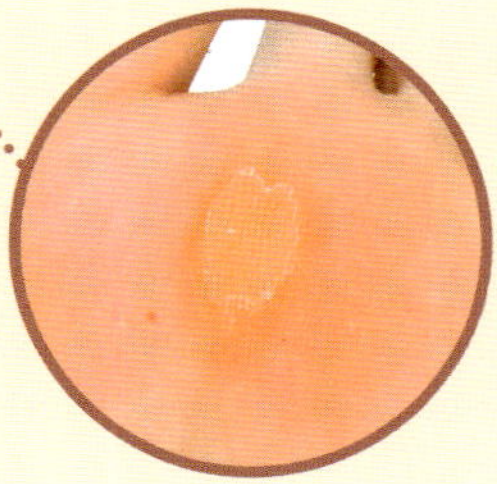

ひとさし指の下

背中の筋肉不足

この部分の角質を「サンダル角質」という。反射区に関係なく、体の構造上、角質がつく唯一の場所という。ここに角質がつくと、足の甲の筋肉や腱が弱っている。足の甲は背中の反射区なので、背中の筋肉不足とも考えられる。

角質は臓器の力が落ちているサイン。皮むけは免疫力低下のサインです。一方で、角質ケアをしっかり行えば、その該当の臓器の調子が整うこともあります。

どこに角質ができている？ 角質は弱っている反射区が“鎧をつけている”サイン

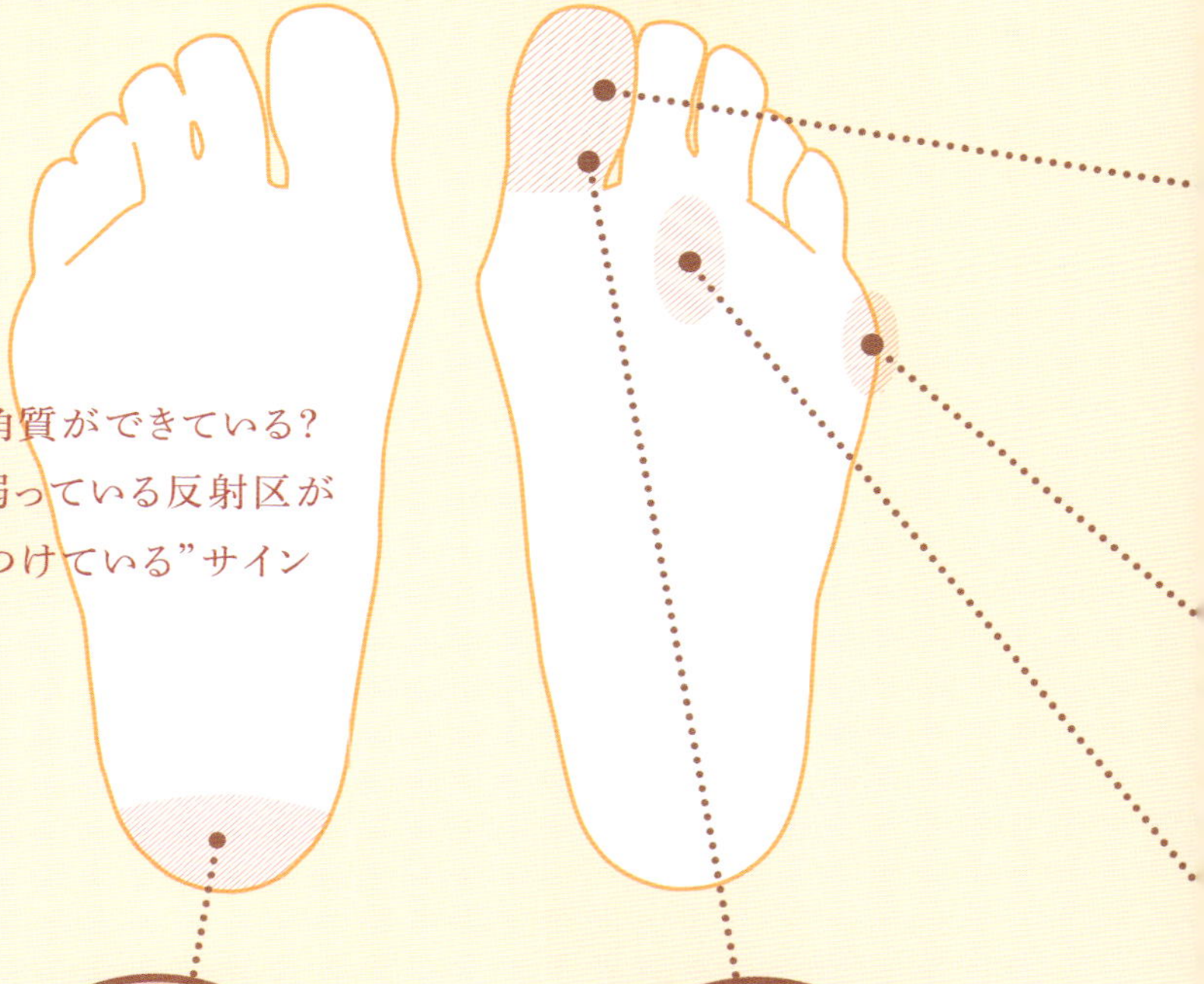

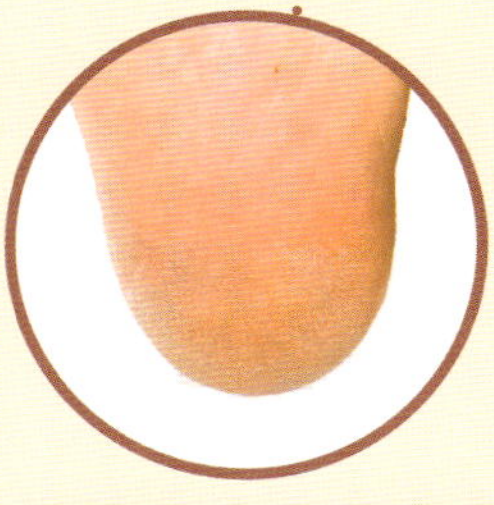

かかと

太りやすくて冷えている

かかとは骨盤腔内の反射区で、ここに角質があると、便や脂肪、水分など、循環が滞っていると解釈する。冷えや便秘、肥満が考えられる。外周だけに角質がある人は、子宮の冷えや、機能低下が疑われる。

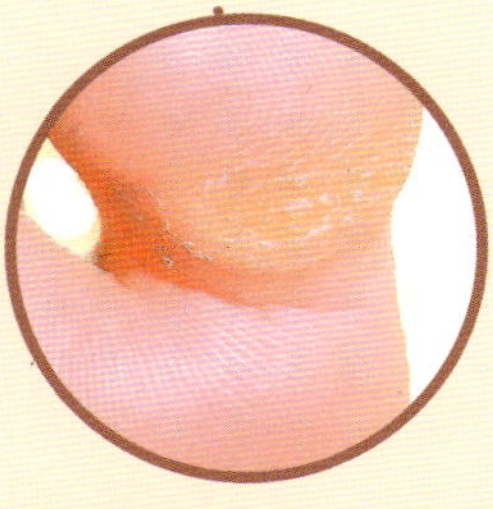

親指の付け根

首こりの慢性化

首の反射区でもあるが、ここは本来地面につく場所ではないにもかかわらず、角質化するということは、指が浮いた状態で歩いている可能性が高い。それが姿勢にも悪影響を及ぼし、首こりが慢性化していると解釈できる。

目的別のマッサージも効きやすくなる

足裏全体をケアするなら基本の足裏マッサージを！

反射区の図を参考にして目的別の足裏マッサージをする前に、足全体を「基本の足裏マッサージ」でしっかりもみほぐしておきましょう。「押す」「開く」「回す」といったさまざまな手技を用いて、事前に足をもみほぐしておくと、血行が良くなり、足も柔らかくなるので、反射区にしっかりとした刺激を送りやすくなります。

また、反射区の図を見ながら押す時間がない、特に不調がないため足裏を通して全体的なケアをしたいという人は、このマッサージだけでも

OKです。

毎日でなくとも週に2～3回でもいいので、靴に押し込められている足をのびのびとさせ、足裏や足指の感覚を取り戻してください。徐々に足裏もふっくらと健康的になってくるはずです。

角質ケアにはやすりも使って乾いた状態でかけるといい

やすりは足が乾いた状態でかけるのがベター。ぬれた状態でかけると削りすぎてしまうからだ。皮膚の目に合わせ、一方向にかけ、少し熱さや痛みを感じたところで中止。その後、石けんでよく洗い、入浴後はクリームなどで保湿を。週3回ぐらいを目安に。

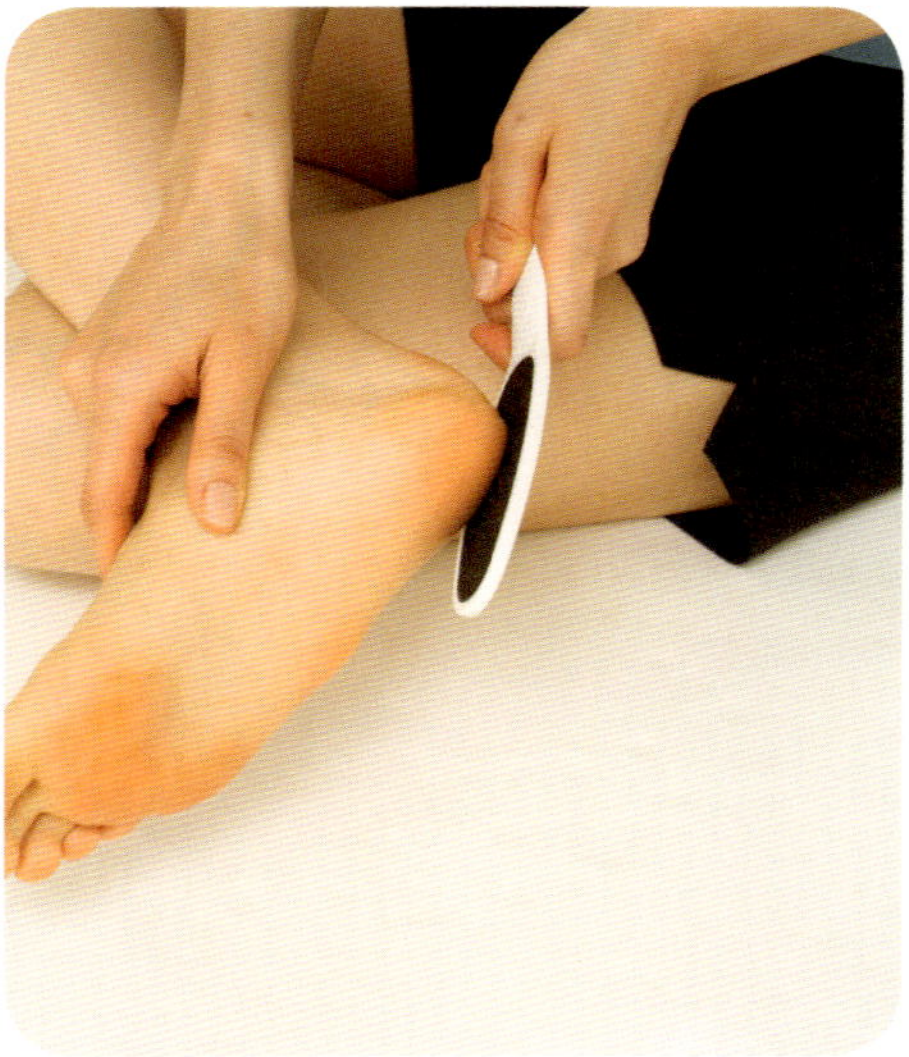

準備としてもオススメ！

基本の足裏マッサージ

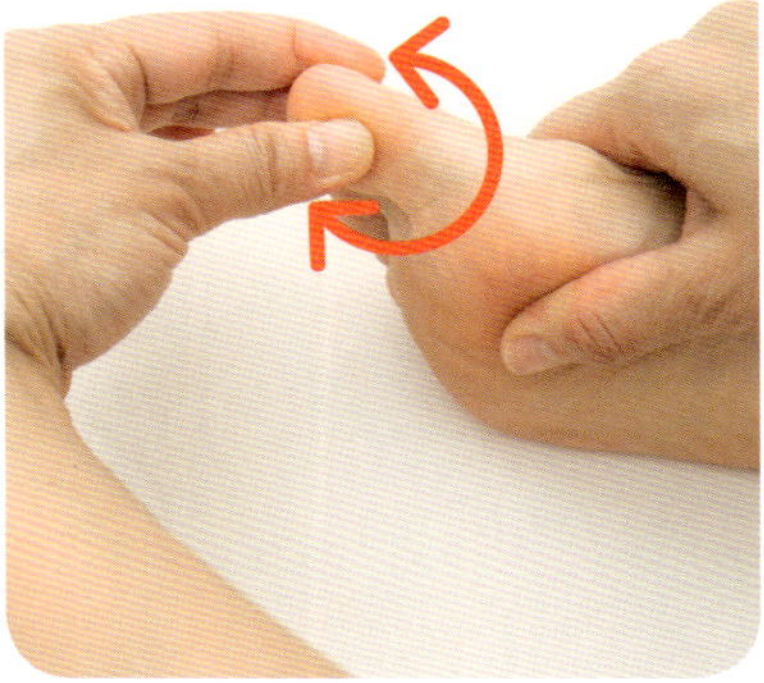

❶ 足指を引っ張りぐるぐる回す

足の指は意外と凝り固まっている。親指から順に、指先を先端方向に軽く引っ張りながら、ぐるぐると大きく5回ずつ、左右に回してほぐす。

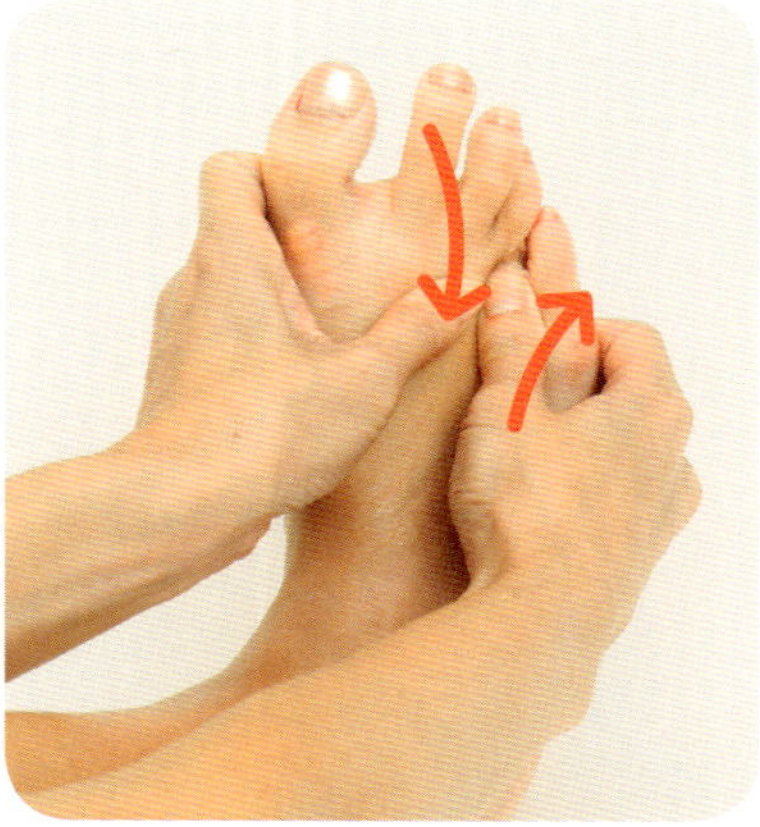

❷ 足指の骨を前後にパタパタさせる

足の甲まで伸びている足指の骨を１本ずつ手でつかみ、前後にずらすように動かす。４カ所ある骨と骨の間をほぐすように意識して。

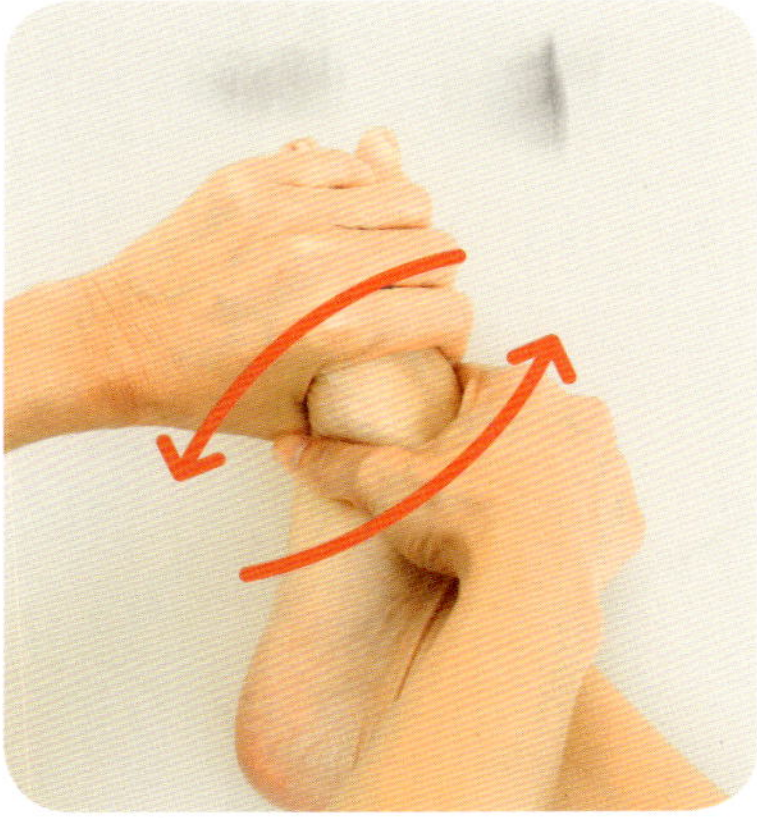

❸ 足のアーチをゆるめる

足を内側から両手でつかみ、雑巾を絞るように、土踏まずのアーチをひねり、関節をゆるめる。指先から足首にかけて少しずつ手をずらして2往復。

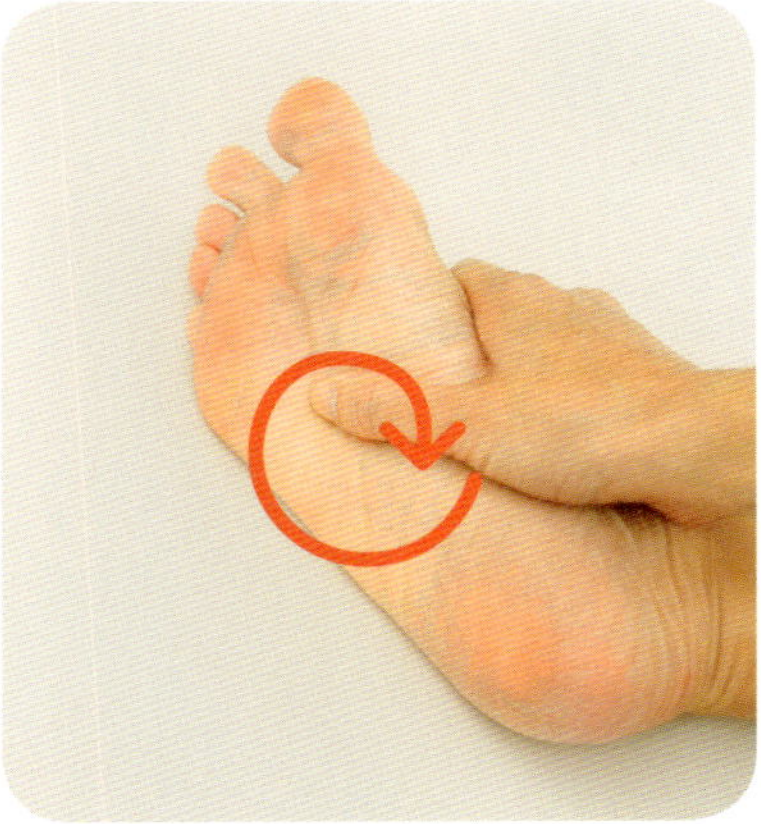

❹ 親指の腹で土踏まずを刺激

手の親指の付け根から腹まで、広い範囲を土踏まずに当て、くるくると大きな円を8回描く。土踏まずを押しほぐすように。

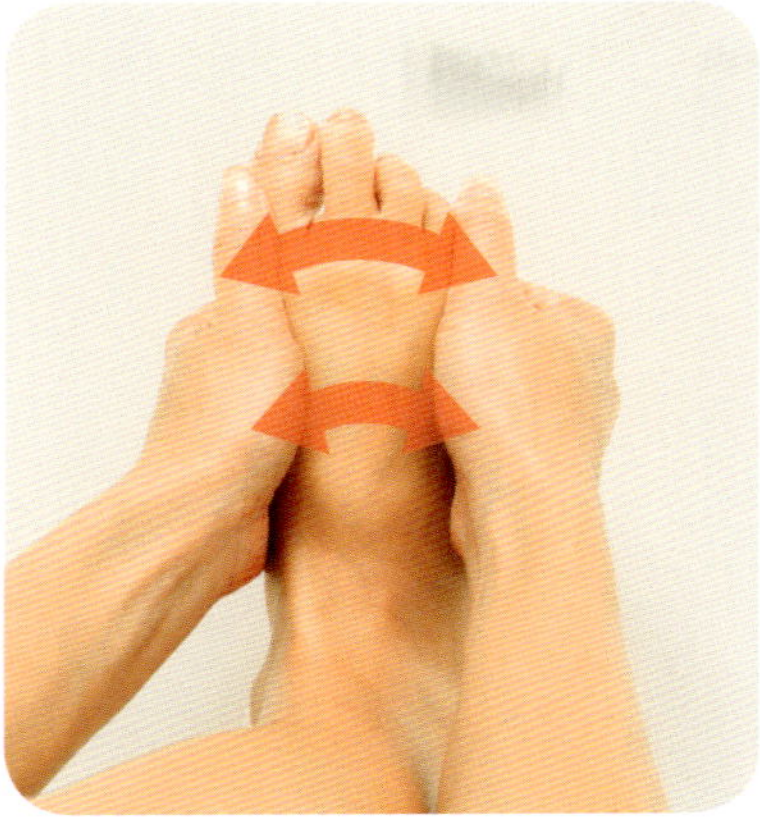

❺ 足の甲を伸ばす

足の両サイドを手で包み、足の中指の骨が最も高くなるように下から押し上げながら、足の甲が左右に開くように伸ばす。6回。

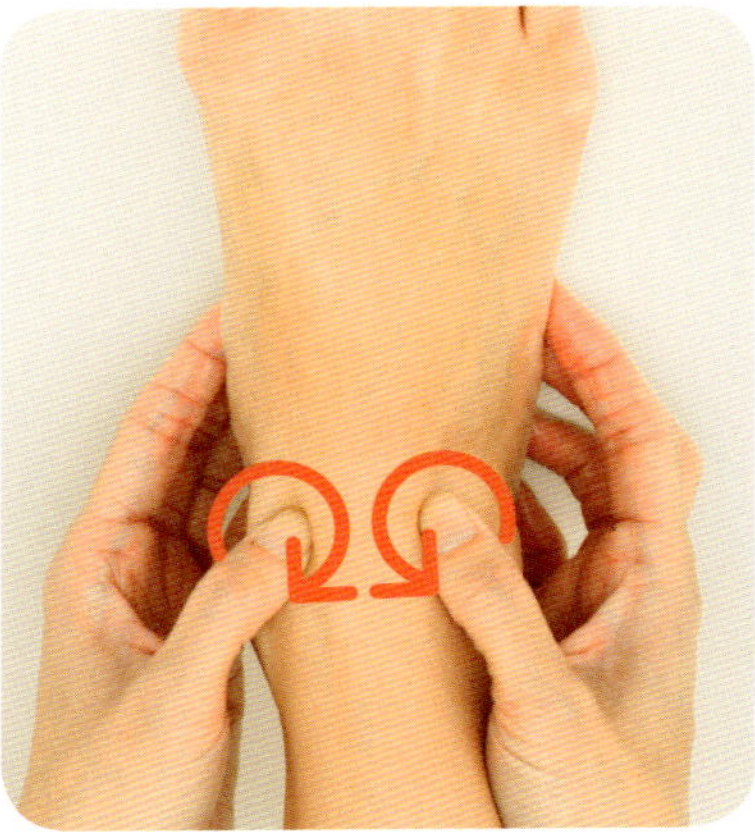

❻ 足首の付け根をほぐす

両手の親指を足首の付け根に置いて、小さな円を描くように押し回しながらほぐす。足首まわりを細かく数カ所行う。

さあ、反射区を参考に足をマッサージしよう！

目的別・悩み別 足裏のもみ方

ここからは、悩みや目的に合わせた反射区のもみ方について解説します。自分の悩みや目的に関する解説ページがあれば、それを参考にもんでみてください。もし、該当のページがなかったら、36ページの「基本の足裏マッサージ」を行い、自分の悩みや目的に関連

リラックスした姿勢で足裏を観察しながら

床に座って、足を引き寄せて、リラックスした姿勢で足をマッサージしよう。足裏の状態を観察しながらもむのがベストだ。朝やお風呂から上がって30分後以降にマッサージするのがお薦め。

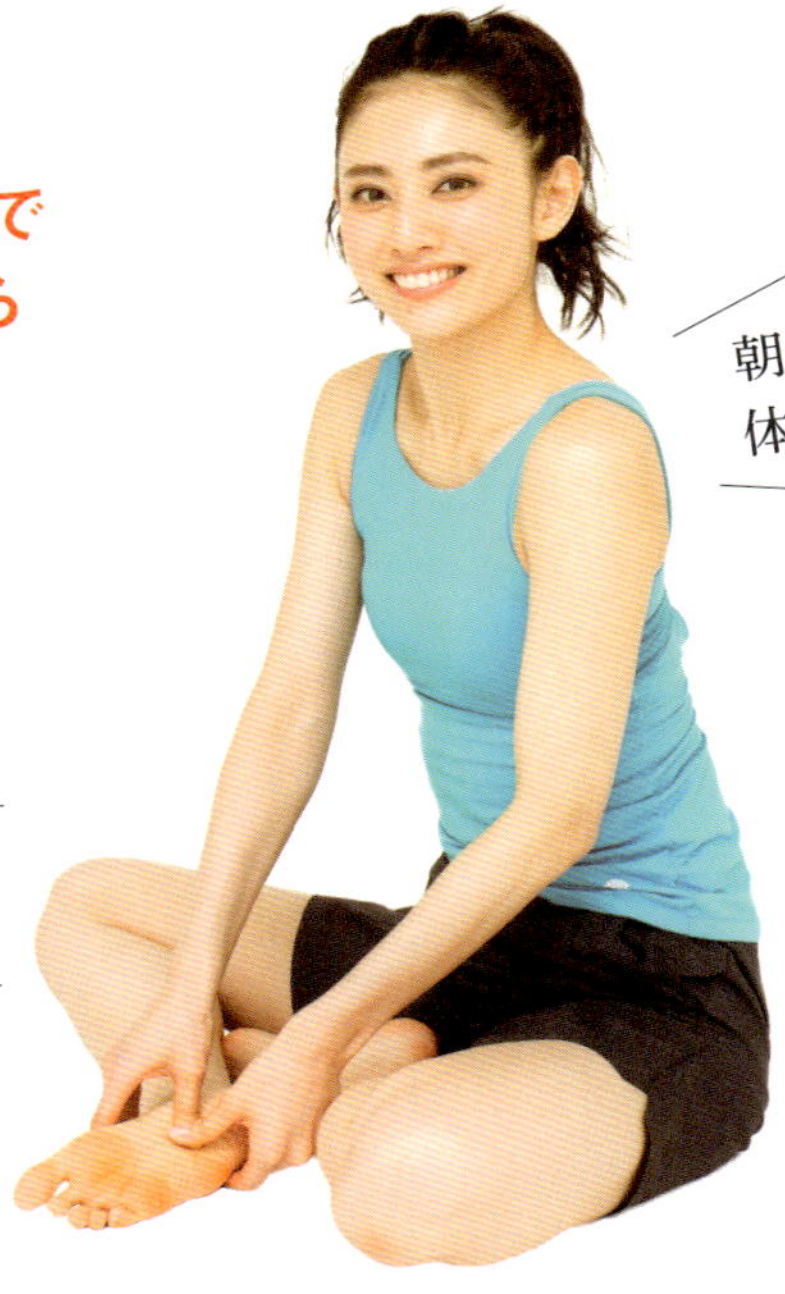

朝は今日の体調確認に！

夜は1日の行動を振り返りながら

する臓器の反射区をもんでみましょう。

足裏にある、それぞれの臓器や器官の反射区はテレビのリモコンのような存在です。反射区を刺激すると、対応する臓器・器官に遠隔的に刺激が送られ、バランスを取り戻すよう働きかけてくれると考えられています。

逆に、反射区は臓器の不調が投影される部分でもあり、30ページで紹介したように、色の異常、角質、皮むけのほか、硬さ、シワなどNGサインの出方はさまざまですが、体のメッセージとして受けとることが大切です。触ることで、しこりなどにも気づくでしょう。だから、押す部分を見ずにがむしゃらに、もむのではなく、まず足を観察。そして、NGサインが出ていたなら、そのサインを解消するようにケアしていきましょう。

「いた〜い！」と感じるほどの力は強すぎです。「気持ちいい」くらいのレベルを意識して刺激するのがコツです。

また、今ある悩みをケアするだけでなく、予防的なケアとして反射区をマッサージするのがお薦めです。今、痛みはないが、腰痛になりやすいのなら、日頃から腰の反射区をもむ（60ページ）といった具合です。足裏マッサージを習慣づけることで、体の調子がずいぶん変わることを実感できると思います。

足は、手でもむことを基本としていますが、もみにくい方、力の入りづらい方は、左ページで紹介するゴルフボール、レンゲ、綿棒といった代用品を使うのもいいでしょう。

こんなグッズで足裏刺激も
便利な代用品3

ネイルを気にしてうまく押せない、指で押すと、かえって疲れちゃう…
という人には、この3つを。これらの方が、効果的に刺激を送ることさえある。

1

足で踏みつけて刺激

ゴルフボール

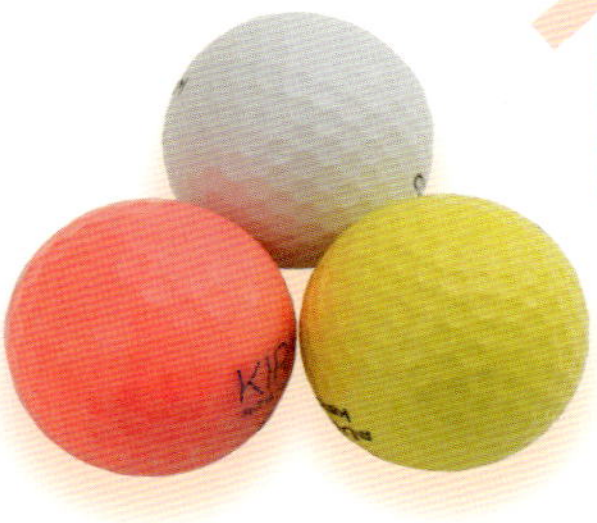

ゴルフボールを床に置き、足でゴルフボールを踏みつけるようにしてコロコロと足裏を刺激。そんな全体刺激の方法から、その足にもう一方の足をのせてさらに踏みつけて強く刺激する方法も。いくつかのゴルフボールを小さな袋やネットに詰めてそれを足で転がす方法など、反射区の局所刺激とは異なるが、足全体の血流促進には効果的。

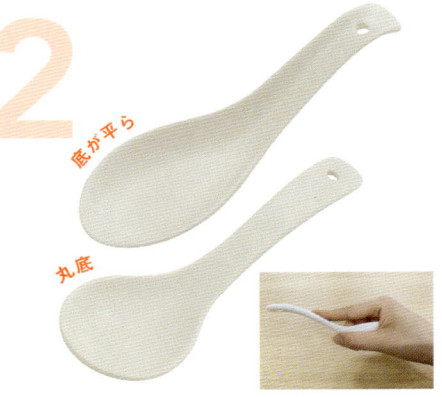

2

陶器のものを

レンゲ

「かっさ」のように、丸い部分で足裏をしごくように使用できるが、さまざまな角度で使えるので、便利。すくう面を握り、柄部で刺激したり(左写真)、丸底の部分を足にあて、クルクルとレンゲをすべらせるようにマッサージする方法は冷え性の方には最適。底が平らなものより、丸底の方が使いやすい。

3

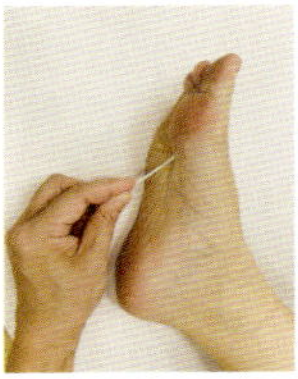

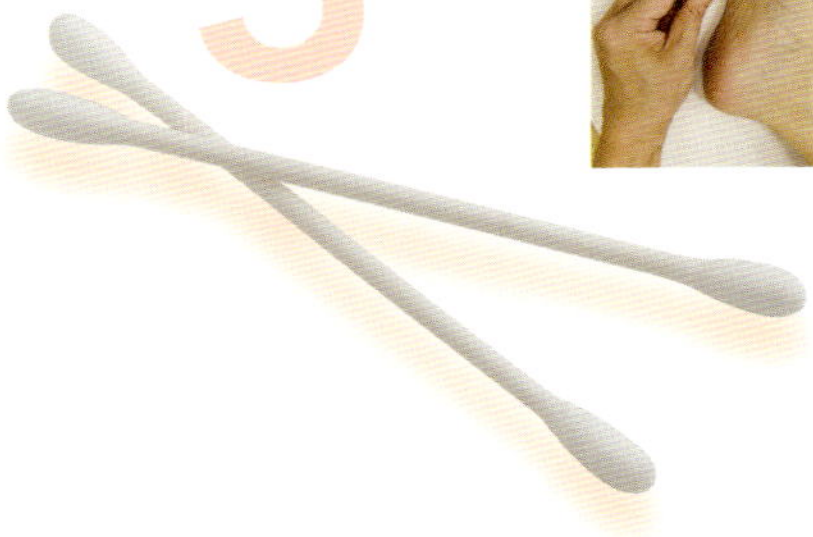

紙芯の綿の柔らかな物を

綿棒

綿棒を鉛筆のように持つ。まず、足裏の刺激したい反射区のエリアの外周を描く。その後、その内側を塗りつぶすように綿棒で刺激する。あるいは、湧泉などのツボを、力を使わずに、深く一点で刺激するのにも適している。

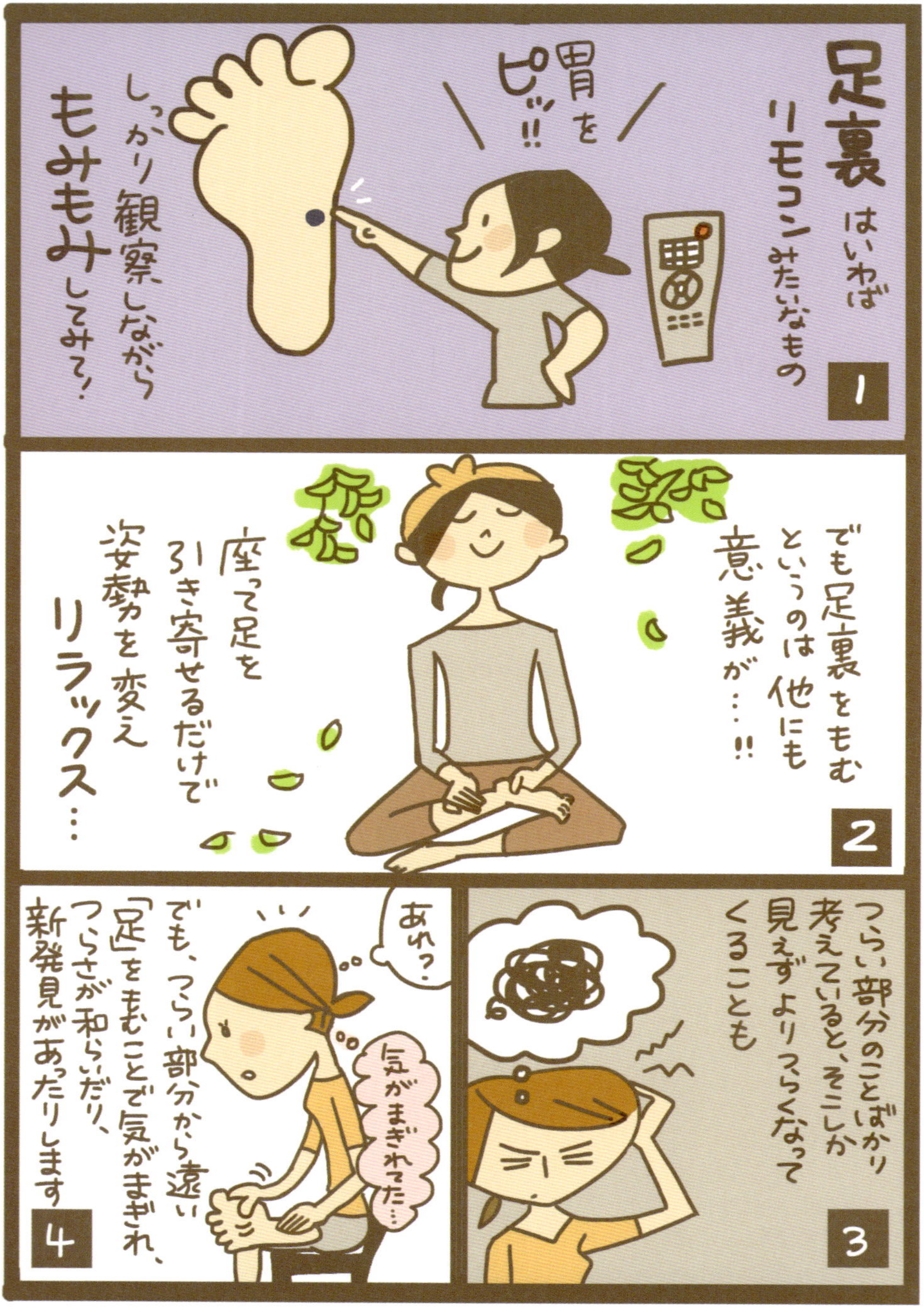
足裏はいわばリモコンみたいなもの
胃をピッ!!
しっかり観察しながらもみもみしてみて!
1
でも足裏をもむというのは他にも意義が…!!
座って足を引き寄せるだけで姿勢を変えリラックス…
2
つらい部分のことばかり考えていると、そこしか見えずよりつらくなってくることも
3
あれ?
気がまぎれてた…
でも、つらい部分から遠い「足」をもむことで気がまぎれ、つらさが和らいだり、新発見があったりします
4

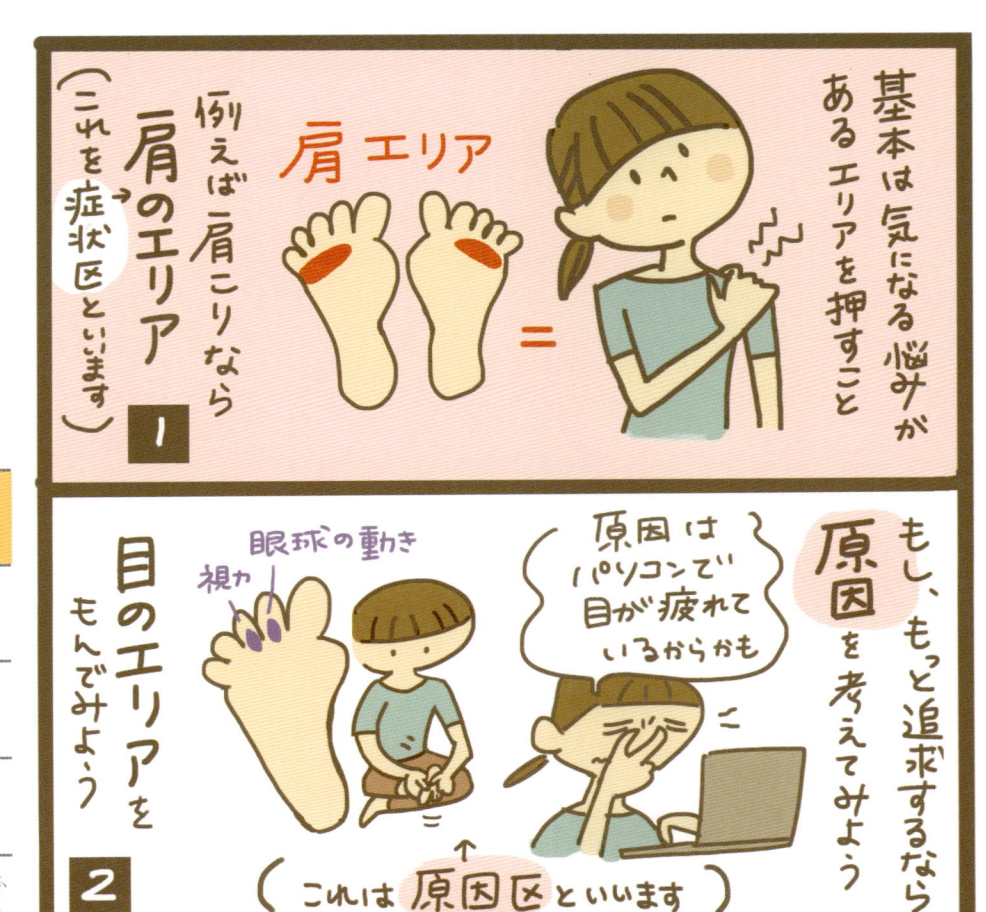

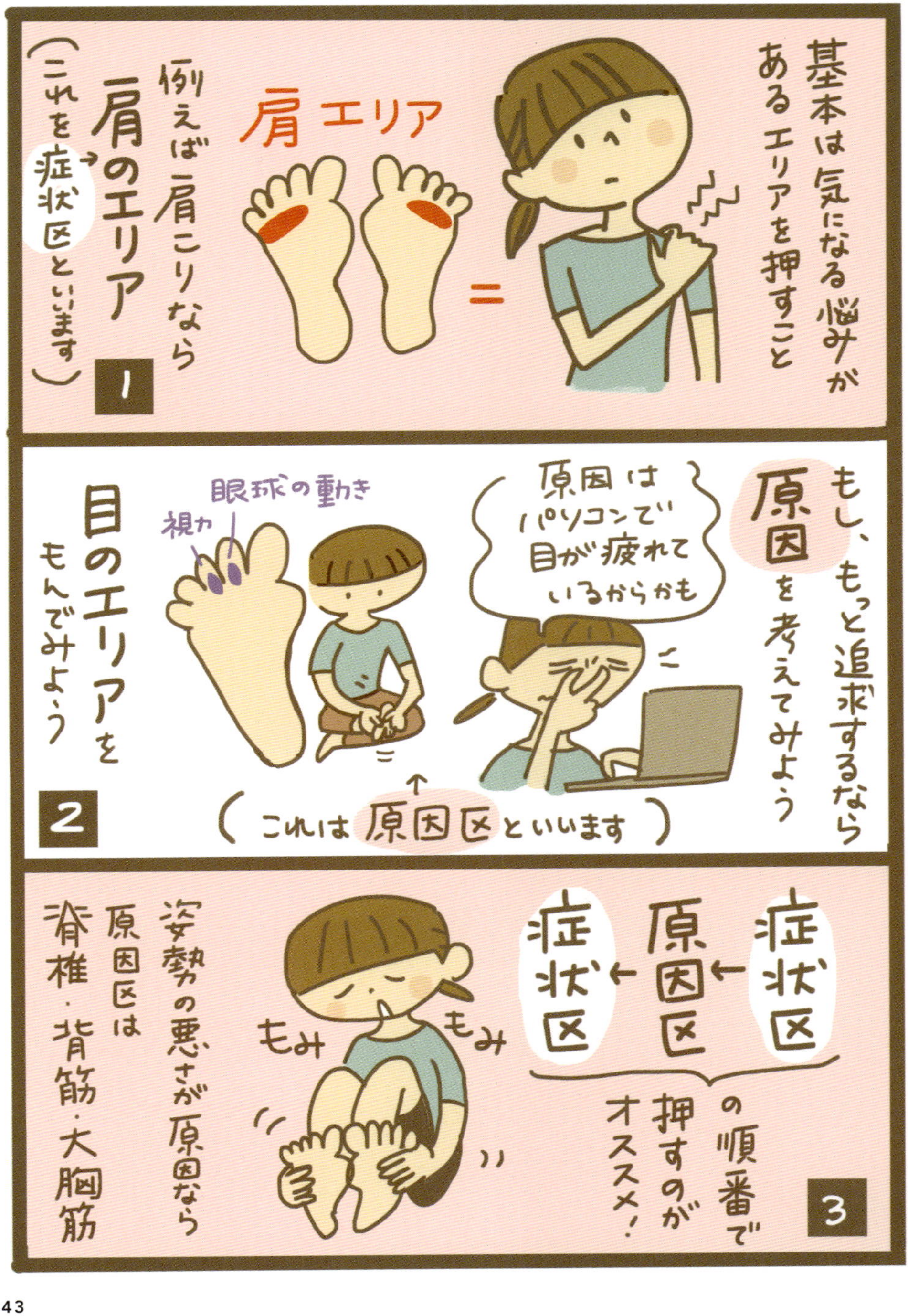
基本は気になる悩みがあるエリアを押すこと
肩エリア
例えば肩こりなら肩のエリア
（これを症状区といいます）
もし、もっと追求するなら原因を考えてみよう
原因はパソコンで目が疲れているからかも
眼球の動き
視力
目のエリアをもんでみよう
（これは原因区といいます）
症状区
原因区
症状区
の順番で押すのがオススメ！
もみ
もみ
姿勢の悪さが原因なら原因区は脊椎・背筋・大胸筋

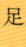

足
手
耳
顔
ふくらはぎ

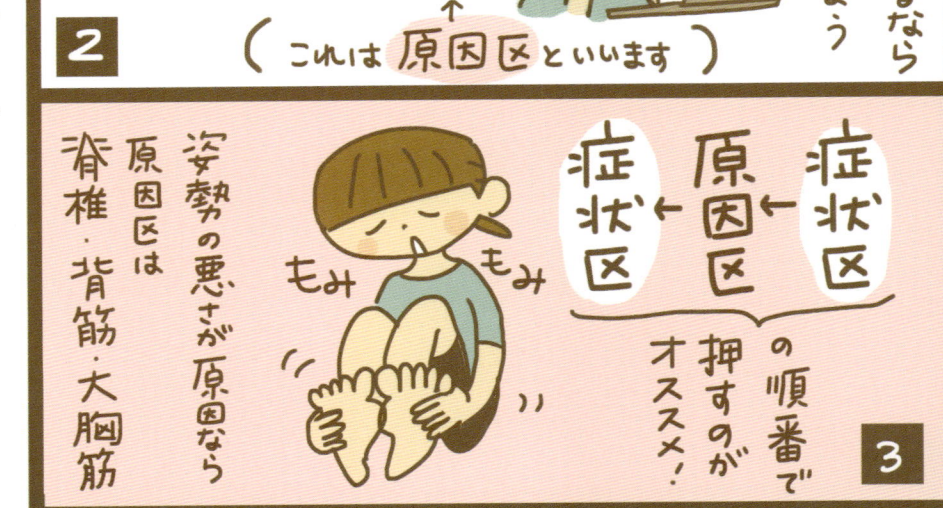

代謝アップ、便秘改善
やせ体質になる

ダイエット

もむ位置

脊柱起立筋、広背筋、骨盤腔内、腎臓、尿管、膀胱、心臓（左足のみ）、甲状腺、視床下部

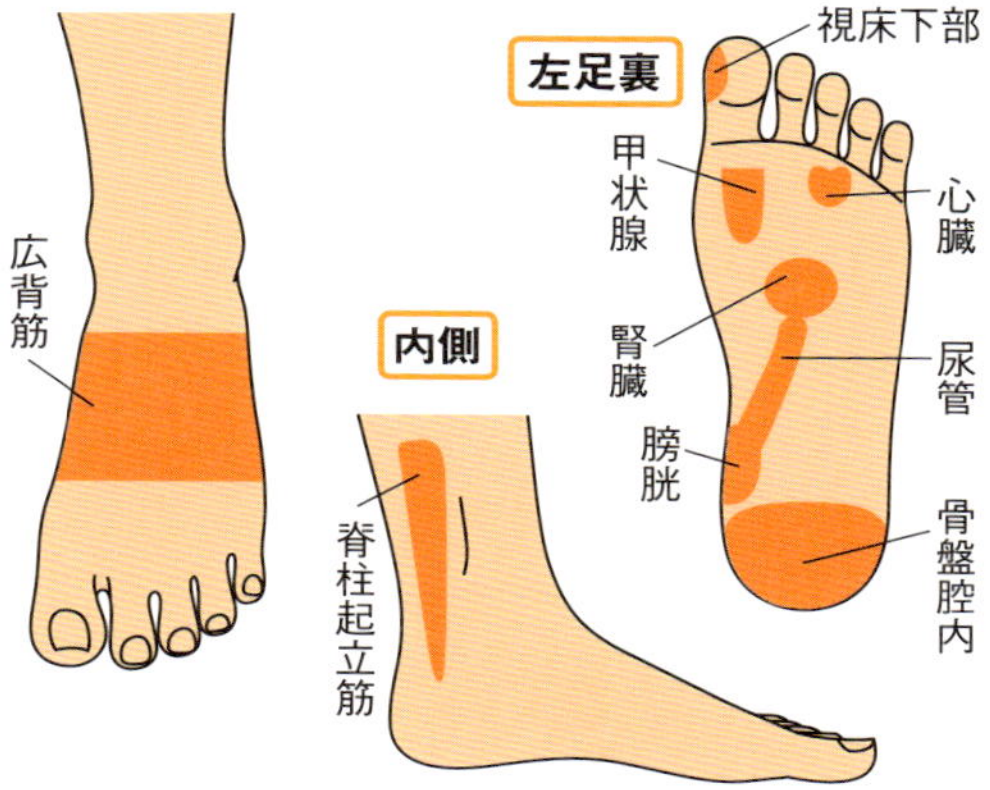

ダイエットの妨げになるのは、便秘、ストレス、むくみ。だから、まずは便秘太り対策に、腸が収まっている骨盤腔内の反射区をしっかりほぐします。次にストレス対策として、自律神経が走る脊柱起立筋と、ストレスで凝りやすい広背筋の反射区を刺激します。

最後に、むくみ対策。デトックスを促す腎臓、尿管、膀胱の反射区を刺激します。また、心臓と甲状腺の反射区をもむと、血行と代謝が上がり、太りにくくなります。

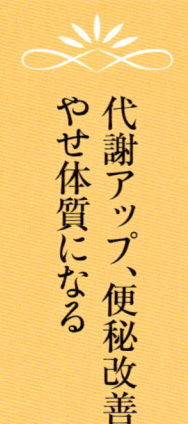

1. 便秘太りに

もむ位置 骨盤腔内

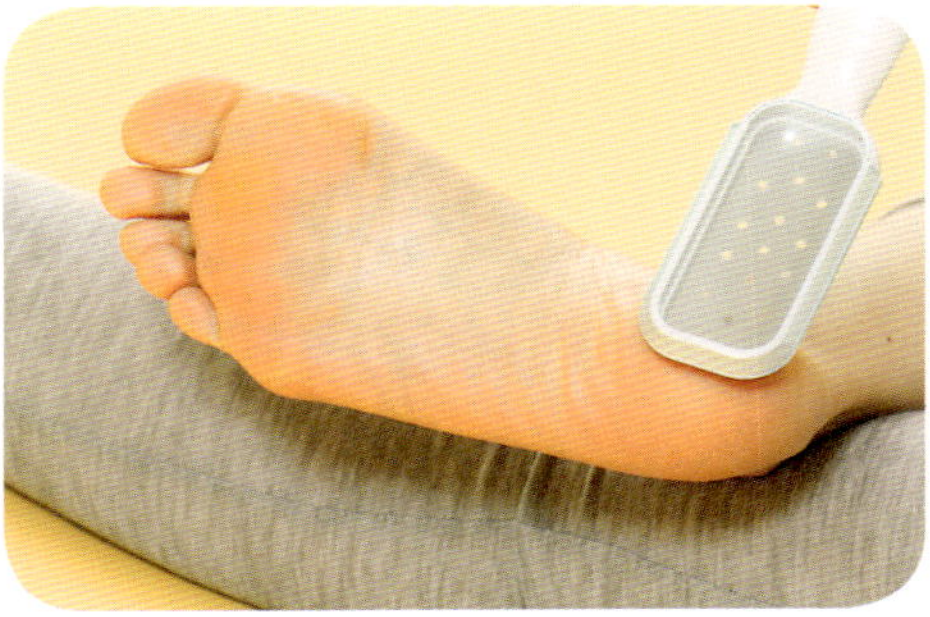

かかとのガサガサを改善

かかとの角質はダイエットの敵。骨盤腔内の反射区からデトックスを促すために、まずはかかとの角質取りを。ヤスリは足裏が乾いた状態で、角質の目に沿って痛みが出ない範囲でかける。その後、石けんで洗ってクリームなどで保湿する。

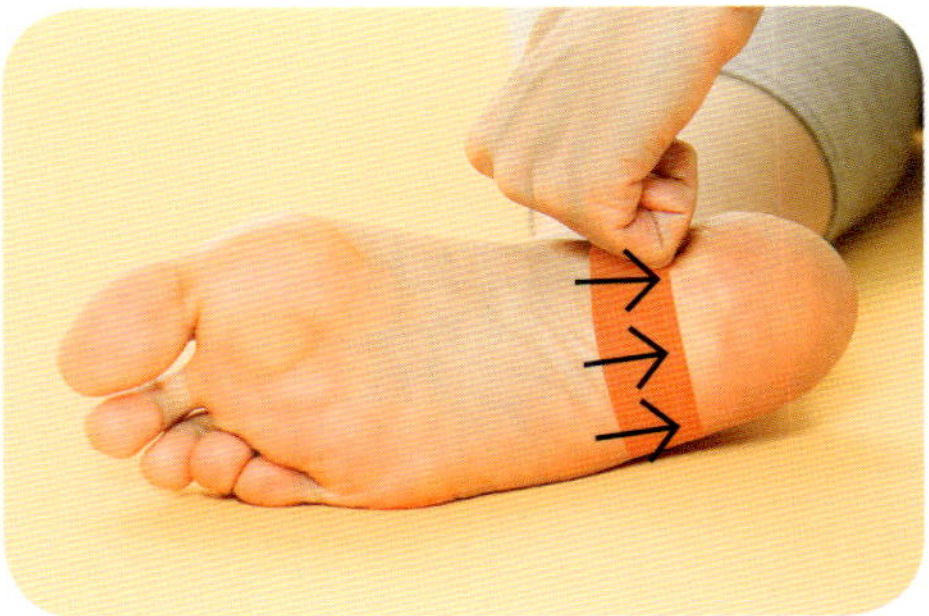

こぶしでかかとを押し下げる

かかとの面積は足裏全体の4分の1程度が理想。大きい場合は、便の停滞がある可能性が高い。かかとの上に拳の突起部分をグッと当て、そのまま下へ押し下げる。かかとを小さくするイメージで繰り返す。

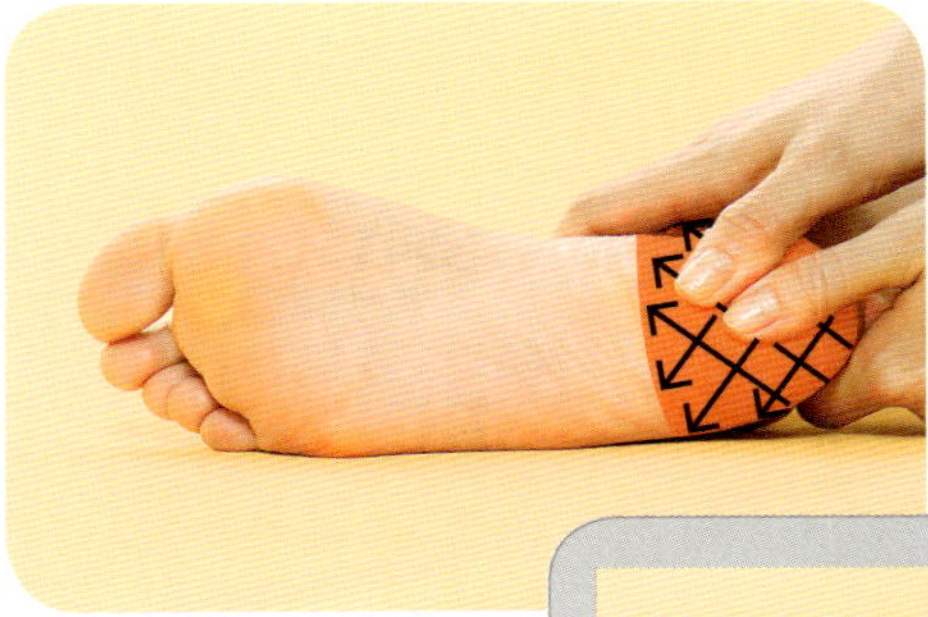

かかとをまんべんなくもむ

両手の親指でかかと全体を格子状に押しほぐす。かかとの硬さに負けないで、徐々に柔らかくするイメージで!

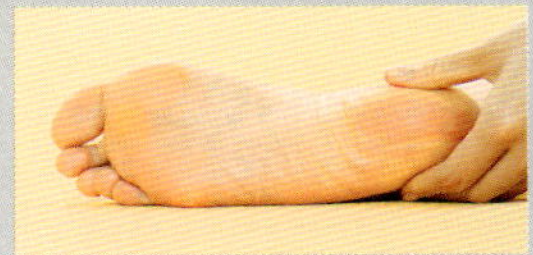

かかとを親指とひとさし指でつかんで、硬いミカンをほぐすようにもんでもOK。

2. ストレス太りに

もむ位置 脊柱起立筋、広背筋

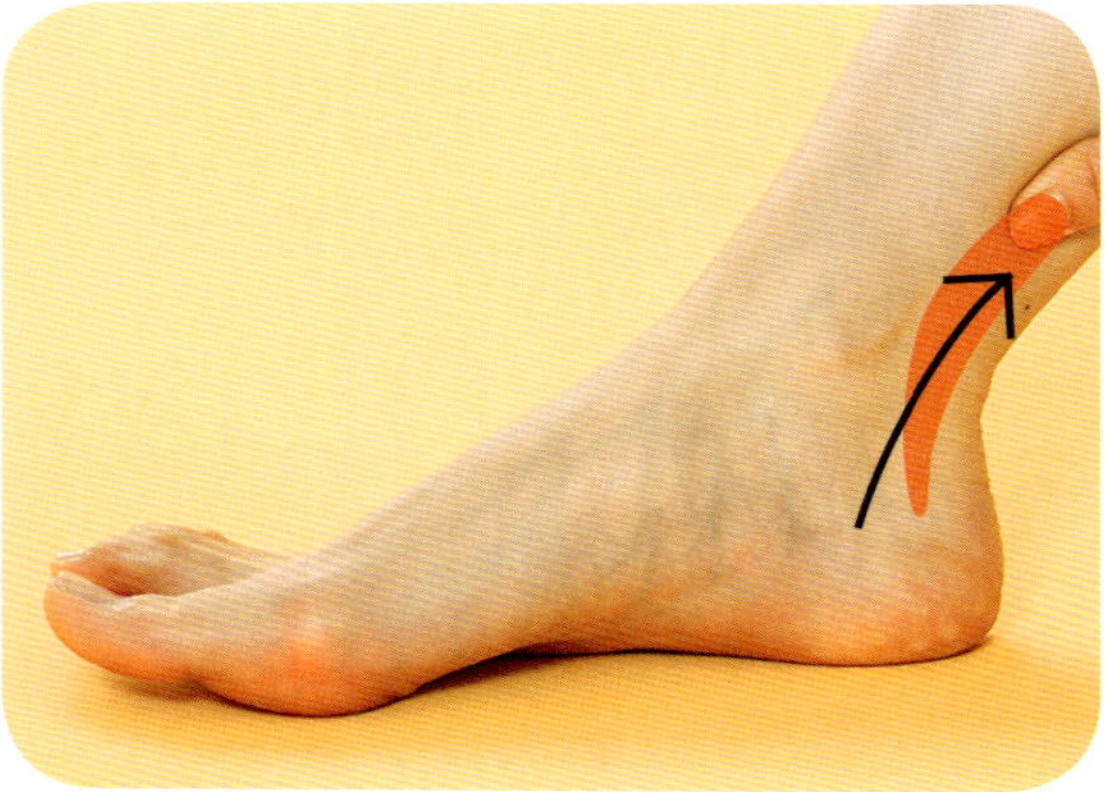

アキレス腱をもみ上げる

アキレス腱は、自律神経が走る脊柱起立筋の反射区。ストレス過多になるほど硬く張りやすい。親指とひとさし指ではさんで、下から上にもみ上げる。

↓

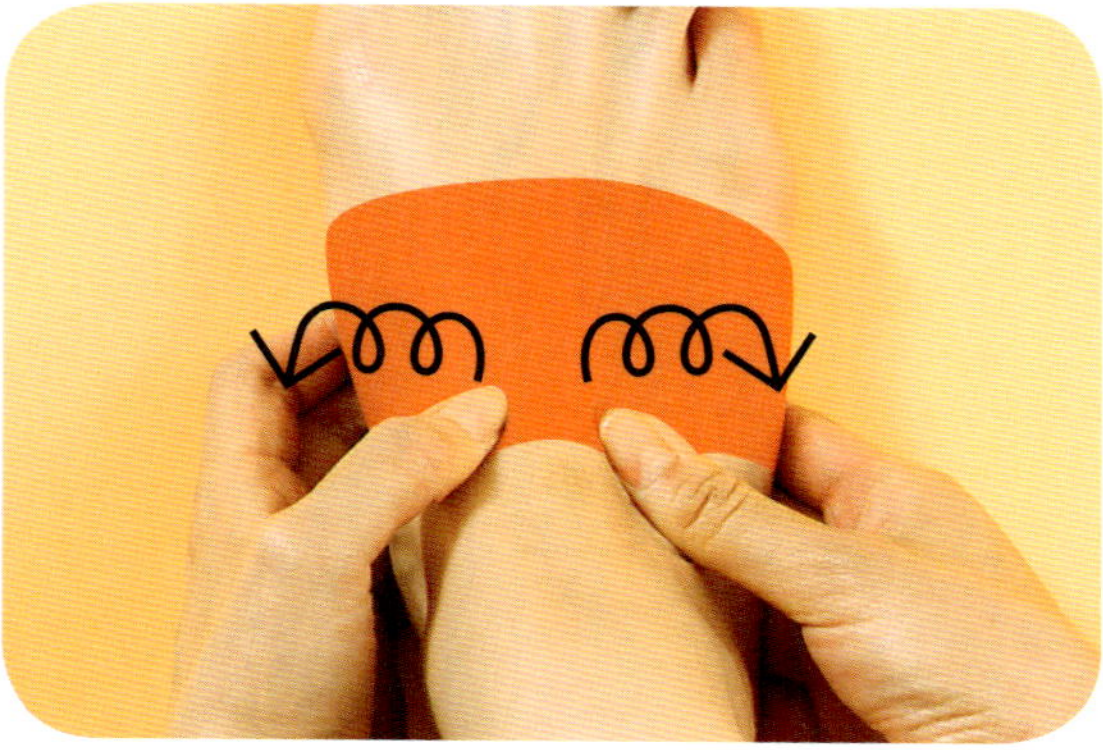

足の甲をマッサージ

足の甲の中央から足首にかけて帯状にある広背筋の反射区は、ストレスによって緊張し、硬くなりやすい。両手の親指で小さな円を描くようにマッサージ。ストレスが和らぎ、便秘解消に。

check

さらにやせ体質を目指して!

食事制限したいのに食欲が止まらないなら…

チェックしたいのは、食欲に影響する親指の外側面の視床下部の反射区。この部分が角質で覆われていると、食欲の制御が難しくなる。

視床下部の反射区

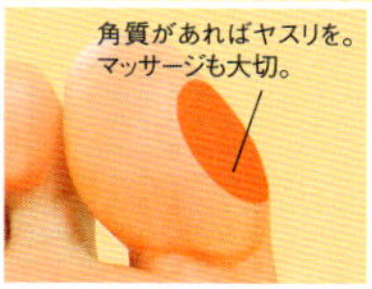

視床下部の反射区に角質がある場合はヤスリを。親指から角質が消えることが大切。硬い場合は親指全体をもみほぐす。

柔らかくして食欲を抑える

3. むくみ太りに

もむ位置 腎臓、尿管、膀胱

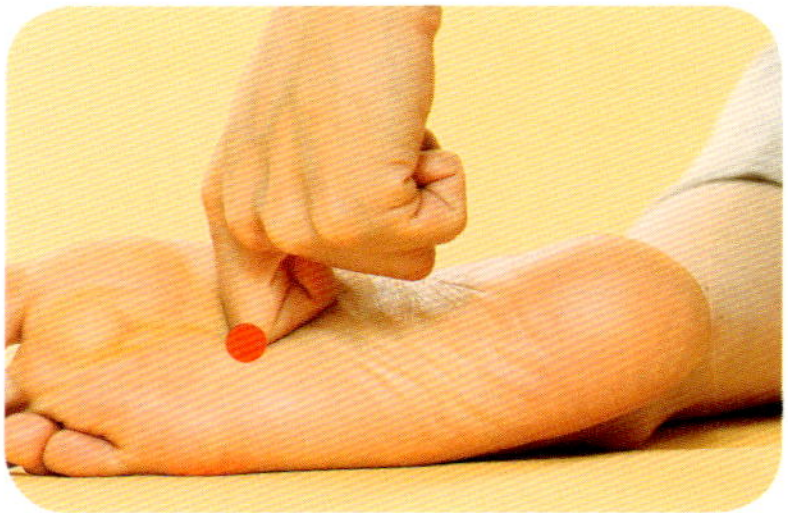

腎臓の反射区を押す

腎臓、尿管、膀胱の反射区を順に刺激することで、スムーズな排出を促してむくみを解消する。手のひとさし指か中指を曲げ、第2関節で突起をつくる。その突起で、腎臓の反射区を押す。

↓

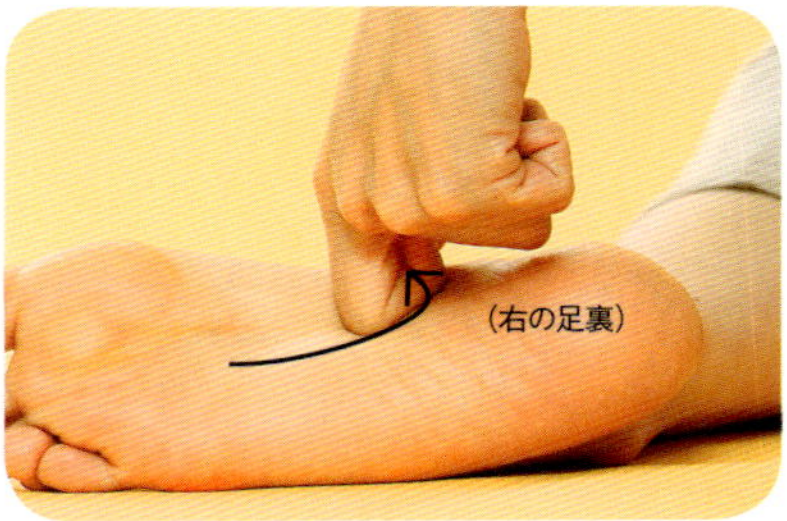

尿管の反射区をもむ

続けて押したいのは、腎臓の反射区から土踏まずの下側に向かって走る尿管の反射区。左の足裏なら「ノ」の字、右なら「し」の字を描くように押す。

↓

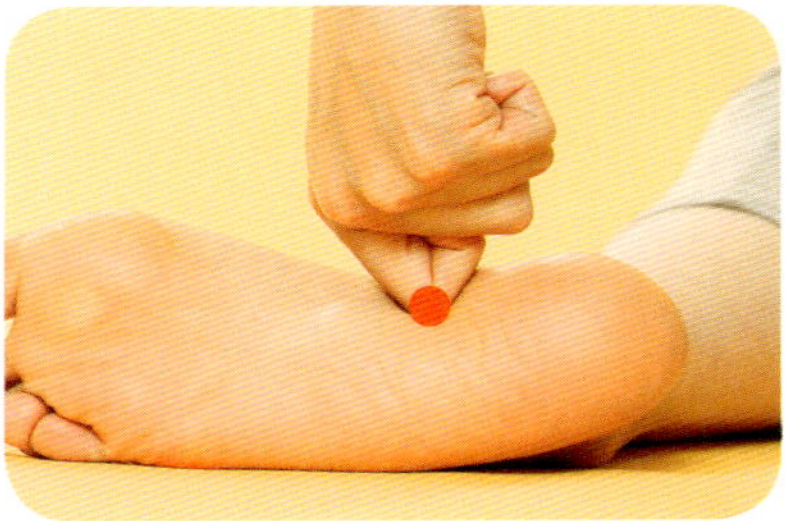

膀胱の反射区を押す

最後に、尿管の反射区の終点にある膀胱の反射区をもう一回押す。

さらにスッキリを目指して！

顔がむくむ！
首が太い、あごがすっきりしないなら…

チェックしたいのは、親指の付け根のくびれの状態。ここはその人の首を反映する。膨らんでいるのは、凝りや、リンパの停滞。角質は姿勢の悪さを表す。

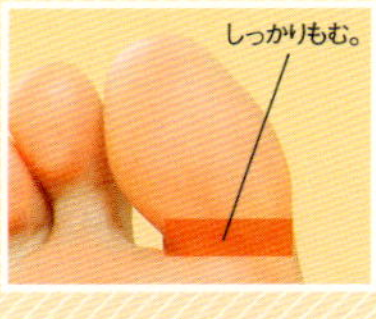

よくもんで顔のむくみを取る

親指の付け根は後頸部の反射区。膨らんでいると、首も太く、顔のむくみもとれにくい。

美肌の土台を整え
ほうれい線、くすみをとる

美顔

もむ位置

鎖骨下リンパ節、腎臓、副腎、脾臓（左足のみ）、肝臓（右足のみ）、口、下あご（ほうれい線）

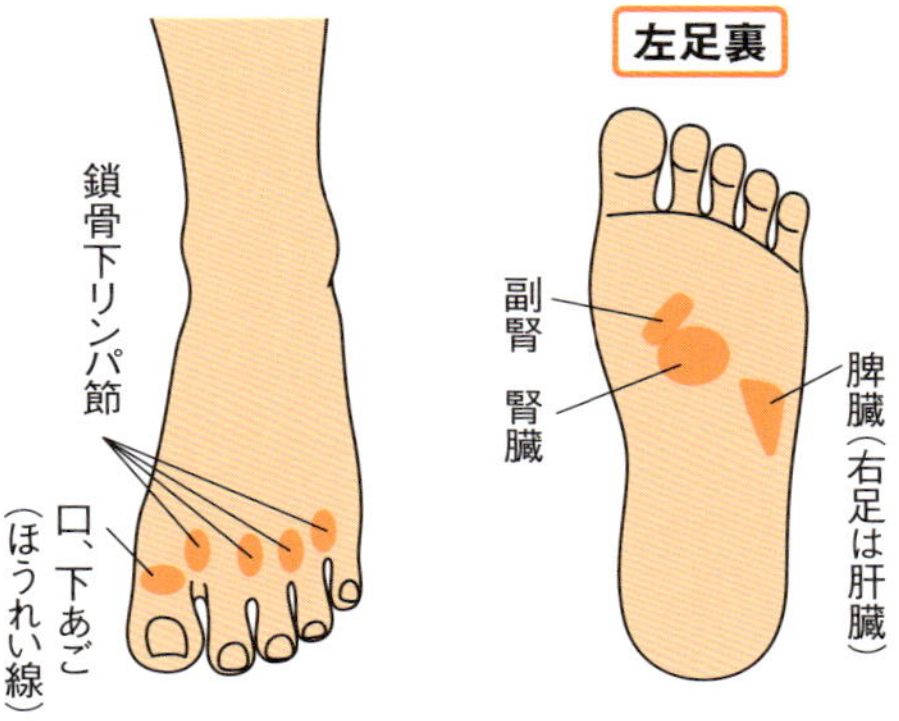

美肌づくりには、腎臓、副腎、脾臓、肝臓の反射区を刺激しましょう。ただ、その前にもんでおきたいのが、鎖骨下リンパ節の反射区。ここをもむことで首から上にたまった老廃物の排出が促され、肌のコンディションが整いやすくなります。その後、顔のむくみやくすみの解消に向けて内臓の反射区の刺激を。

そして親指にある口元・ほうれい線の反射区を刺激すれば、表情筋のこわばりがほぐれ、柔和な顔つきになります。

1. 美肌の土台を整える

もむ位置　鎖骨下リンパ節

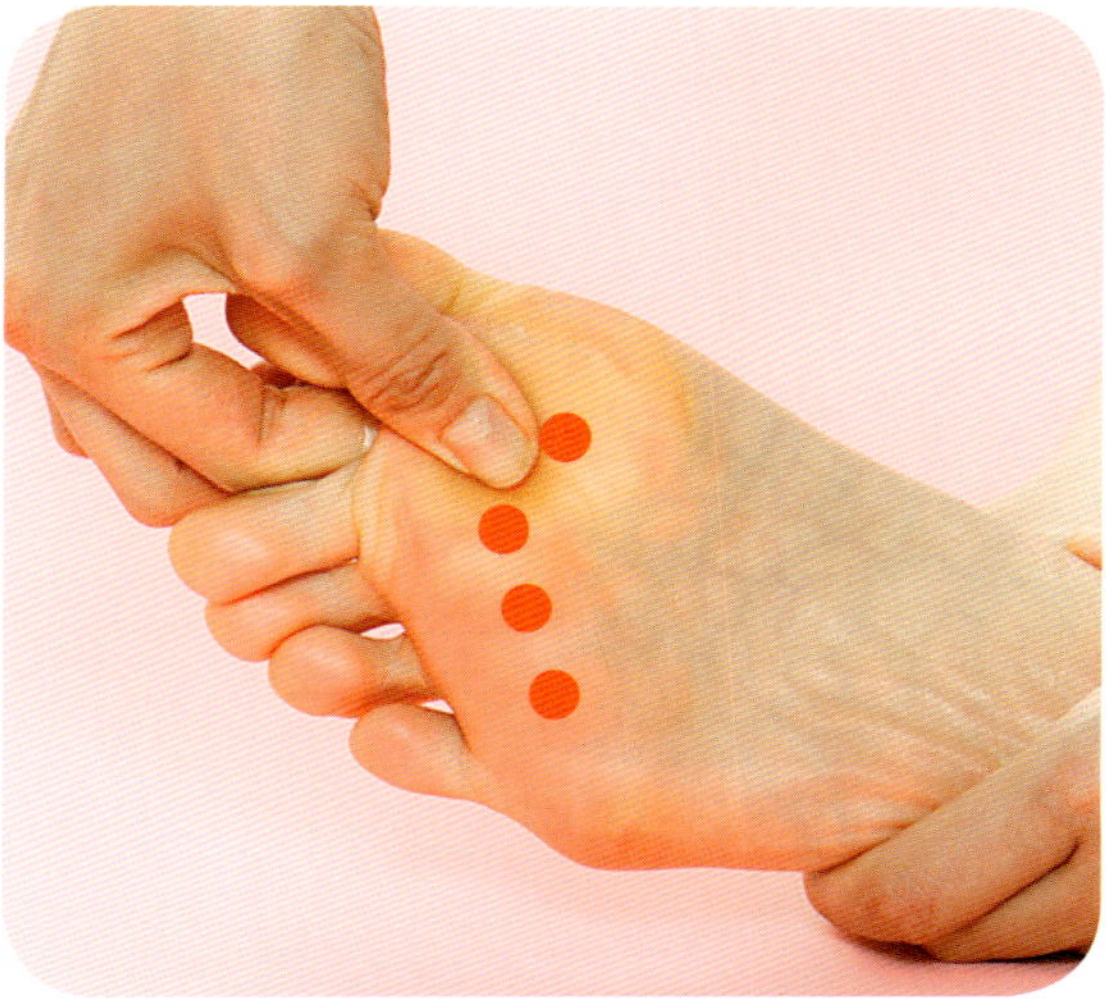

鎖骨下リンパ節の反射区をもみほぐす

鎖骨下リンパ節の反射区を押して首から上のリンパの巡りを改善。各足指の股を手の親指とひとさし指で挟み、よくもみほぐす。

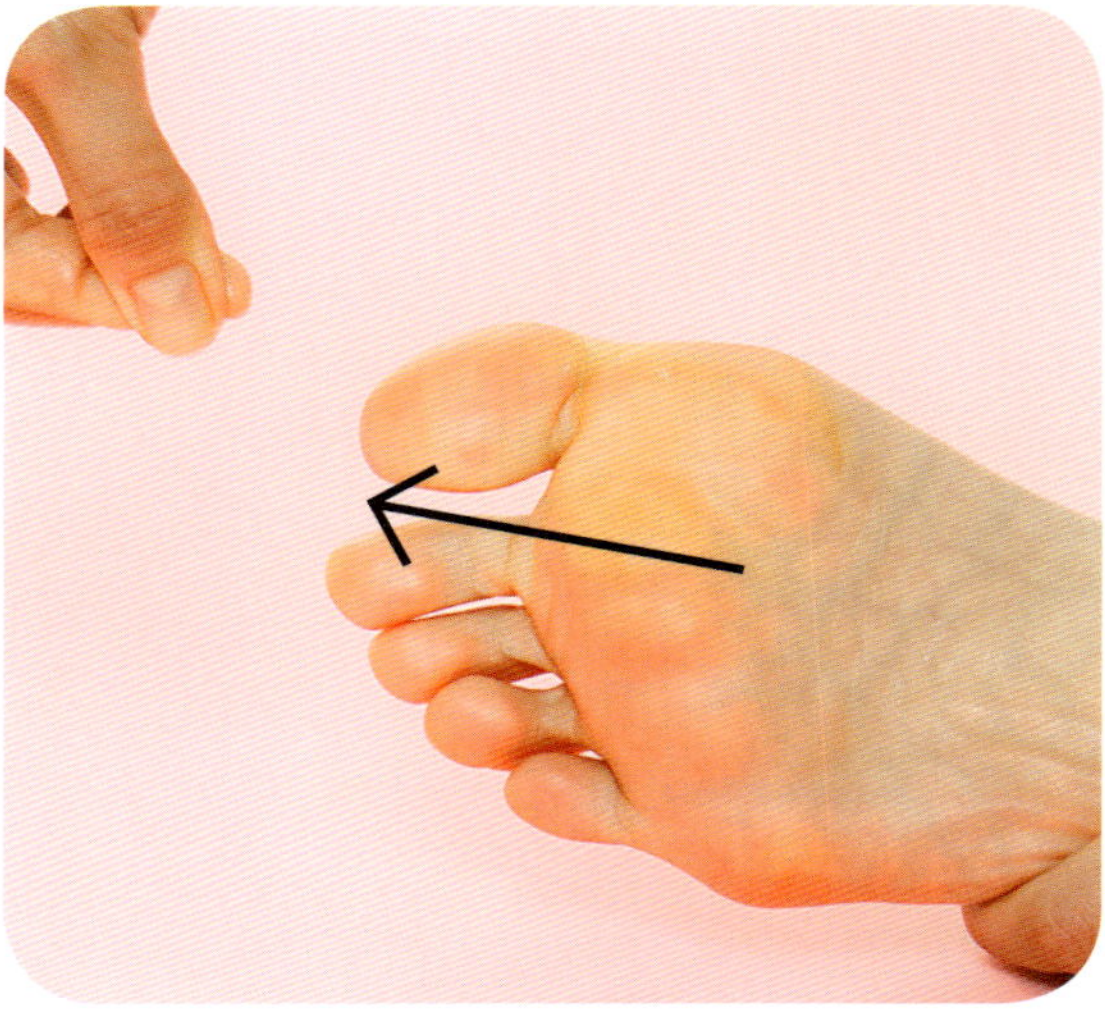

骨と骨の間を広げる

皮膚をつまんだまま、足先に引っ張りながらシュッと抜く。各足指の骨と骨の間を広げるイメージで行う。美肌の土台が整う。

2. 肌のくすみをとる

もむ位置 **腎臓、副腎**

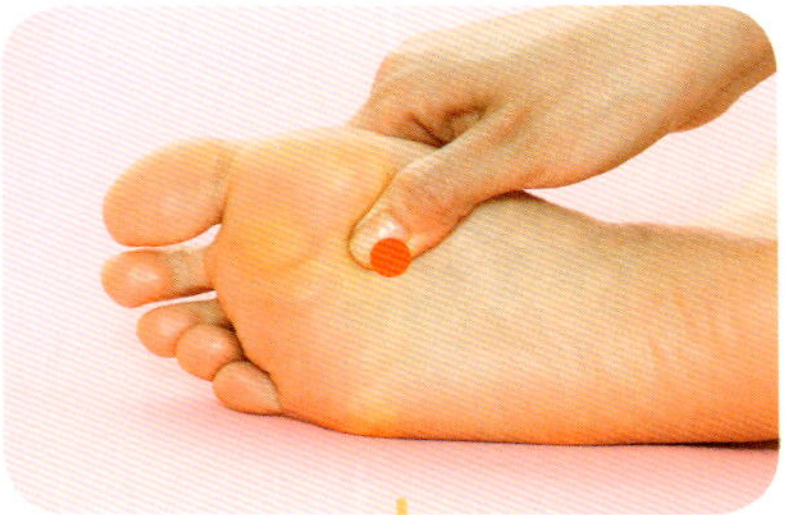

腎臓の反射区を刺激

腎臓の反射区を親指で押して、老廃物を流す。

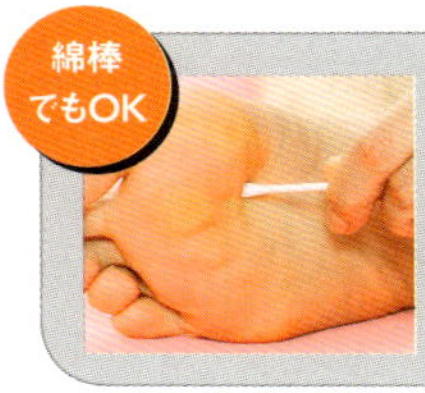

綿棒を使うと奥まで刺激が入りやすい。

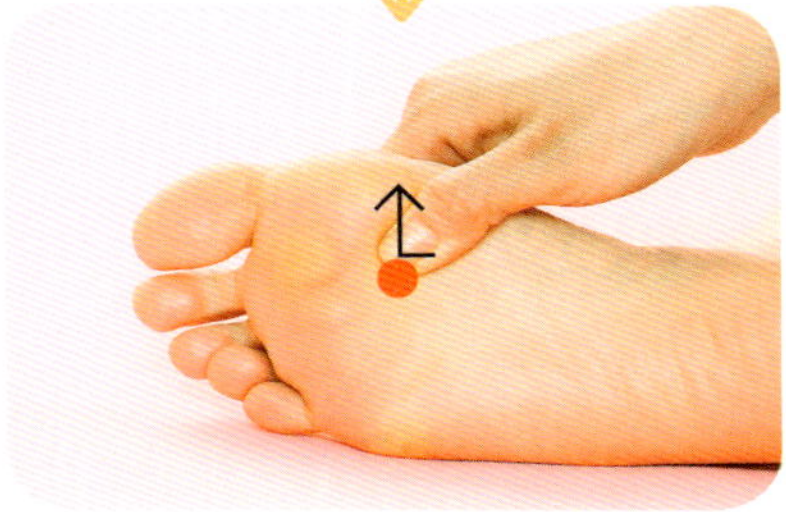

副腎の反射区を刺激

腎臓の反射区のすぐ隣にある副腎の反射区も押す。奥深いところにある反射区なので、親指で押してから土踏まず側にさらに押し込むように。副腎の反射区は押して痛ければOK。痛みを感じない場合は免疫力が低下している可能性も。

3. 肌の血色を良くする

もむ位置 **脾臓（左足）、肝臓（右足）**

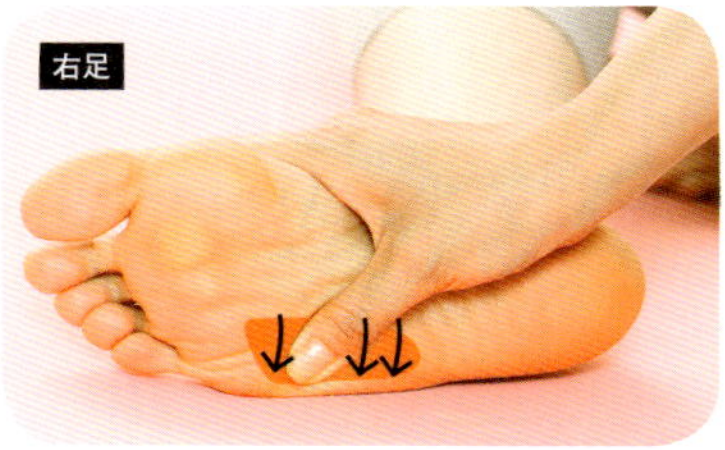

肝臓の反射区を押しほぐす

続いて右足にある肝臓の反射区も押しほぐす。この両エリアが赤く膨らんでいる人は特に念入りに押して。

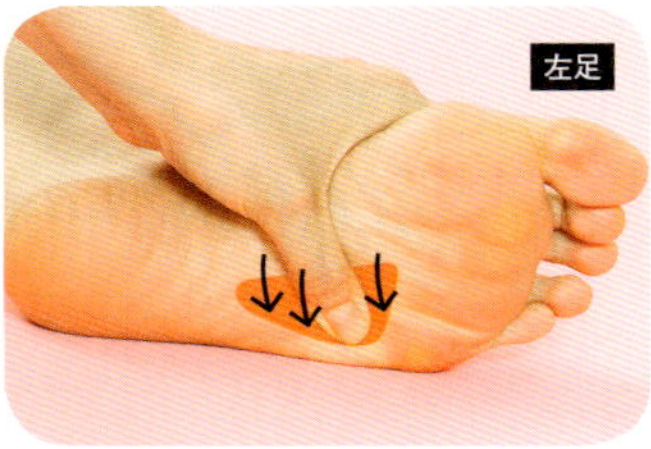

脾臓の反射区を押す

血液の質に関連する脾臓と肝臓の反射区を刺激することで肌状態を良くしていく。まず左足にある脾臓の反射区を押しほぐす。

4. ほうれい線を薄くする

もむ位置 口、下あご(ほうれい線)

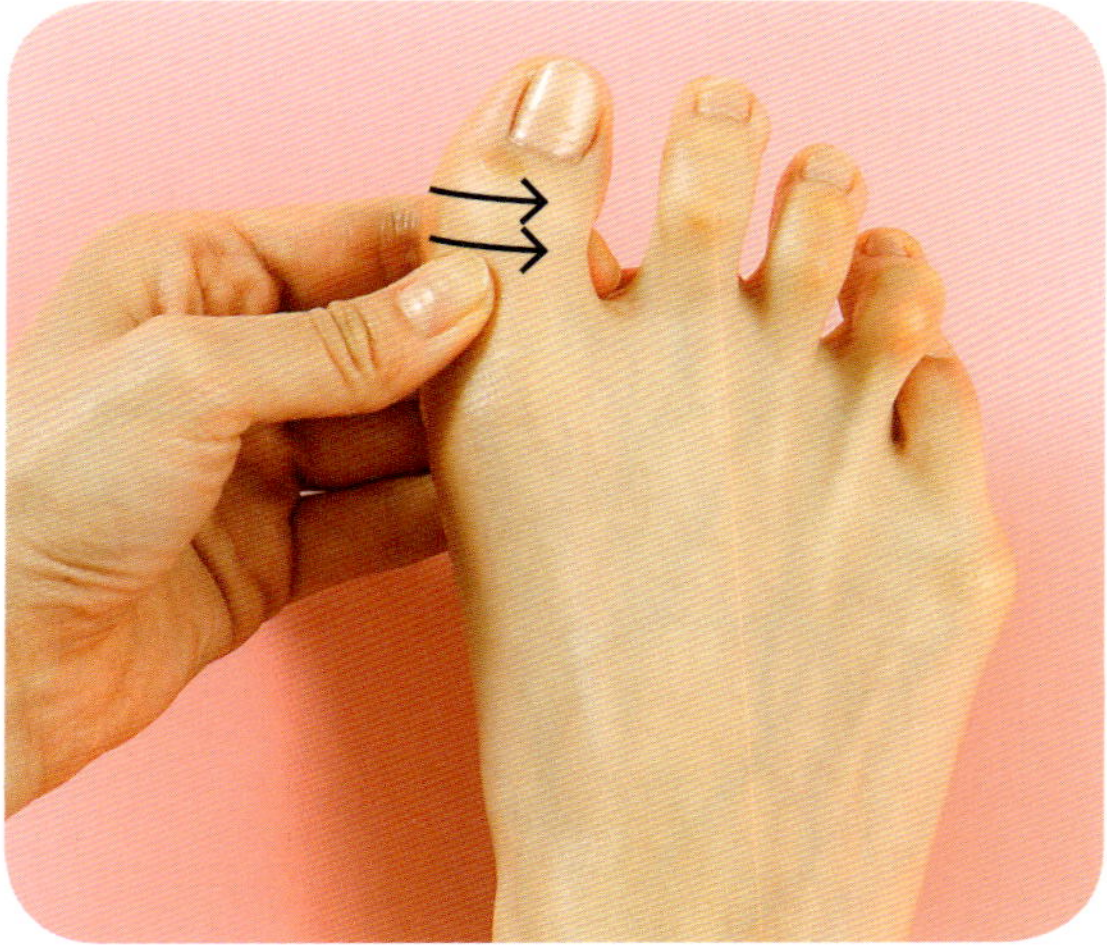

親指の付け根をもむ

足の甲側で、親指の付け根部分にある口、下あご(ほうれい線)の反射区を細かく横に押しほぐす。ほおのたるみがある人、このエリアを押すと痛い人は、痛みがとれるまで繰り返しもんで。

check

歯のアンチエイジングも

歯周病、歯肉炎は「歯ぐき」をもむ

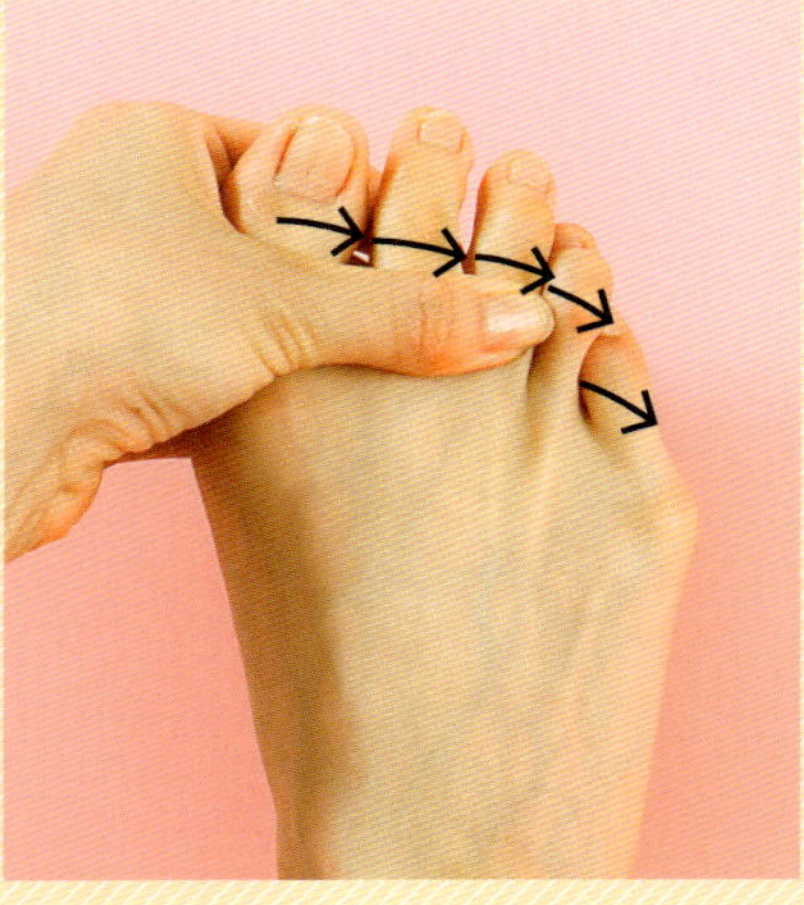

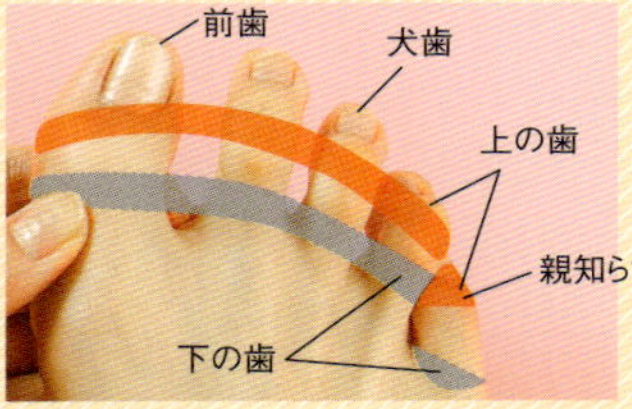

足指の爪側は上の歯、付け根側は下の歯の反射区で、右の足指は右側の歯、左の足指は左側の歯に対応。

親指から小指にかけて、爪側と付け根側をそれぞれにもみほぐす。赤みやタコができている場合は、相関する歯や歯ぐきにトラブルが出ていることも。

更年期症状を和らげる 男性にもオススメ

女性ホルモンケア

50歳前後に訪れる閉経に向けて、乱れやすい女性ホルモン。その乱れが原因で心身のバランスを崩すことも少なくありません。

最初にもむ下垂体の反射区で、ホルモンバランスの簡単なチェックができます。押して痛ければOK。痛くなければ、ホルモンバランスが乱れている可能性があります。

下垂体と同様に、免疫や活力のもととなる副腎の反射区も、押して痛ければOK。副腎は、48ページの美顔パートにも出てくる反射区ですが、下垂体と副腎の2つだけは押して痛いほうが好ましい反応です。

仕上げは、卵巣や子宮がある骨盤腔内の反射区に当たるかかとを。かかとをもむことで骨盤腔内の血行が良くなり、月経痛や月経不順などのトラブル改善につながります。また、もむと皮膚が柔らかくなるため、角質化やひび割れの予防にも。

イライラなどの更年期症状や骨粗しょう症が気になる人は、体内のカルシウム濃度を調節するといわれる副甲状腺の反射区も追加を。

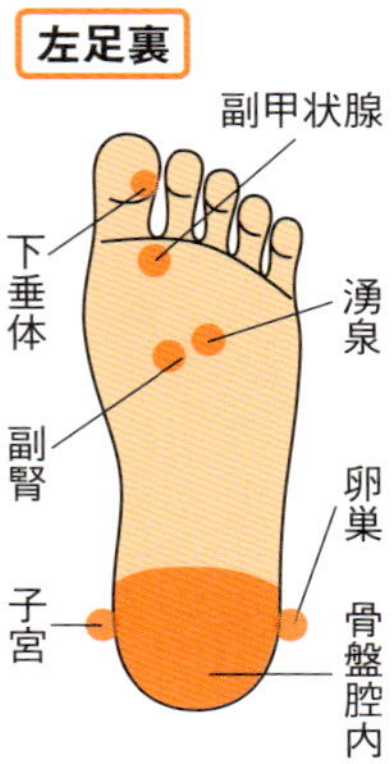

もむ位置

下垂体、湧泉、副腎、子宮、卵巣、骨盤腔内、副甲状腺

男性の場合は子宮を前立腺、卵巣を精巣と読み変えて刺激するといい。

1. 女性ホルモンのバランスを改善

もむ位置 下垂体

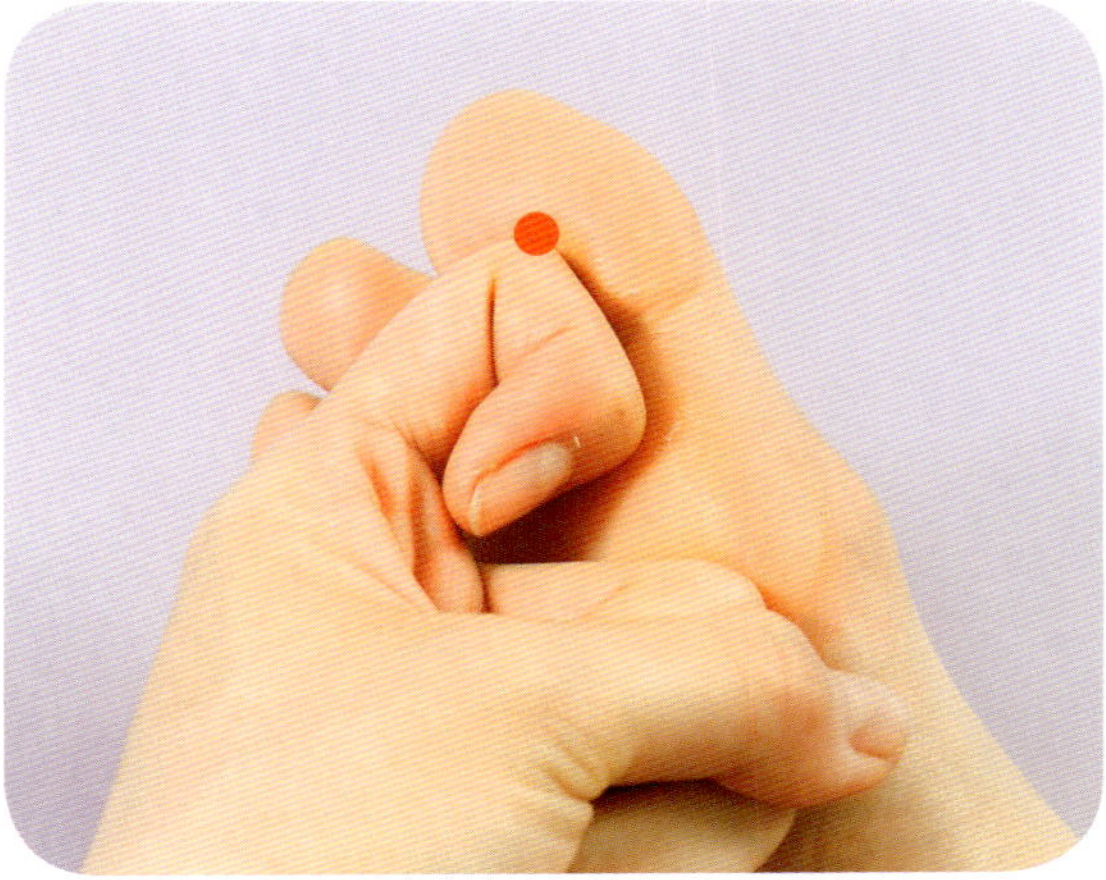

下垂体の反射区を押す

親指の中心から少し内側にある指紋の中心に当たる下垂体の反射区。ひとさし指の第2関節で約10秒間押す。女性ホルモンのほかホルモン全般のバランスを整える。ここは、押して痛く感じるのが好ましい。

2. 疲れにくくする

もむ位置 湧泉

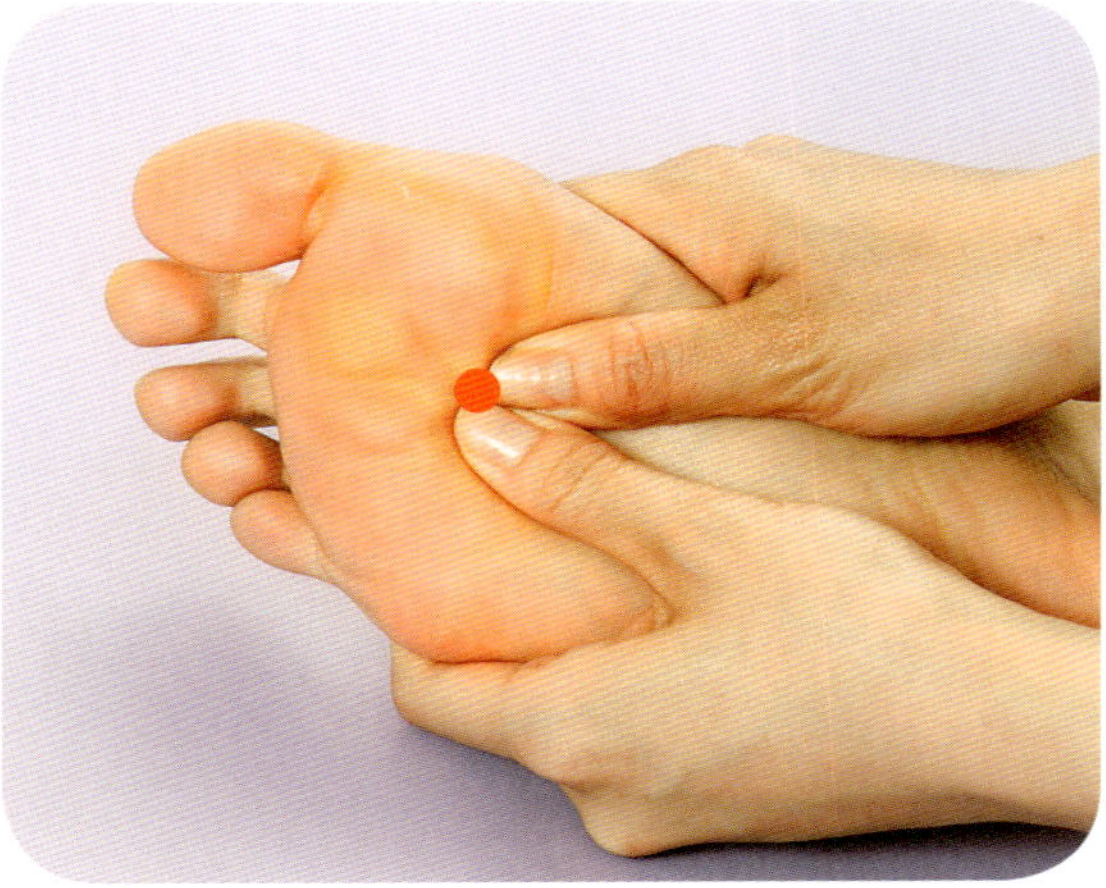

湧泉のツボを押す

両親指を湧泉のツボにそえ、息を吐きながら４秒で押しこみ、そのまま４秒キープし、息を吸いながらゆっくり離す。

3. 免疫力アップ

もむ位置 副腎

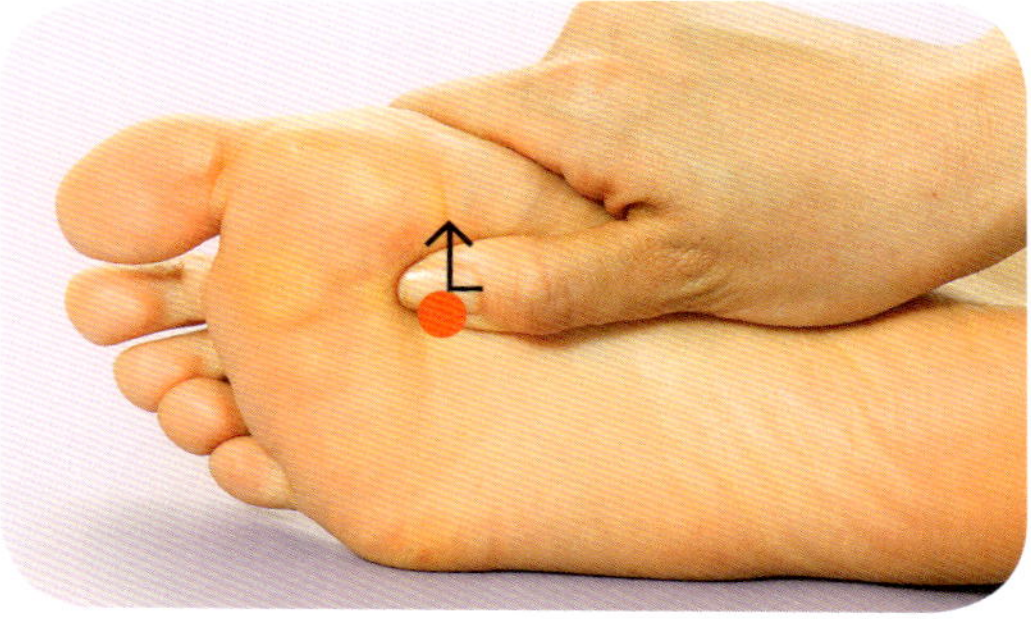

副腎の反射区を押す

副腎の反射区を刺激して、免疫力や気力を高める。奥深いところにある反射区なので、親指で奥に押しこんでから土踏まず側にひっかけるように押す。痛く感じればOK。

4. 骨盤腔内の血行促進

もむ位置 骨盤腔内

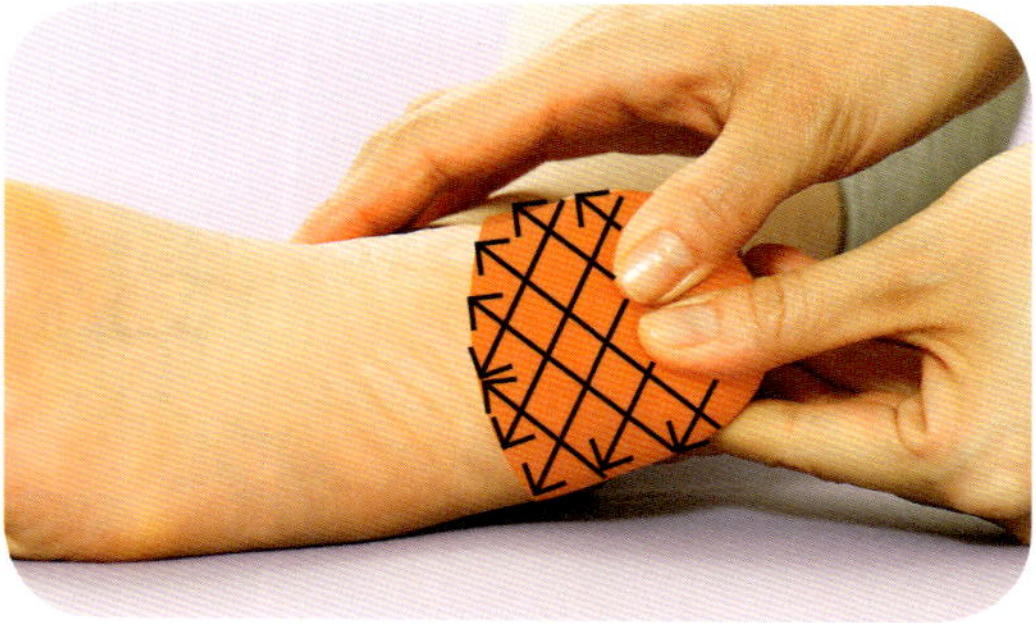

かかとをほぐす

骨盤腔内の反射区にあたるかかとを押して骨盤内の血の巡りを良くする。親指でかかと全体を格子状に押しほぐす。しこり感のあるところは念入りに行う。

check

更年期症状には

イライラ・骨粗しょう症対策

親指とひとさし指の間の付け根部分にある副甲状腺の反射区を、親指でボタンを押すようにかかと方向に押しこむ。

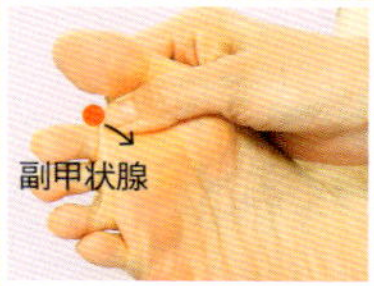

副甲状腺は体内のカルシウム濃度の調節を行うところ。副甲状腺の反射区をもんでおくとイライラなどの更年期症状を緩和できる。骨対策にも。

5. 子宮を元気に

もむ位置　子宮、卵巣、卵管

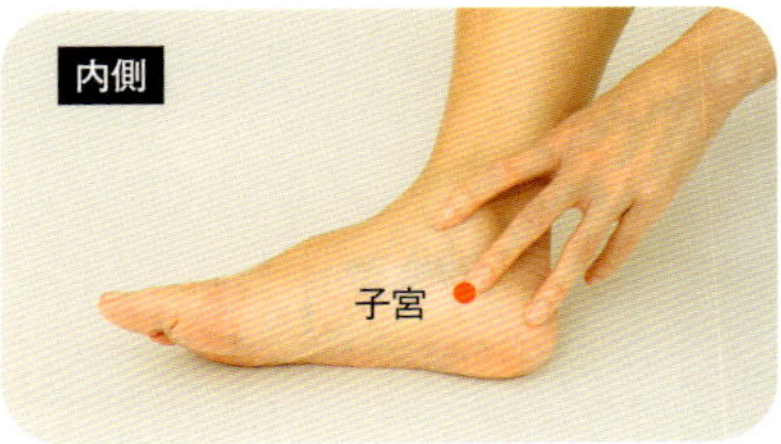

子宮の反射区を見つける

手の人さし指で内くるぶしを押さえ、薬指でかかとの角を押さえる。そして中指を自然に伸ばして当たる位置が、子宮の反射区。

↓

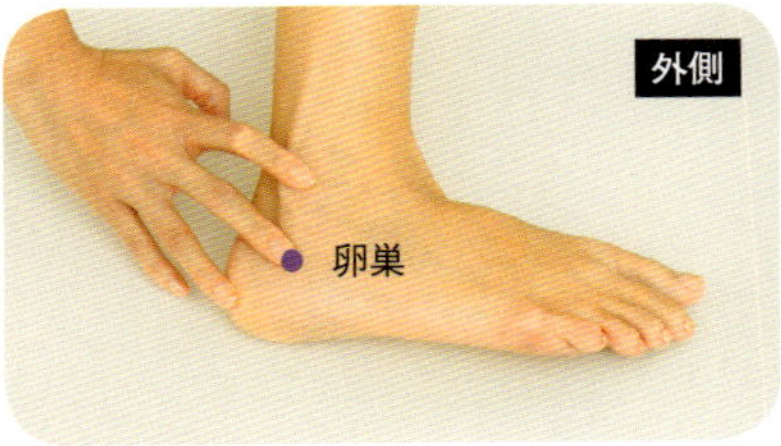

卵巣の反射区を見つける

足の外くるぶしを手の人さし指で押さえ、薬指でかかとの角を押さえる。そのとき、中指を自然に伸ばして当たる位置が卵巣の反射区。

↓

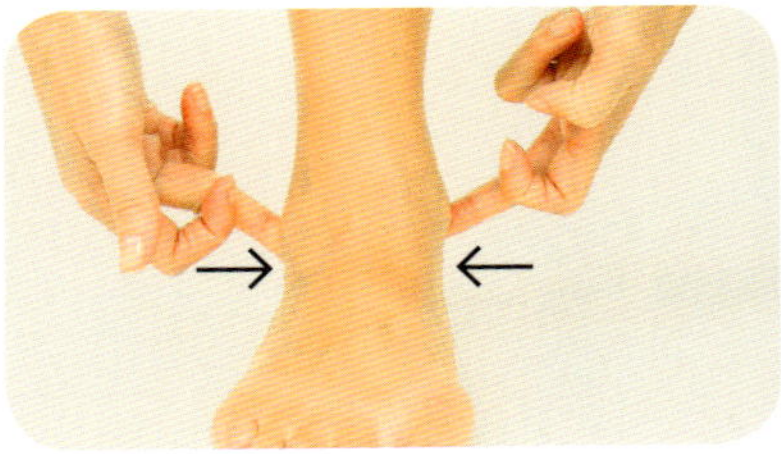

両反射区を押す

子宮と卵巣の反射区を見つけたら、人さし指と薬指を外し、中指だけで両方から同時に5〜10秒押す。子宮の反射区では弾力性があるか、卵巣の反射区では綿棒の先のようなものが触れるかチェック。

※右足が終わったら左足も同様に行う。

注意! 妊娠中には押さないこと

↓

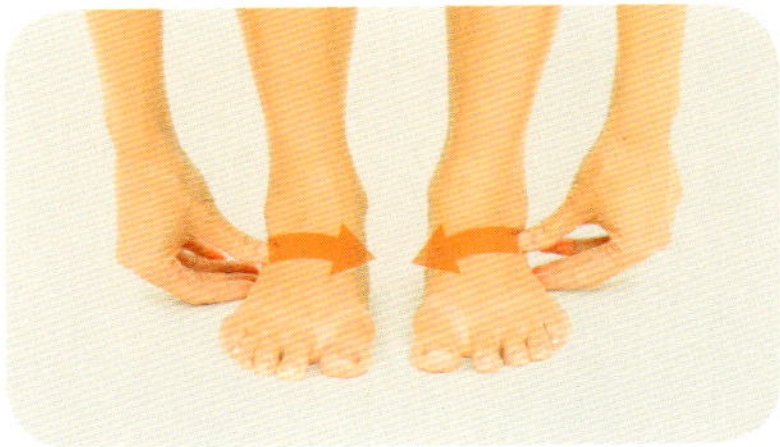

卵管のラインをマッサージ

子宮と卵巣の反射区をつなぐ足首のラインは、卵管の反射区。卵巣（外側）から子宮（内側）に向かってマッサージ。スムーズに指が運べればOK。詰まりや凸凹がある場合はほぐして整えて。左足も同様に反射区を探し、慣れたら左右同時に行ってもいい。

注意! 逆向きはしないこと

親指を重点的に

首こり・寝違え

首こりには、「症状区」にあたる後頸部、つまり親指をもむのがポイントです。

親指の膨らんだ部分を頭、その下の部分を首に見立て、ゆっくりと回し、次に後頸部、頭蓋骨の一部である乳様突起の部分をほぐしていきます。

一方、これらの部分に、ふくらみや角質があるのはひどい凝りのサイン。その場合は、首が凝ると縮みやすい前首（デコルテ）の反射区＝親指の甲側の下を合わせてもむといいでしょう。

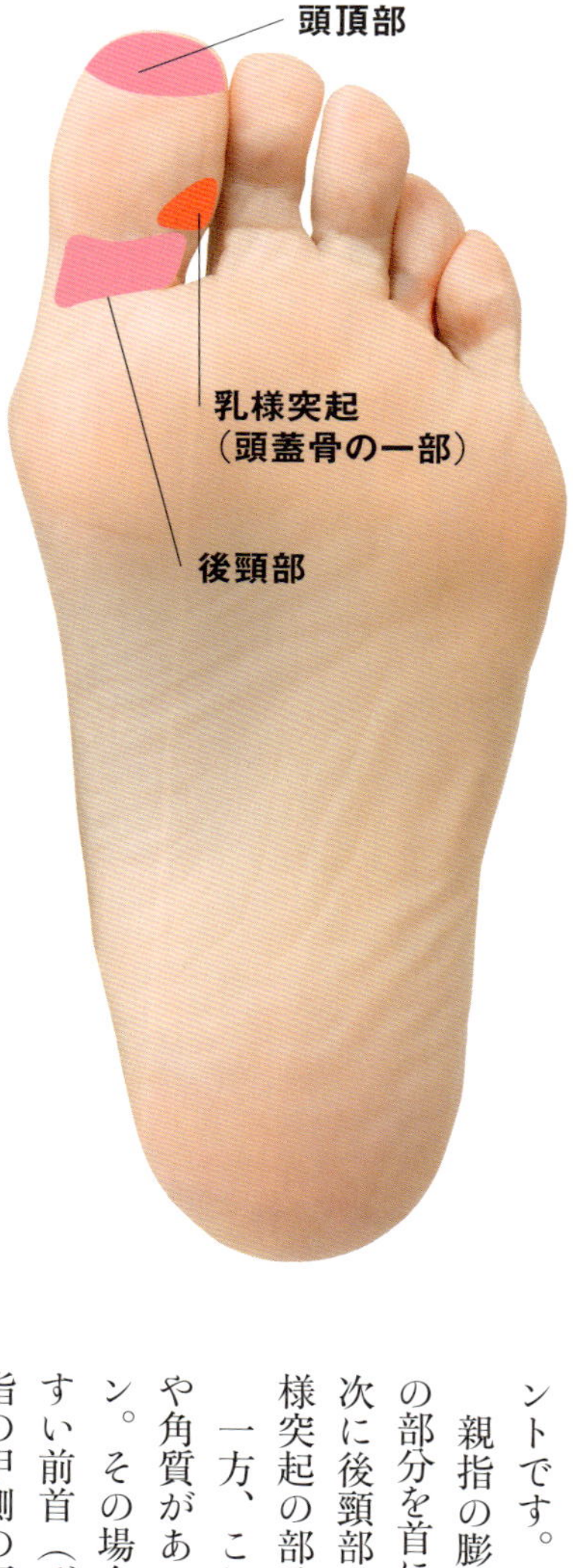

親指を頭や首に見立て回す

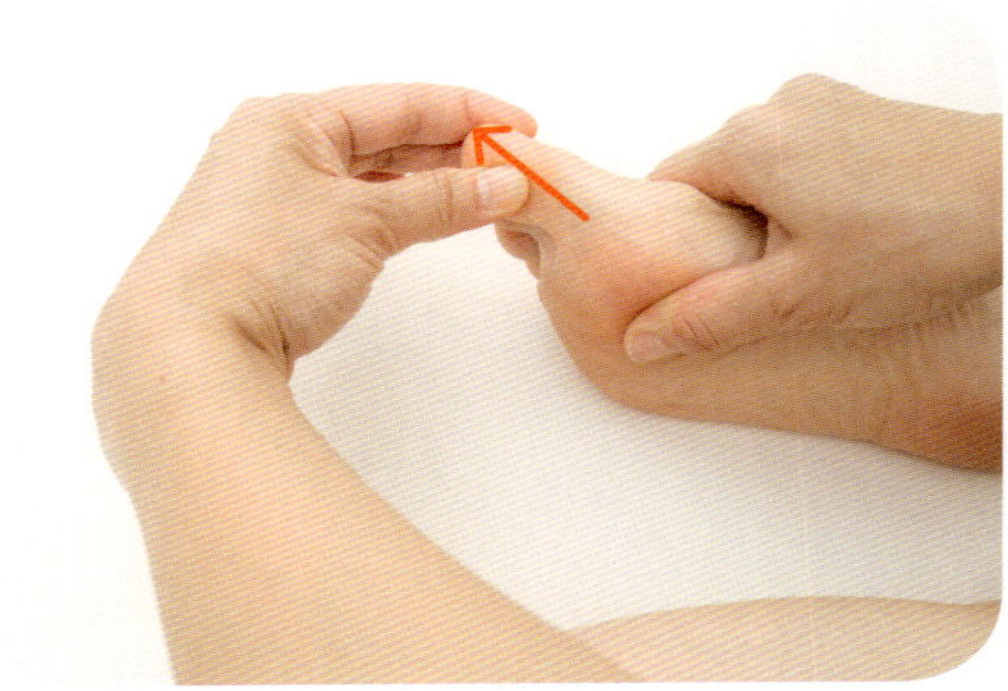

親指の付け根を持ち、指全体を軽く引っ張りながら、ゆっくりと大きな円を描くように左右にそれぞれ3回ずつ回す。

NGサイン **親指を回すとゴリゴリ音がするのは首こりがひどい可能性大。**

指の腹の下を引き上げるようにもむ

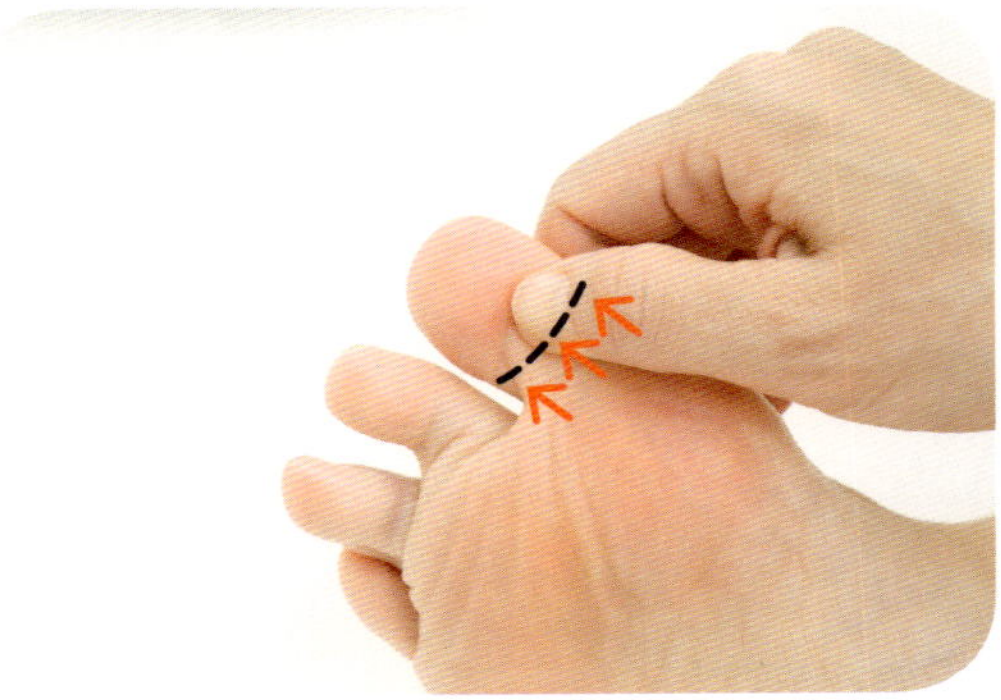

親指の腹のふくらみの下にあるシワを、手の親指で、指先方向に引き上げるように押す。頭蓋骨と首の境目の部分を押し上げるイメージで端から端まで行う。

NGサイン **このシワの部分がふくらんで、角質化しているとストレートネックの可能性。**

親指の関節の突起部を持ち上げる

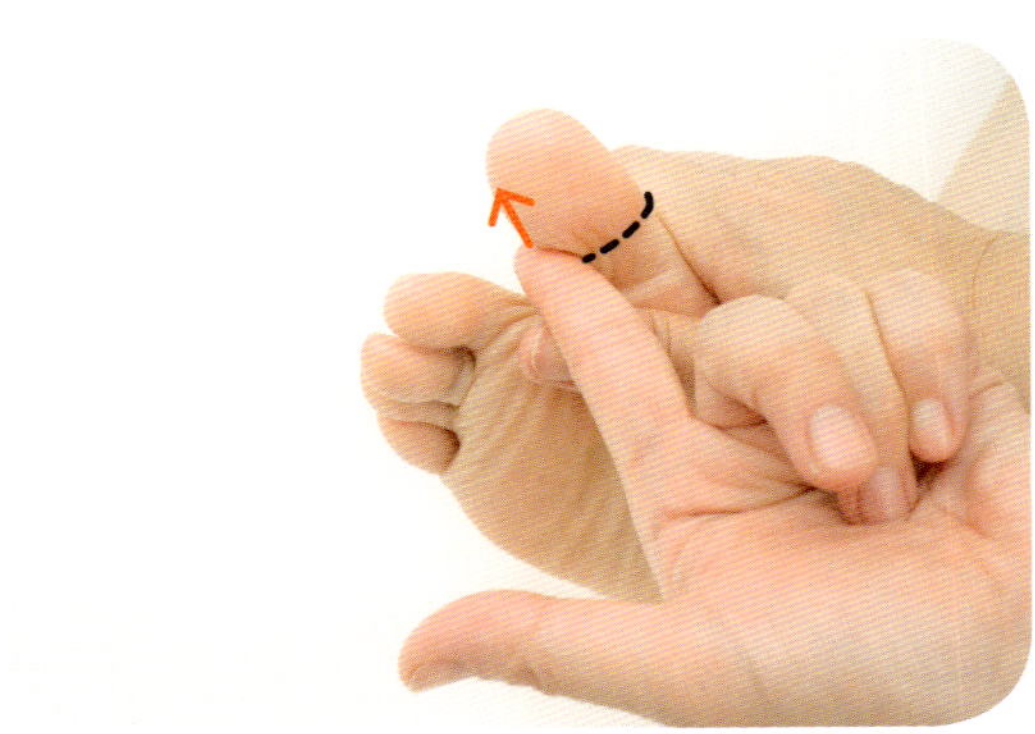

手のひとさし指を、足の親指とひとさし指の間に差し入れ、指の腹で足の親指の付け根内側面にある、関節の突起部を探り当て、指の腹でとらえたら、手の指ごと突起部を先端方向に持ち上げる。

NGサイン **付け根～突起部分に指が入りづらいなら首が短くなっているかも。**

肩ラインを
肩をもむようにケア

肩こり

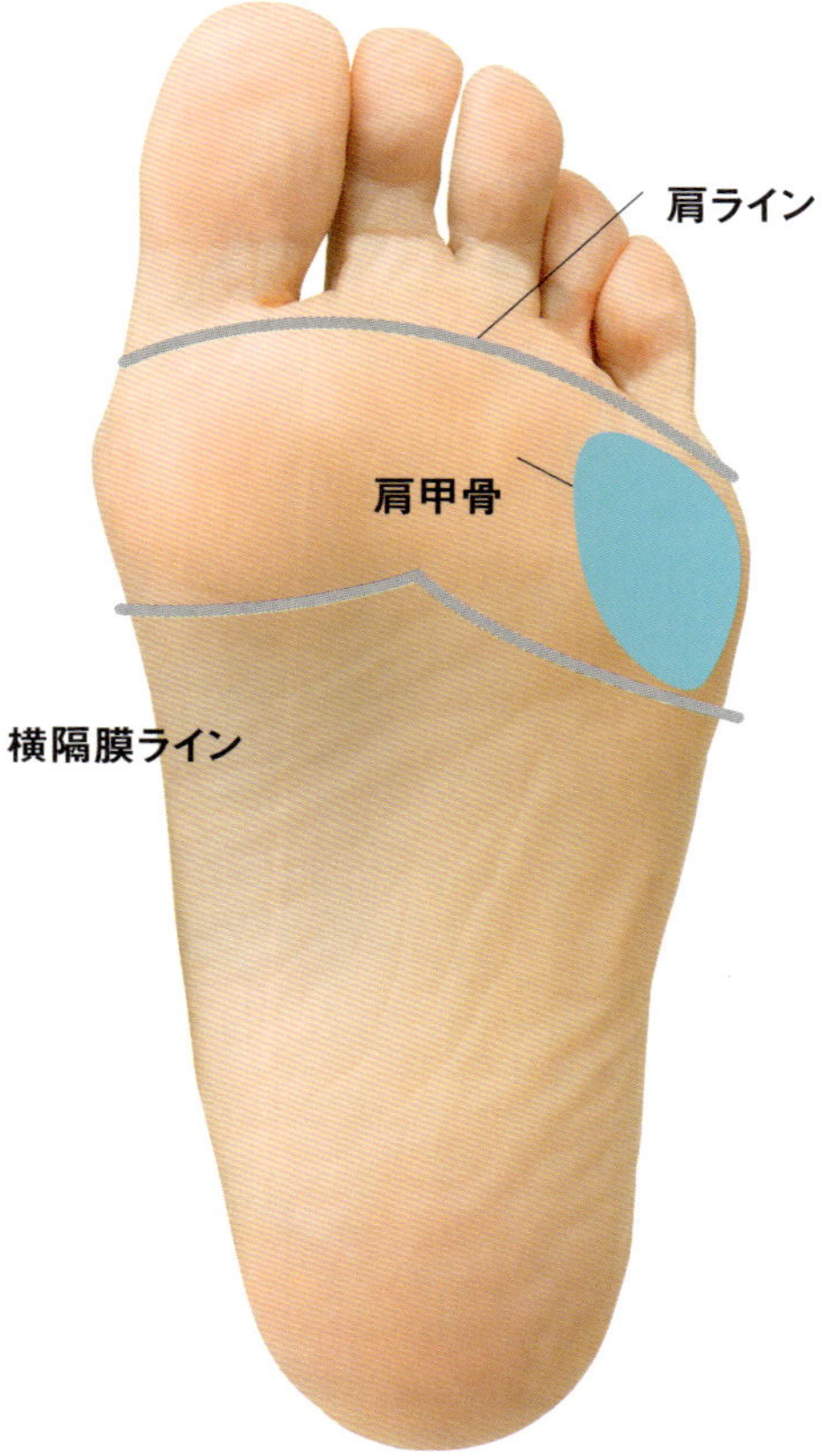

肩こりには、「症状区」である、肩・肩甲骨の反射区を重点的にもみます。肩のラインは、各指の根元、肩甲骨は小指の下側エリアです。

ポイントは、体への指圧などと同じ方向に刺激を与えること。例えば、肩の反射区なら、肩をもむ要領で、かかと方向に押しこむようにマッサージします。足の指を反らせるようにして行うとよいでしょう。

さらに、また、首こりの反射区の刺激も併せて行えば、より効果が上がります。

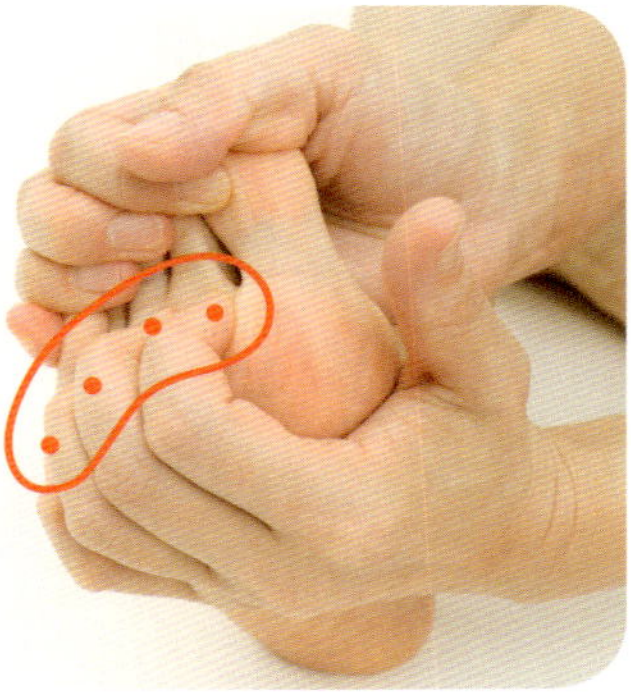

肩のラインを押し込む

足指を後ろに反らせるようにし、肩ラインを露出させ手の指４本で、かかと方向に押し込む。

NGサイン **肩エリアの部分が盛り上がっているとひどい肩こりの証拠。**

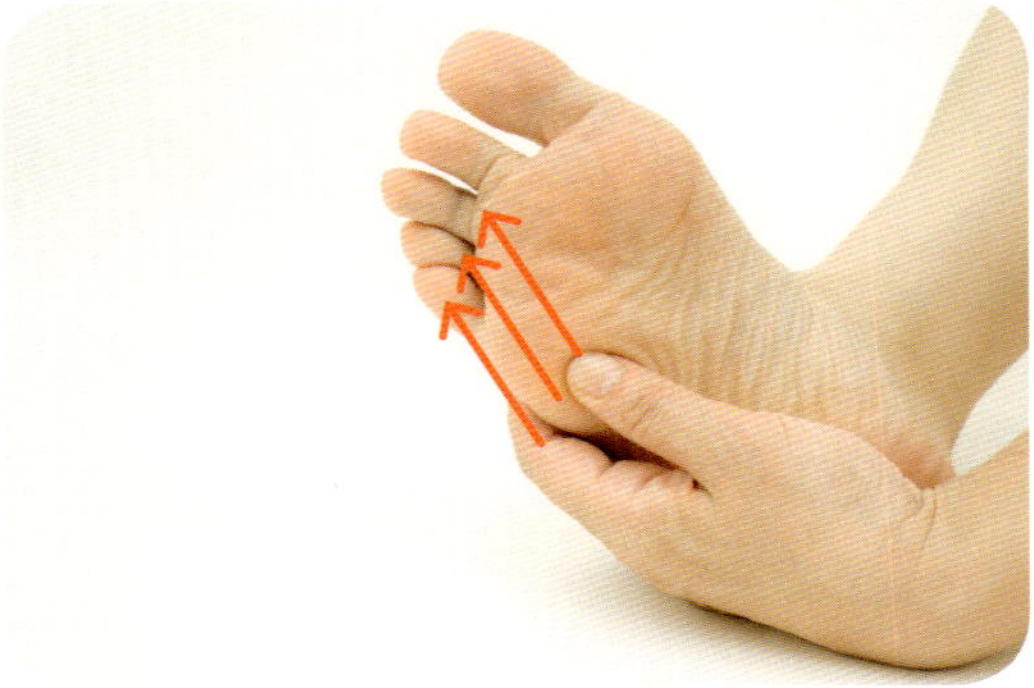

肩甲骨の反射区に指を滑らせて刺激

横隔膜ラインをスタート地点として、小指、小指と薬指の間、薬指に向けて３本の線を描くように、手の親指を指先方向に滑らせる。

NGサイン **このエリアに角質がついていたり、外側に膨らんでいると、肩甲骨まわりや腕の凝りが強いサイン。**

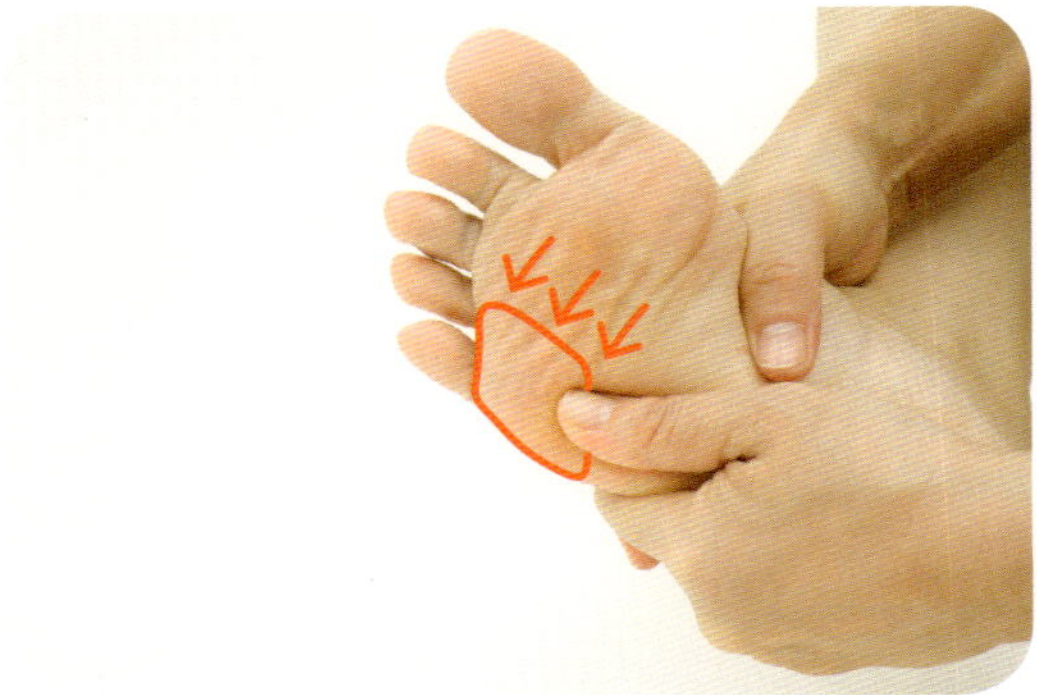

肩甲骨の反射区を足からはがすように

横隔膜ラインをスタート地点とし、肩甲骨の反射区を足からはがすイメージで小指側にずらすように刺激を与える。

NGサイン **肩甲骨のエリアがはっきりと浮き出て見えると、肩甲骨まわりがガチガチで肩甲骨の動きが悪くなっている。**

足の側面を中心に背骨の筋肉にアプローチ

腰痛

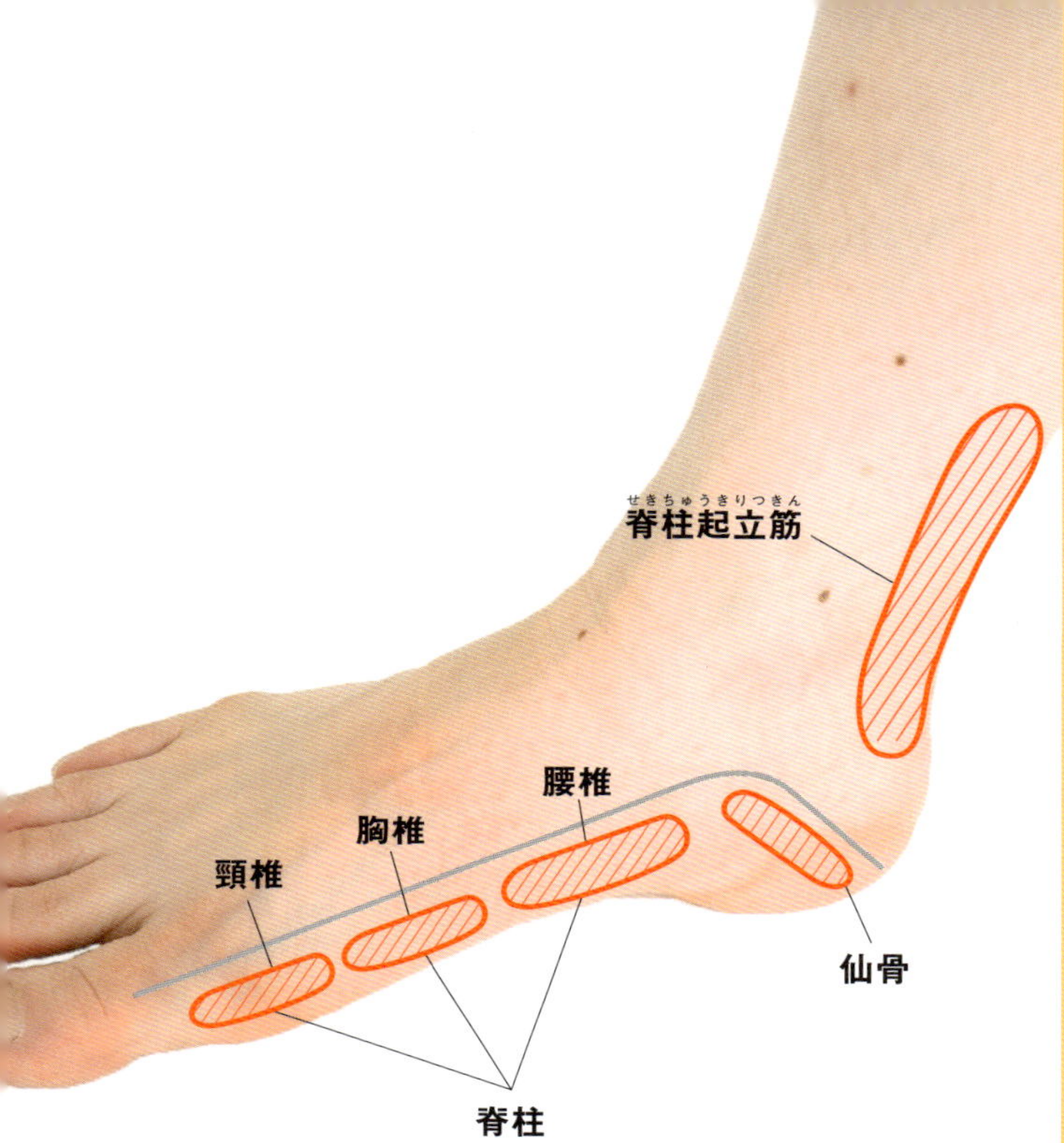

※併せて足の甲の広背筋の反射区をもむのもいい。

足からの刺激でてきめんに効果があるのが腰痛です。海外の研究で改善報告もあります。

内側のアーチ（土踏まず）には、背骨のS字湾曲や腰のゆがみなどがシワで現れます。また、アキレス腱の両サイドにある腰部の脊柱《せきちゅう》起《き》立筋《りつきん》（背骨に沿って走る筋肉）の反射区は、腰の筋肉の硬さと比例することが多く、かかとの両サイドの皮膚の状態はお尻の張りを反映します。

関節や筋肉、皮膚をゆるめるイメージでもみましょう。

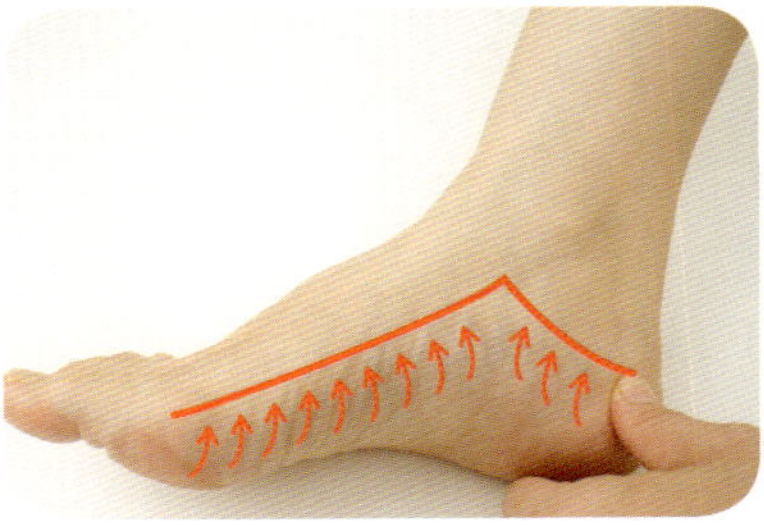

アーチのラインに沿ってずらしながら刺激

内側のアーチにあるへの字を描く骨を確認。その下についている筋肉を足裏から骨にあてるように押し上げる。骨の上や骨自体は押さないこと。

NGサイン **このエリアに深いシワやちりめんジワ、しこり感などがあると、背中や腰の張り感のサイン。**

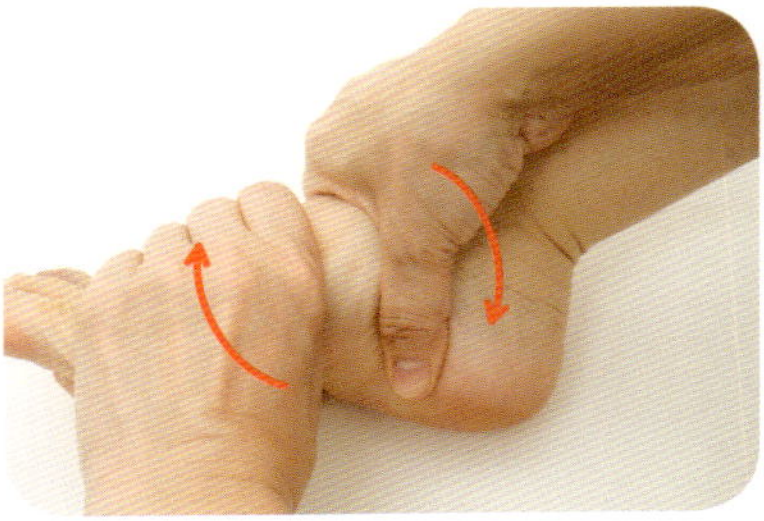

足をねじるようにまんべんなく刺激

両手で足の内側をつかみ、つかんだまま手を交互に前後へ動かす。アーチ部分を構成している骨を背骨に見立て、ゆるめるイメージで行う。中央部だけでなく、足先からかかとまで横にずらし、全体を行う。

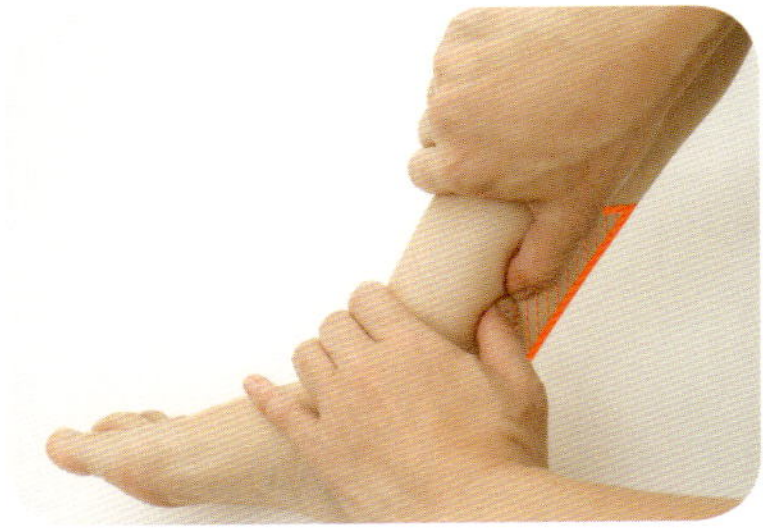

脊柱起立筋の反射区を押し込むように刺激

あぐらの姿勢で足を横に倒し足首を直角に置く。アキレス腱と骨の間の溝を、両手の親指の腹をそろえて5秒間押し込む。少しずつ横にずらす。10cmくらいの幅をまんべんなくほぐす。

NGサイン **アキレス腱の横の溝に凹み感がなくなっているのは凝っている証拠**

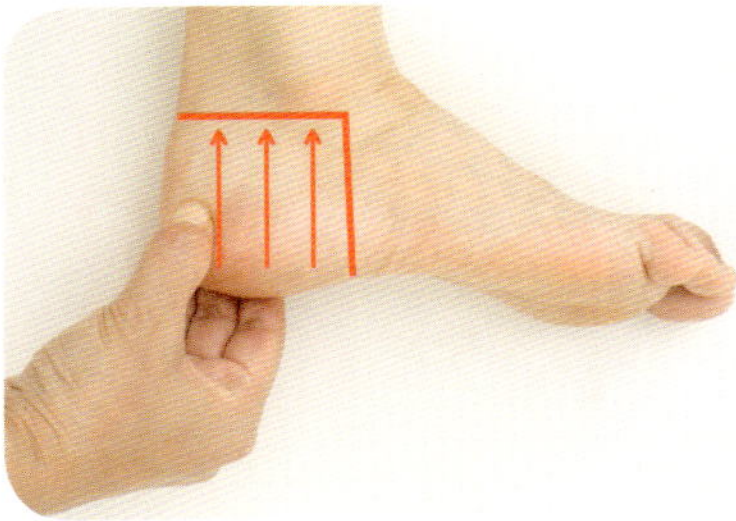

かかとの内外の側面をしっかり刺激

女の子座りのように足を横に倒し、外くるぶしを上にして、足首を直角に置く。手の親指で、皮下と骨を軽く指圧するように、皮膚にゆるみが出るまでエリア全体を刺激する。次に内くるぶしを上にして、同様に行う。

NGサイン **かかとの皮膚にゆるみがない**

外側——太もも（下肢）の筋肉の張り
内側——骨盤の中央の骨「仙骨」周辺の張り

頭や首の血流を高めるのがポイント

緊張性頭痛・不眠

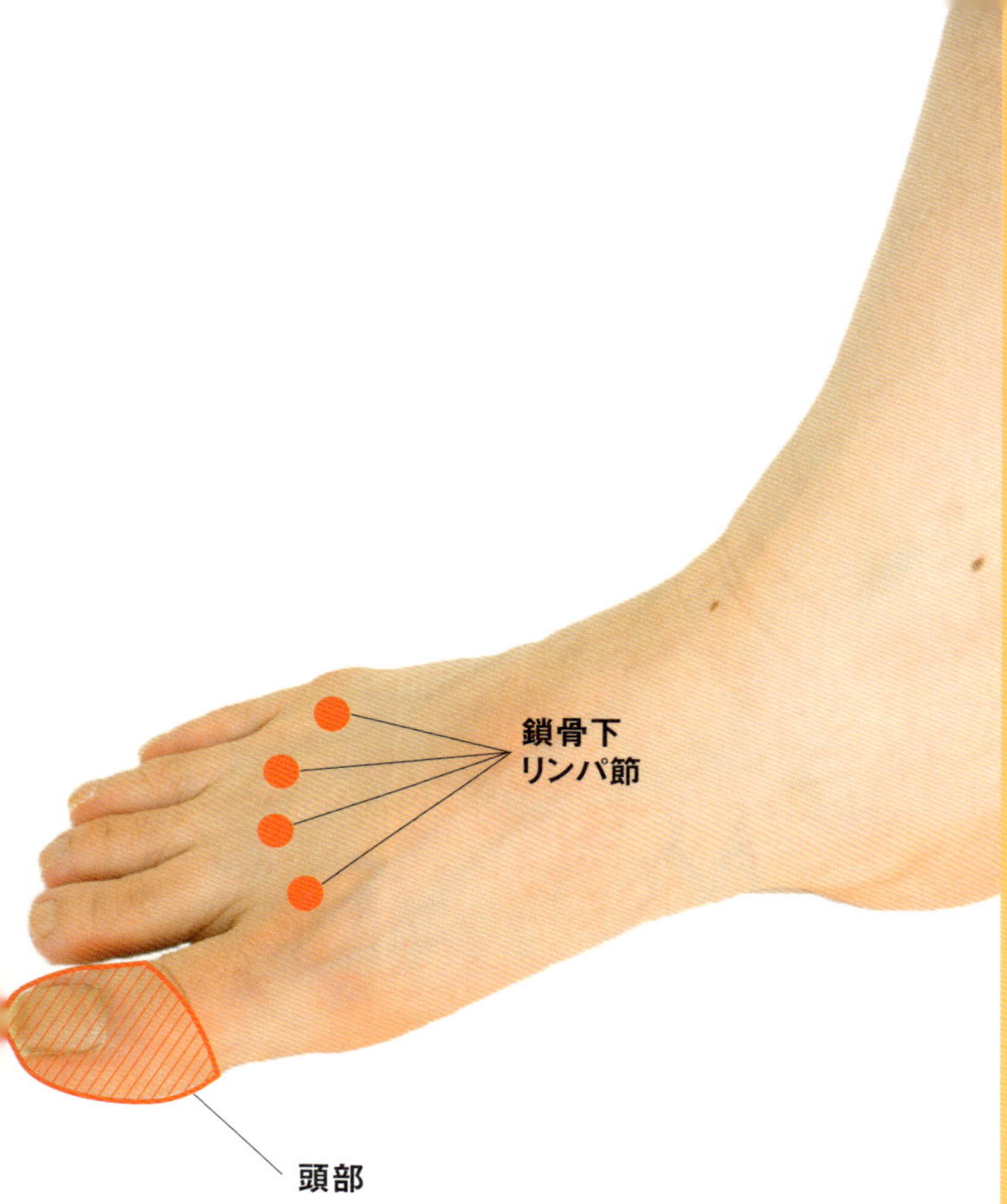

緊張性頭痛は、ストレスや筋肉の緊張から、頭や首の血管が圧迫されているのが原因とされています。

頭部全体の血流促進とリラックスを兼ねて、頭部の反射区に当たる親指を足裏側、側面、甲側と全体的に刺激するのがポイントです。

併せて各足指の間に当たる鎖骨下リンパ節の反射区を刺激し、血液やリンパの循環を促すといいでしょう。

また、不眠には、緊張性頭痛と65ページの片頭痛のプロセスすべてを行ってください。

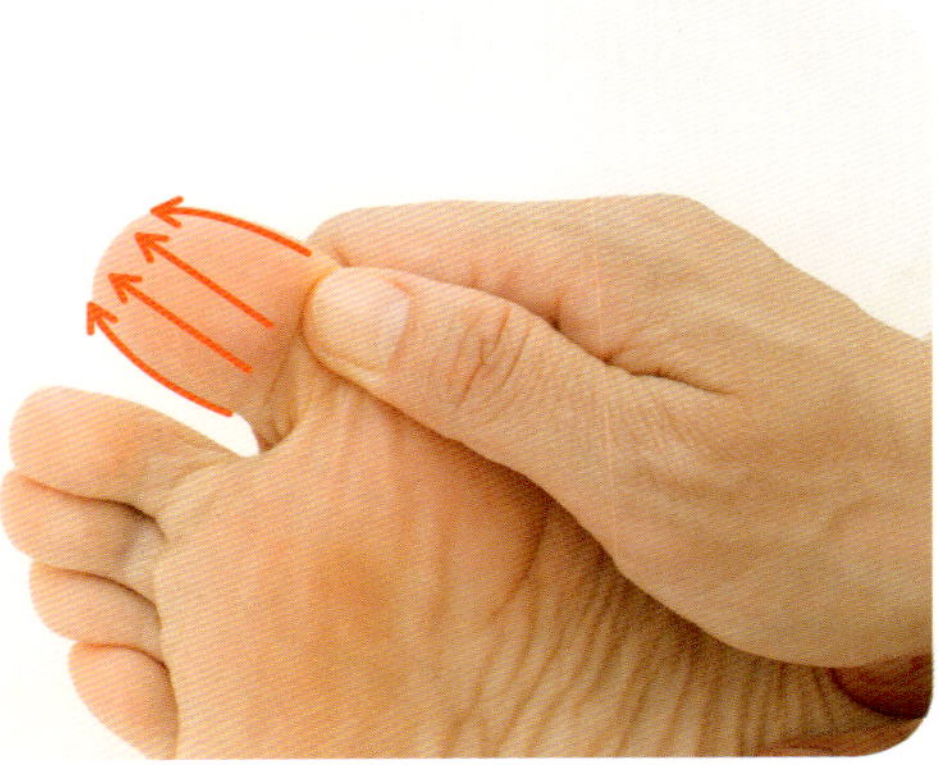

NG サイン

親指の腹が硬かったり、角質がついていると頭部の血流低下のサイン。緊張性頭痛の人の親指は大きく、赤紫のことも多い。

親指全体をじっくりもみほぐす

親指を付け根から、先端に向けて丁寧にもみほぐす。指の側面も表側も忘れずに、全体をゆっくり丁寧にほぐす。

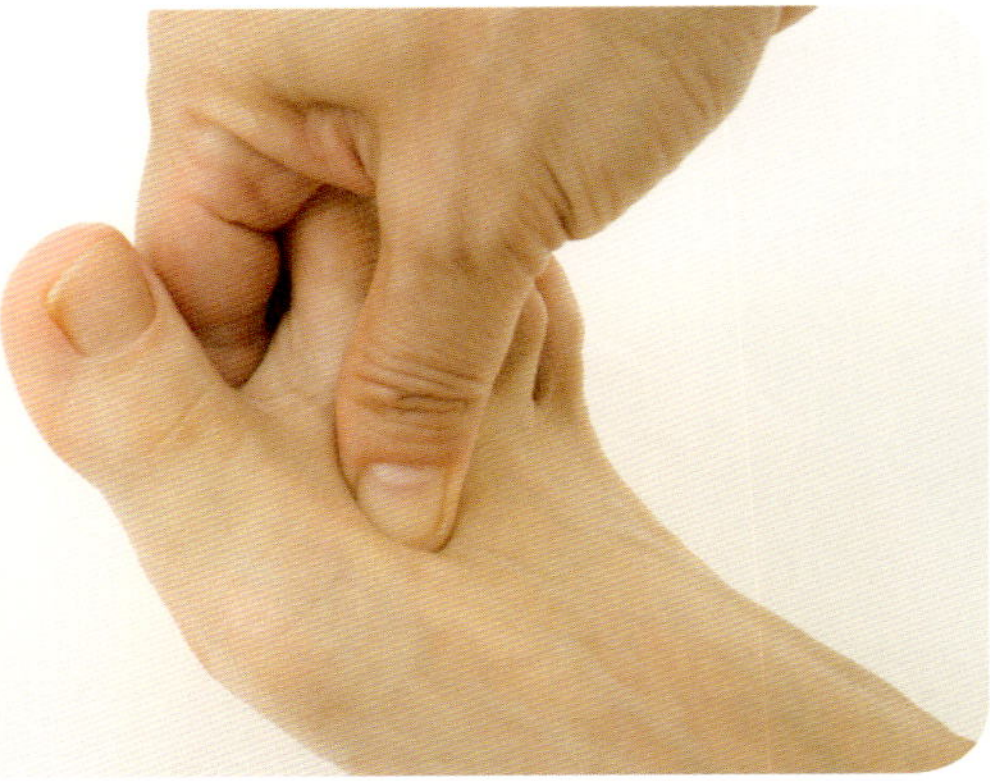

NG サイン

親指とひとさし指の間が凹みづらいと、リンパの流れが悪い可能性がある。

鎖骨下のリンパ節を刺激する

足指の股を、甲側と足裏の両方からつかみ、ぐーっと凹みを深めていくように刺激する。4カ所すべてを押しほぐす。

MEMO

頭痛に悩む多くの人が片頭痛と緊張性頭痛の混合型と言われている。心当たりのある人は両方のケアを。また、不眠の人も血流促進とホルモンバランスを整えることが大切なので、両方のケアを行うといい。

ホルモンの司令塔を刺激

片頭痛・不眠

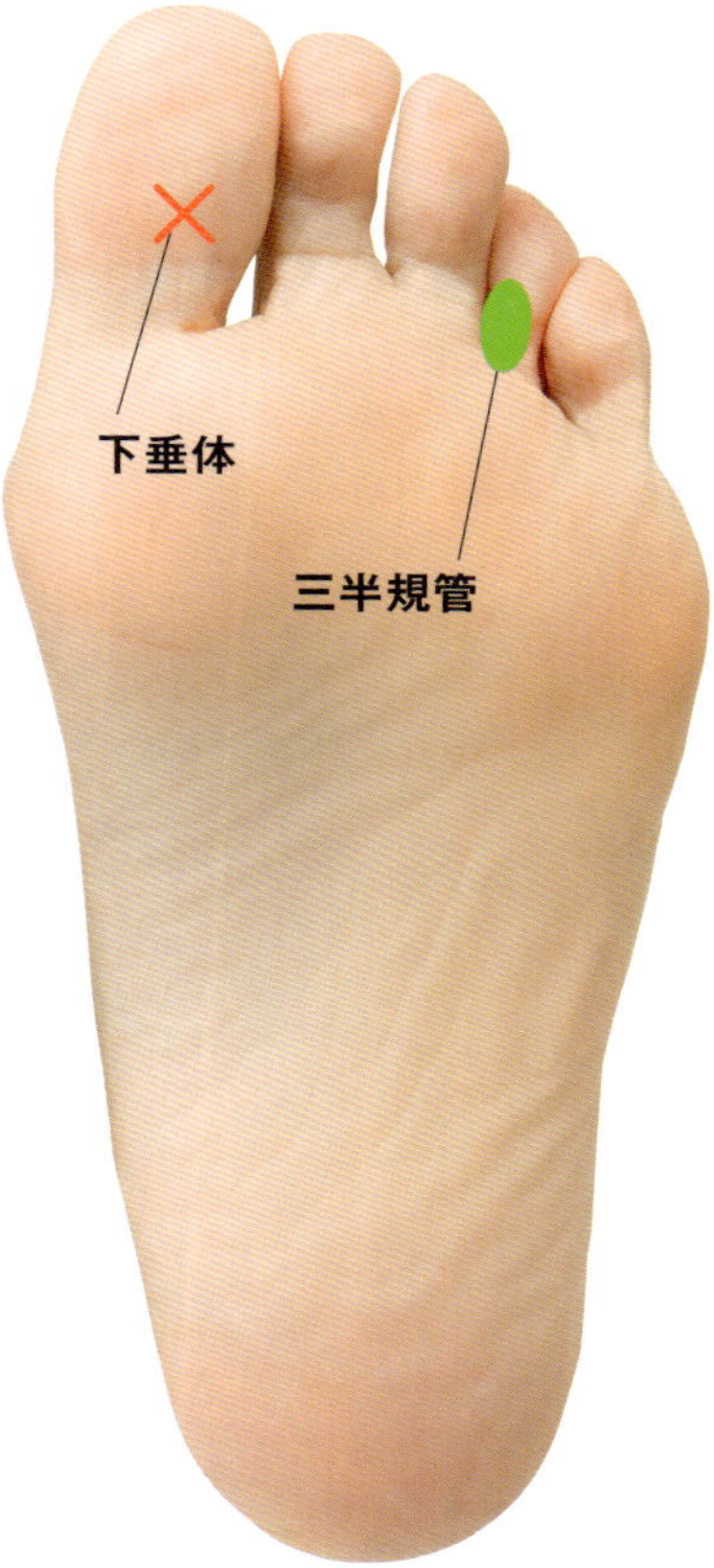

こめかみから目のあたりがズキンズキンと痛む片頭痛。鎮痛剤が欠かせない人も多いでしょう。

片頭痛はホルモンバランスの乱れが関連していることも多いので、ホルモンの司令塔に当たる脳の下垂体と、外部環境の変化を感じる三半規管の反射区の刺激が必須です。この部分を日頃からほぐしておくのが片頭痛予防のコツです。

また、不眠には、片頭痛と63ページの緊張性頭痛のプロセスすべてを行ってください。

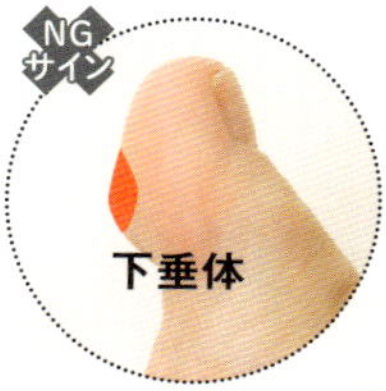

親指の指紋(下垂体の反射区)が横から見て、ぷくっと出ていたらホルモンバランスの乱れの可能性。

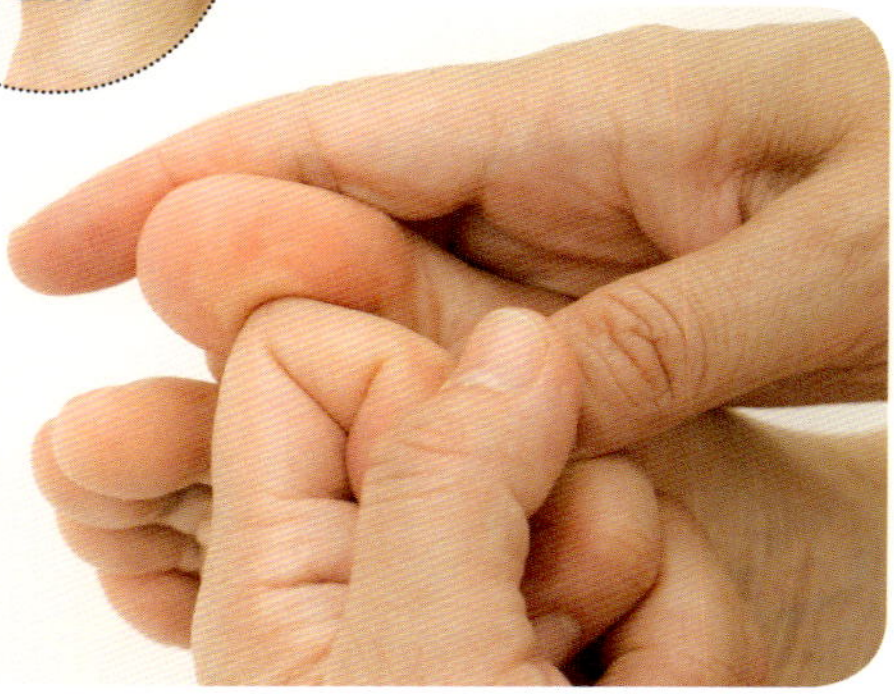

親指の中央
下垂体を刺激する

親指の指紋を見つける(ひとさし指側にあることが多い)。その中央を、手の指の関節で約10秒間強く刺激する。その際、親指が反らないように、甲側に手を添えておく。

NG サイン **片頭痛の人はここを押しても痛みがない。また、親指は、指腹がピンクでふっくら柔らかだが先端に細かなシワがある。**

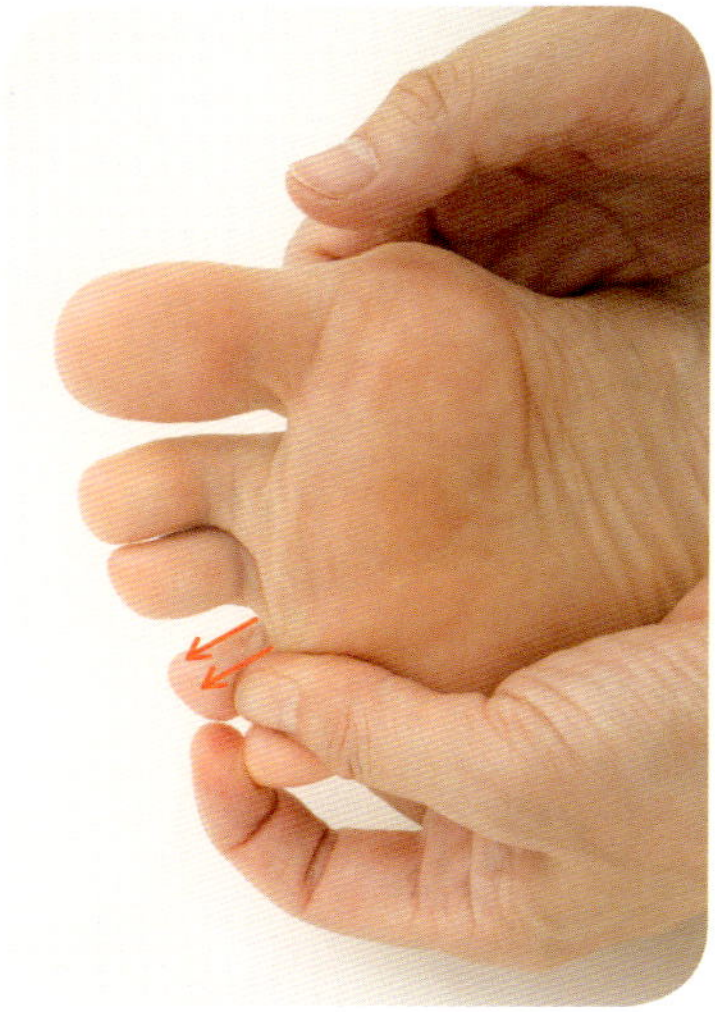

三半規管の反射区
薬指をもみほぐす

薬指をまんべんなく、付け根から先端に向けてもみほぐす。もし、角質があれば、角質ケアを行い、取っておくのがいい。三半規管の反射区は体内時計の反射区でもある。

NG サイン **中指より、薬指の方が大きく太く見えると、体内時計の乱れ。また、三半規管の乱れにより、めまいにつながる可能性も。**

MEMO

頭痛に悩む多くの人が片頭痛と緊張性頭痛の混合型と言われている。心当たりのある人は両方のケアを。また、不眠の人も血流促進とホルモンバランスを整えることが大切なので、両方のケアを行うといい。

腸をなぞって左右の足で異なる刺激

便秘

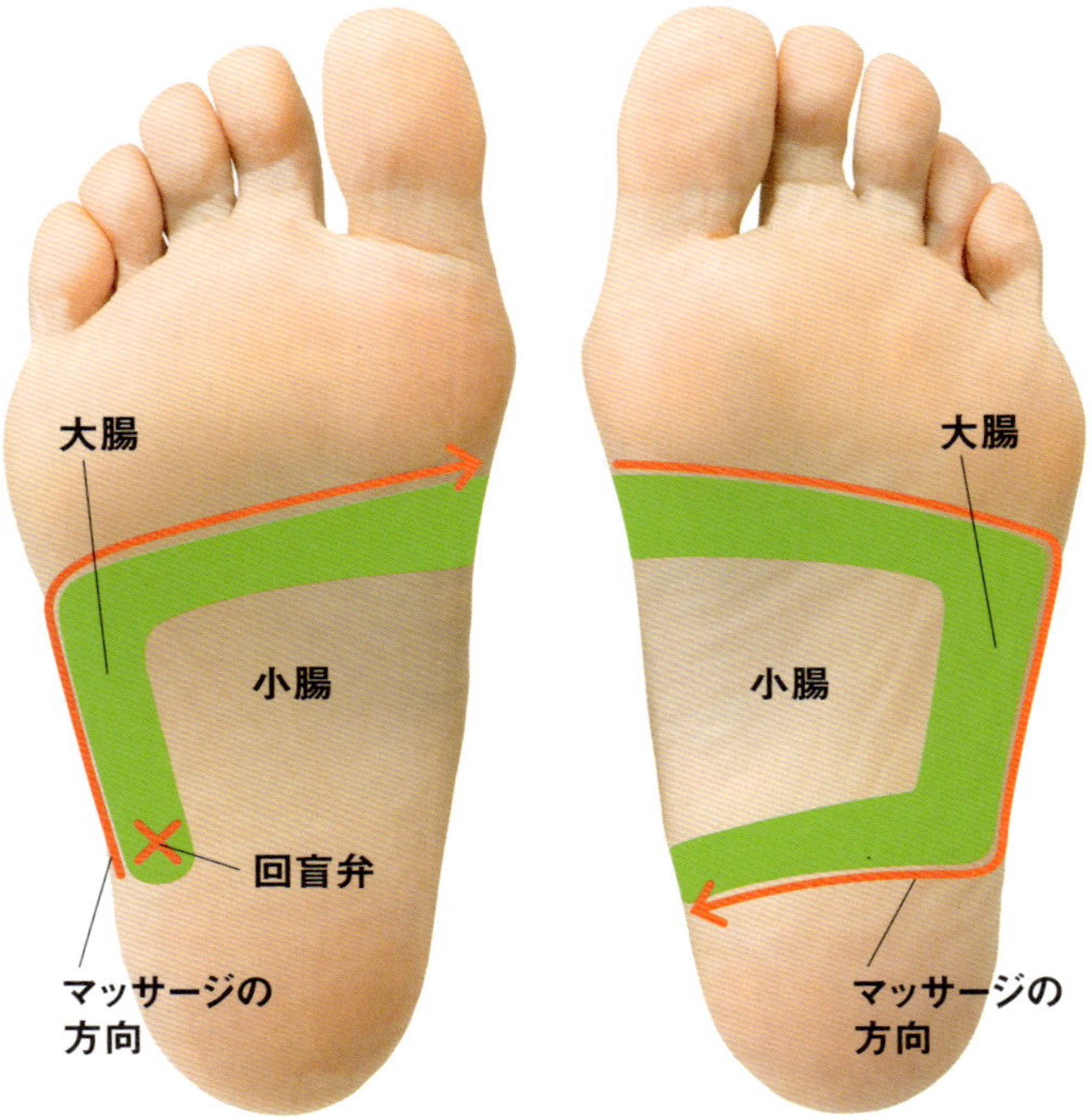

※小腸エリアも柔らかくほぐすとより効果的

大腸の反射区は、右足から始まり、左足へとまたがりますが左右で向きや形が異なります。この方向を間違えずに刺激することがとても重要で、かつエリアの外側を刺激することが効かせるコツです。

最初に、小腸と大腸の接合部に当たる回盲弁の反射区をもみほぐし、次に大腸の走行に沿って、親指でこまかく押し進めるように刺激しましょう。また、ストレス性の便秘には、背中の反射区を刺激し、緊張をほぐすといいでしょう。

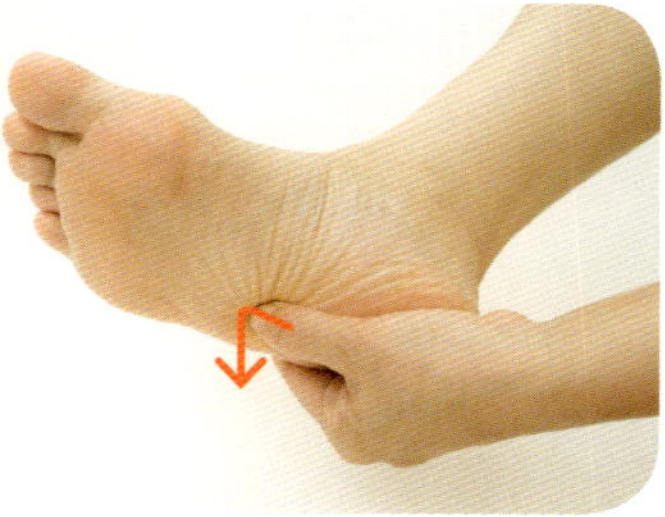

右のかかと上を押す

右足の回盲弁の反射区（×部分）を手の親指でぐっと押す。押したまま、その手を外側に倒す。5秒キープしてからそっと離す。これを数回繰り返す。

NG サイン **回盲弁の反射区にしこりがあり、硬いと回盲弁の開閉が乱れている可能性。**

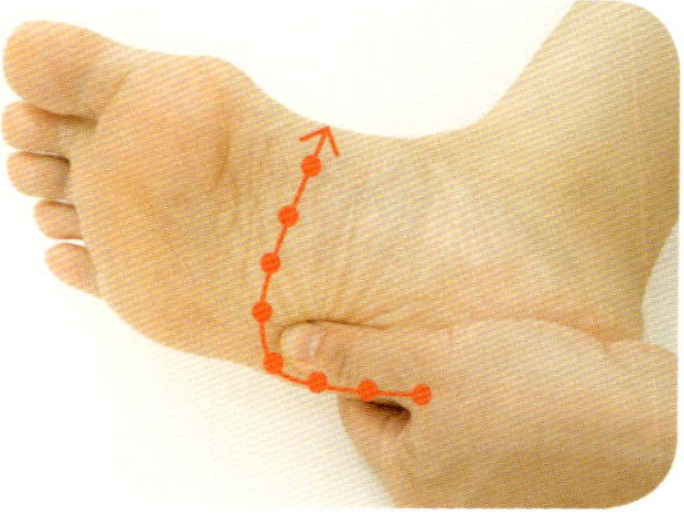

右足から腸の反射区をスタート

大腸の反射区を、右足から左足にかけて刺激する。手の親指でエリアを押し進めるように行うが、逆行しないこと。できる限り、大腸の反射区の外側を刺激する。

NG サイン **大腸エリアが膨らんでいたり、赤みが強いとガスがたまっている可能性大。**

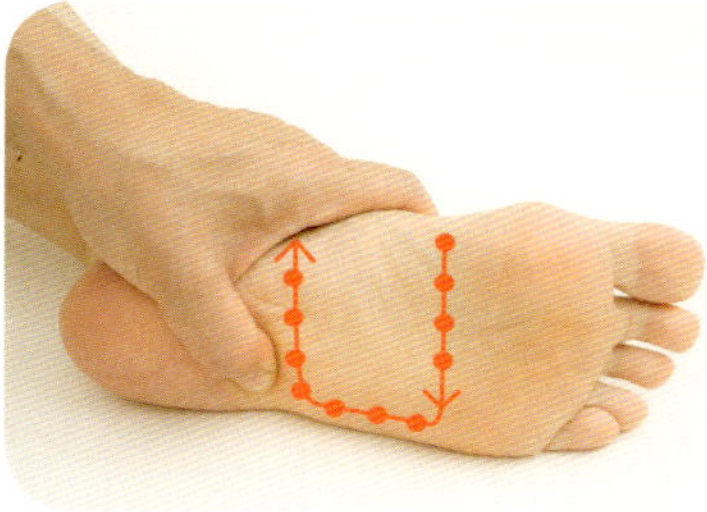

左足へと向かう尺取り虫のように

右足が終わったら左足へ。手の親指で細かく押し進める。左足でも逆行はしないこと。

NG サイン **大腸エリアにしこり感があると停滞している便が多いサイン。**

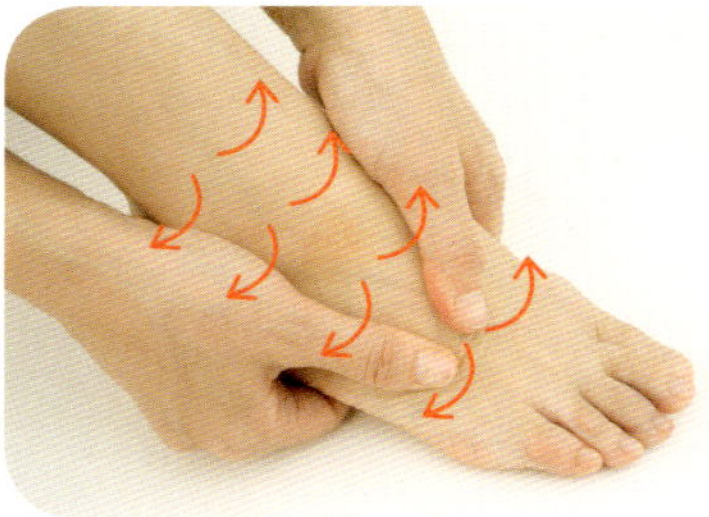

背中の反射区足の甲を刺激

両手の親指を足の甲に置き八の字を描くように左右に引き伸ばす。足首から指の根元まで甲全体をほぐす。

NG サイン **足指じゃんけんでグーがうまくできないと背中の張りが強いサイン。**

胃もたれや胃痛などを和らげる

胃の不調

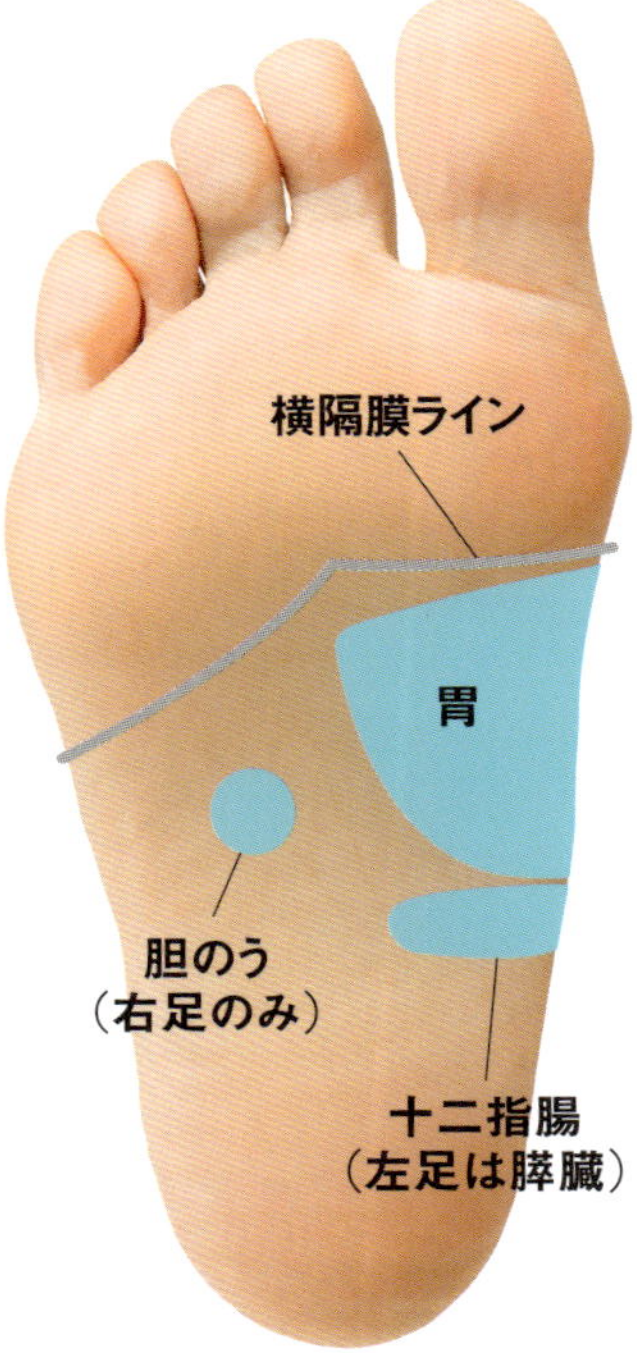

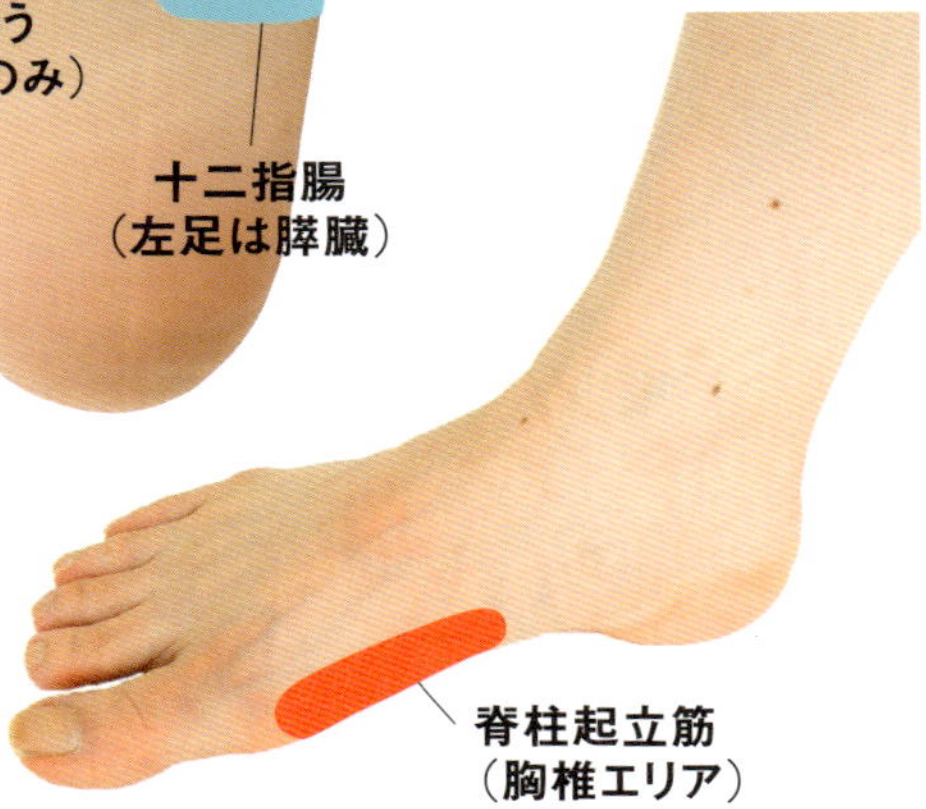

胃もたれや胃痛など、胃の不調に関しては、左右の土踏まずにある胃の反射区だけでなく、消化に関する十二指腸、膵臓、胆のうへの刺激も併せて行います。

また、胃の動きを司る内臓神経の緊張をゆるめるために、内側のアーチにある胸椎（背骨の胸あたり）エリアと横隔膜ラインへの刺激は、重要なポイントになります。左足は胃の入り口にあたる。胸焼け、食欲不振に。右足は胃の出口。胃もたれや胃痛の人は重点的に行いましょう。

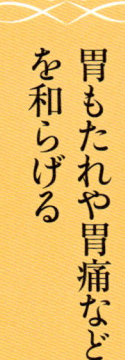

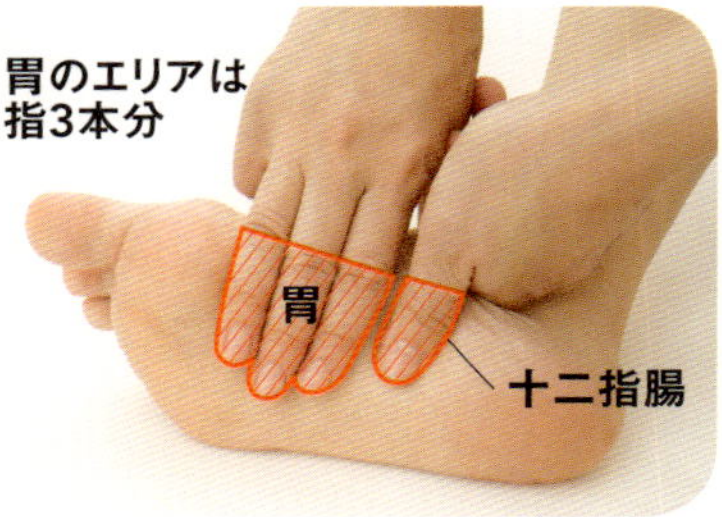

胃のエリアを確認

胃のエリアを内側から中央に向けて横にもむ。横隔膜ラインから指３本分が胃のエリア。さらにその下、指1本分が左足は膵臓、右足は十二指腸。一緒にもみほぐすと効果的。

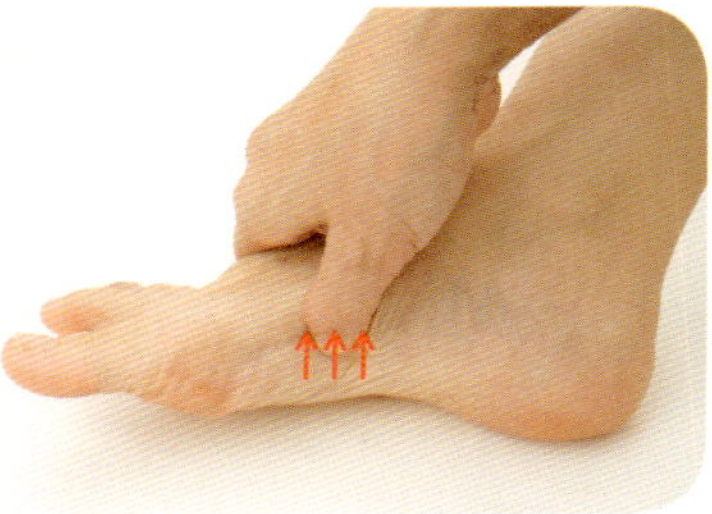

土踏まずの中央をもむ

土踏まずの上にある筋肉、特に胸椎（胸あたりの背骨）エリアに相当する部位を足裏側から押し上げ、もみほぐす。

NGサイン **この部分が硬すぎても柔らかすぎても内臓神経のコントロールの乱れがあるかも。**

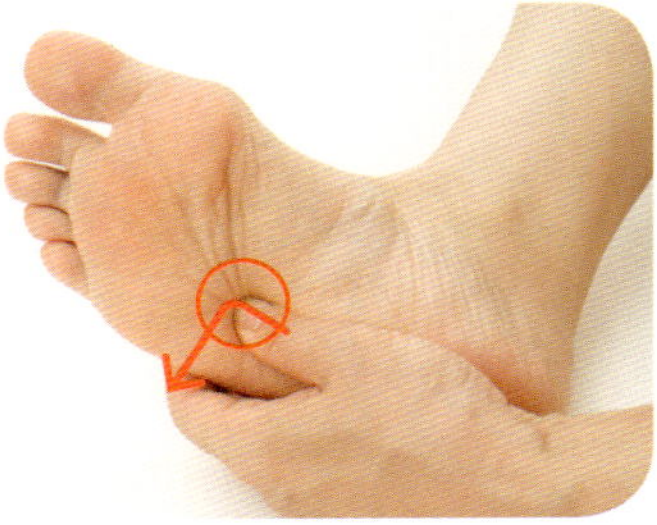

右足の胆のうエリアを刺激

胆のうエリアを手の親指でぐっと押しこみ、そのまま指先を離さず手首ごと小指側に倒す。エリアに親指でフックをかけるような刺激を約10秒間与える。

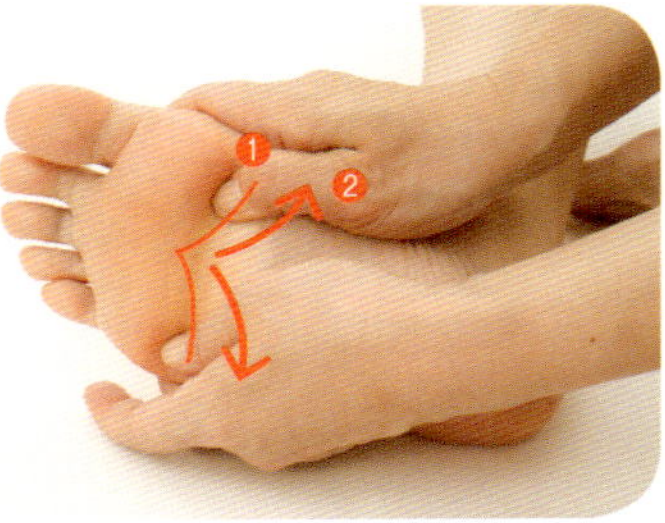

理想の横隔膜ラインに

現段階の色の変わる部分を横隔膜ラインとし、指で❶現在のラインを描く。次に❷理想の高さにラインを描き、刺激を与える。手の指の関節を使い中央から外側に向けハの字を描くように刺激する。

NGサイン **横隔膜ラインが上がっていると呼吸が浅い可能性。**

肛門と脾臓のエリアを押して

痔

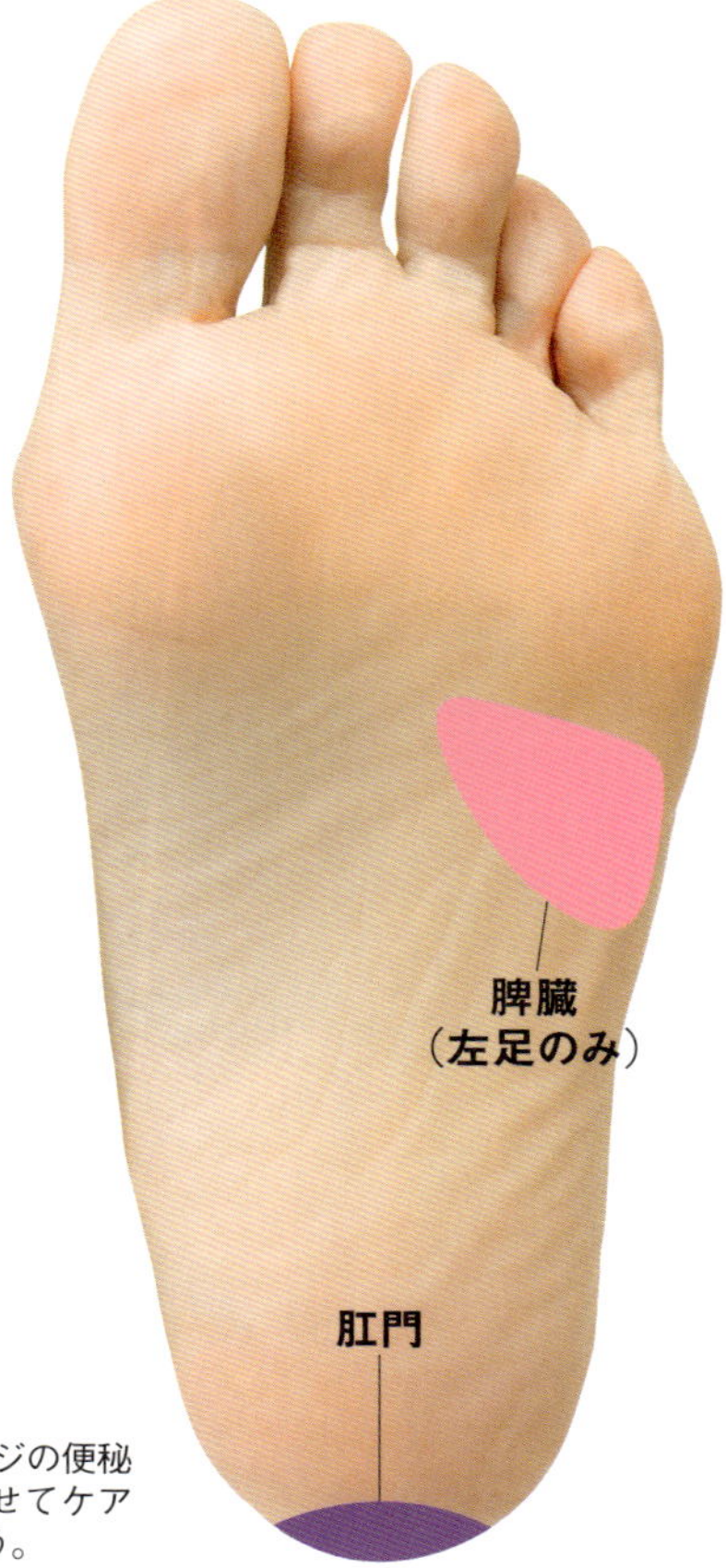

※66ページの便秘の項と併せてケアしましょう。

痔は、肛門や直腸にできるため、かかとの一番下側にある肛門の反射区を、親指でかかとから指先の方へ押しこむようにもみほぐします。

それだけでなく、その周囲に角質などを作らないように、柔らかく保つことも大切です。かかとがガサガサにならないよう、保湿クリームなどでしっかりケアしておきましょう。

また、痔の症状で痛みが強い、血が出るなど炎症や充血が伴う人は、血液の質に関連する脾臓の反射区を刺激することを薦めます。

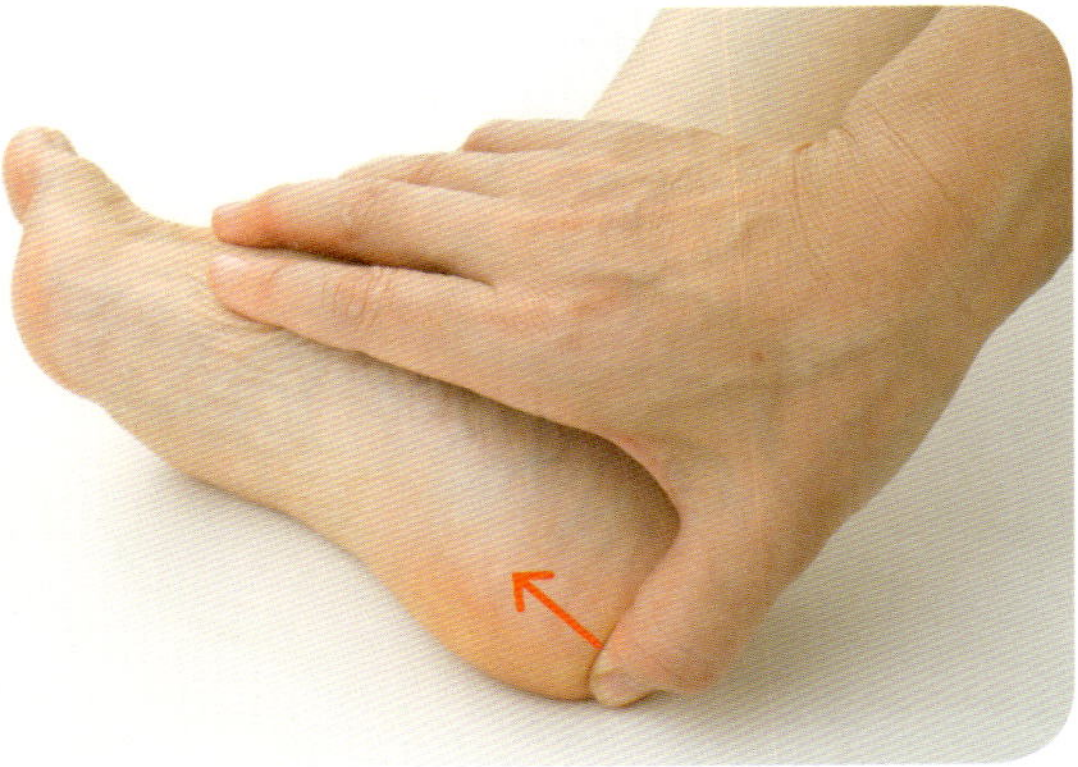

NGサイン

肛門のエリアに湿疹や皮むけ、ひび割れがあるのはそのエリアの状態が良くないことを表していると考える

肛門のエリアを内に向けて押す

肛門のエリアをかかとの下側から内に向けて、ボタンを押すように数回刺激する。そのエリア周辺も柔らかくなるように念入りにもみほぐす。

↓

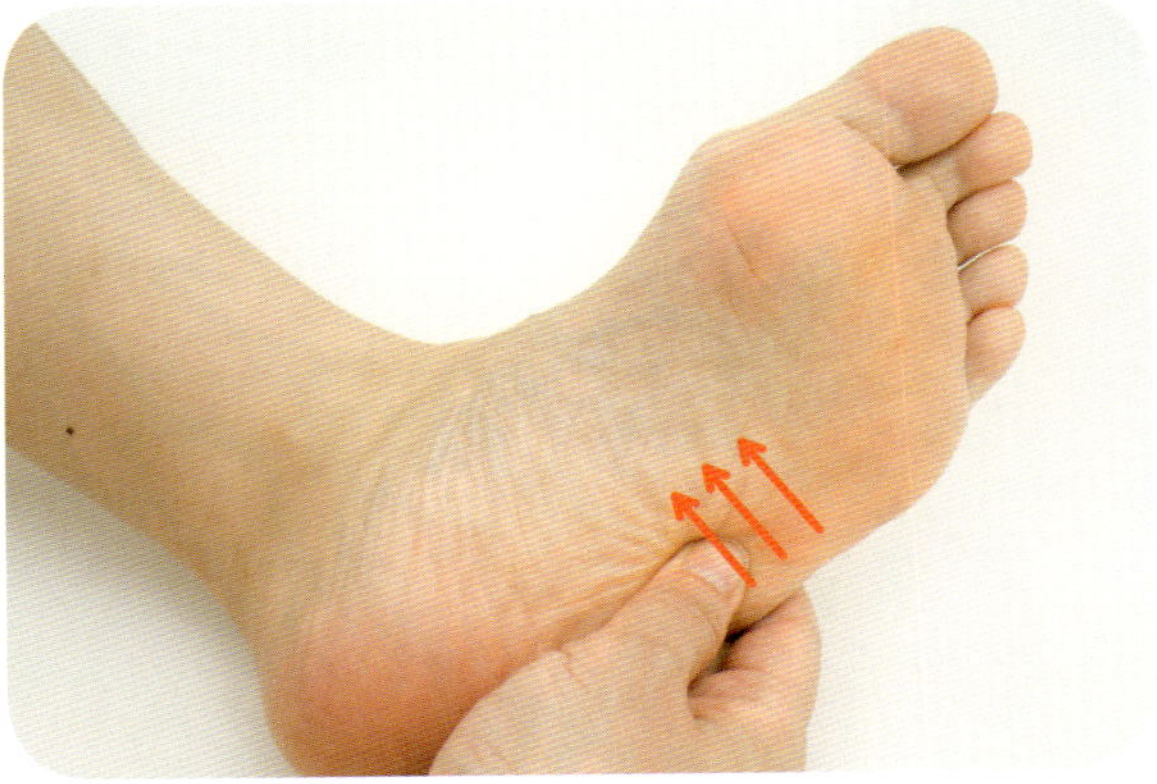

NGサイン

脾臓のエリアが膨らんでいる、もしくは赤いのは、脾臓機能がアンバランスな可能性がある。

血液の質に関連する脾臓のエリアをもむ

炎症や出血のある人、貧血の人は、「脾臓」のエリアを小指側から中央に向けて横にもみほぐしていく。

MEMO

肛門の反射区は、靴ずれと同じ場所だと思われがちだが、かかとをトントンと地面につけたときにあたる場所で、靴ずれ部より少し下にある。

腎臓〜膀胱のエリアを刺激

頻尿

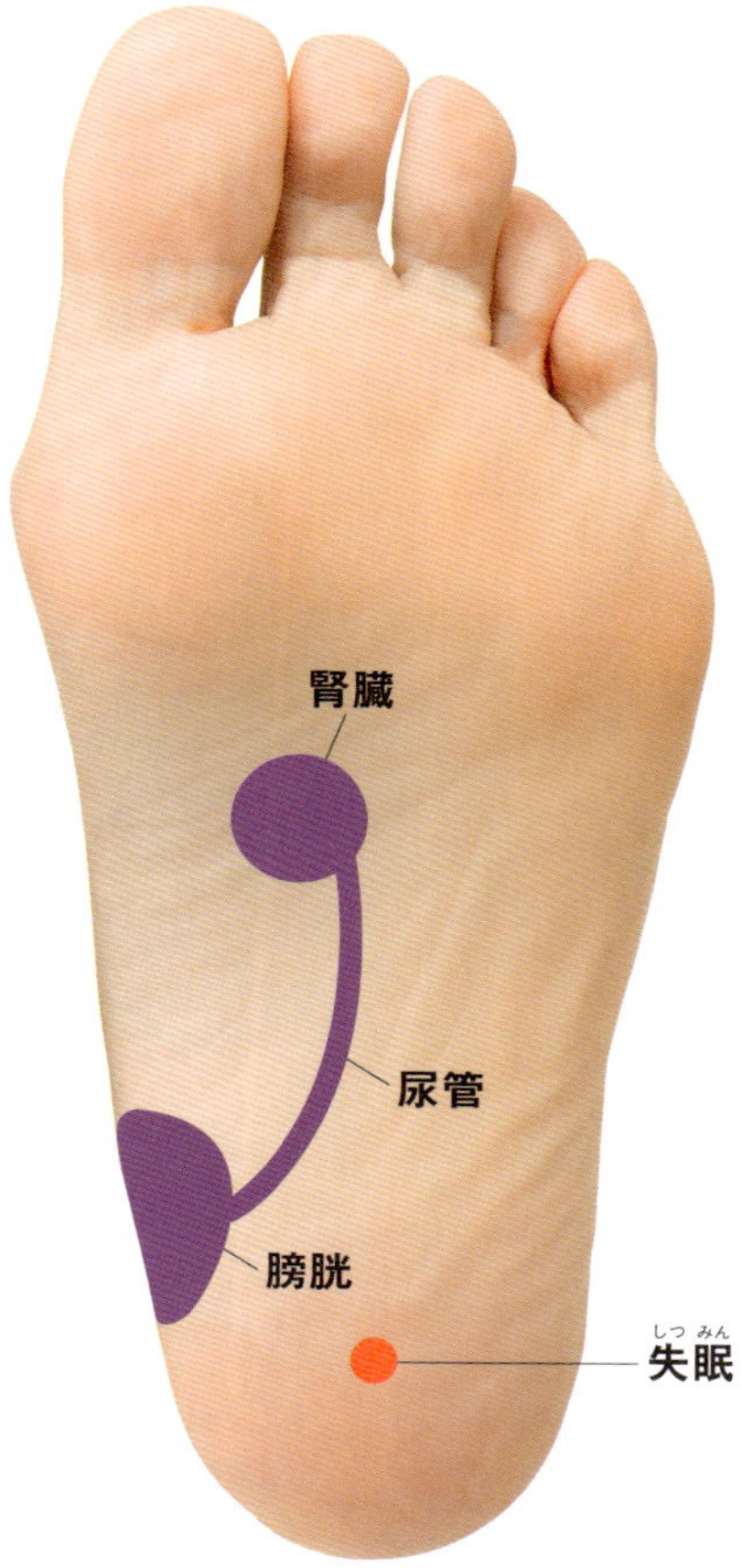

頻尿には尿の排泄系統全体を整えていくイメージで、腎臓、尿管、膀胱の反射区をセットで刺激します。また膀胱の反射区が大きくなっている場合、膀胱の力が落ちている可能性が考えられます。しっかりと刺激しましょう。

かかと中央の「失眠」のツボは骨盤内の臓器のバランスを取り戻す意味で刺激するといいのですが、お灸を使うと、より効果的です。特に夜間頻尿で悩んでいる人にはお灸でのケアがお薦めです。

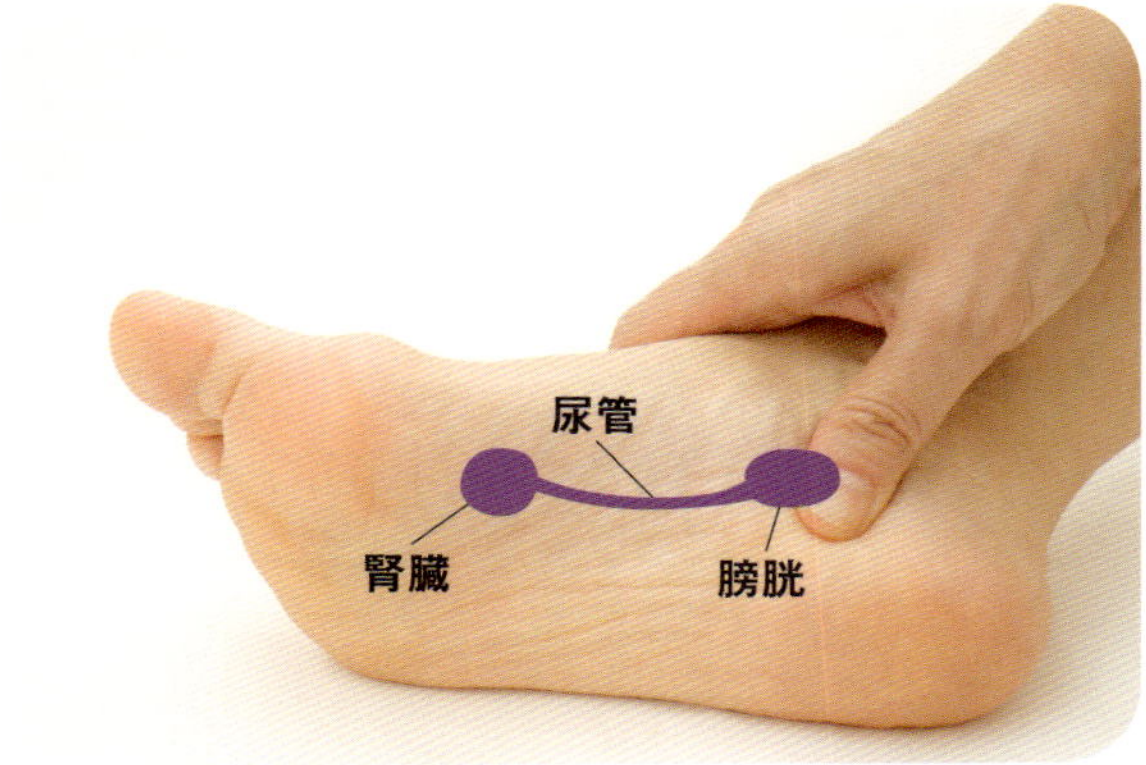

NG サイン

腎臓の反射区が凹んでいる、尿管ラインが白く粉を吹いているのはそれらの不調のサイン。

膀胱→腎臓→尿管→膀胱の順に刺激

先に膀胱の反射区をよくもみほぐしてから、腎臓の反射区をもみ、次に尿管のラインを膀胱に向けて押し流す。そのあと、再度、膀胱の反射区を丁寧にもみほぐす。

↓

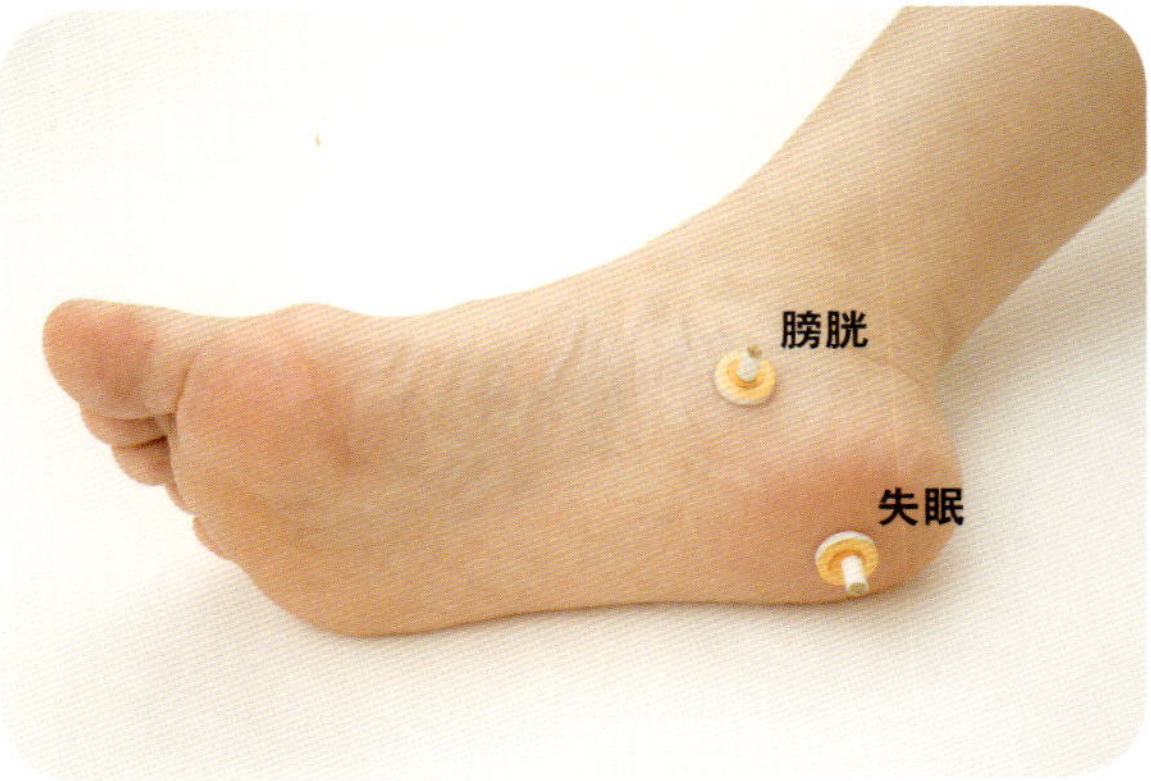

NG サイン

膀胱の反射区を押したとき、凹んで戻りが悪いのは、膀胱の機能が低下しているかも。

かかとの中央にお灸で刺激も

かかとの中央にある「失眠」のツボにお灸をする。熱い感覚を得られたら取り、その後、手の指で「失眠」のツボをよくもみほぐす。同時にお灸を膀胱の反射区にも行うと効果的。

MEMO | お灸はソフトなものを。物足りなければ、何回か繰り返す。終わったあとは必ずその部分をもむのがポイント。

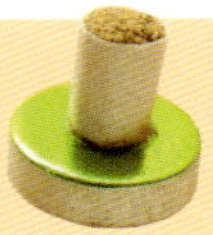

副腎と胸腺を刺激

免疫・アレルギー

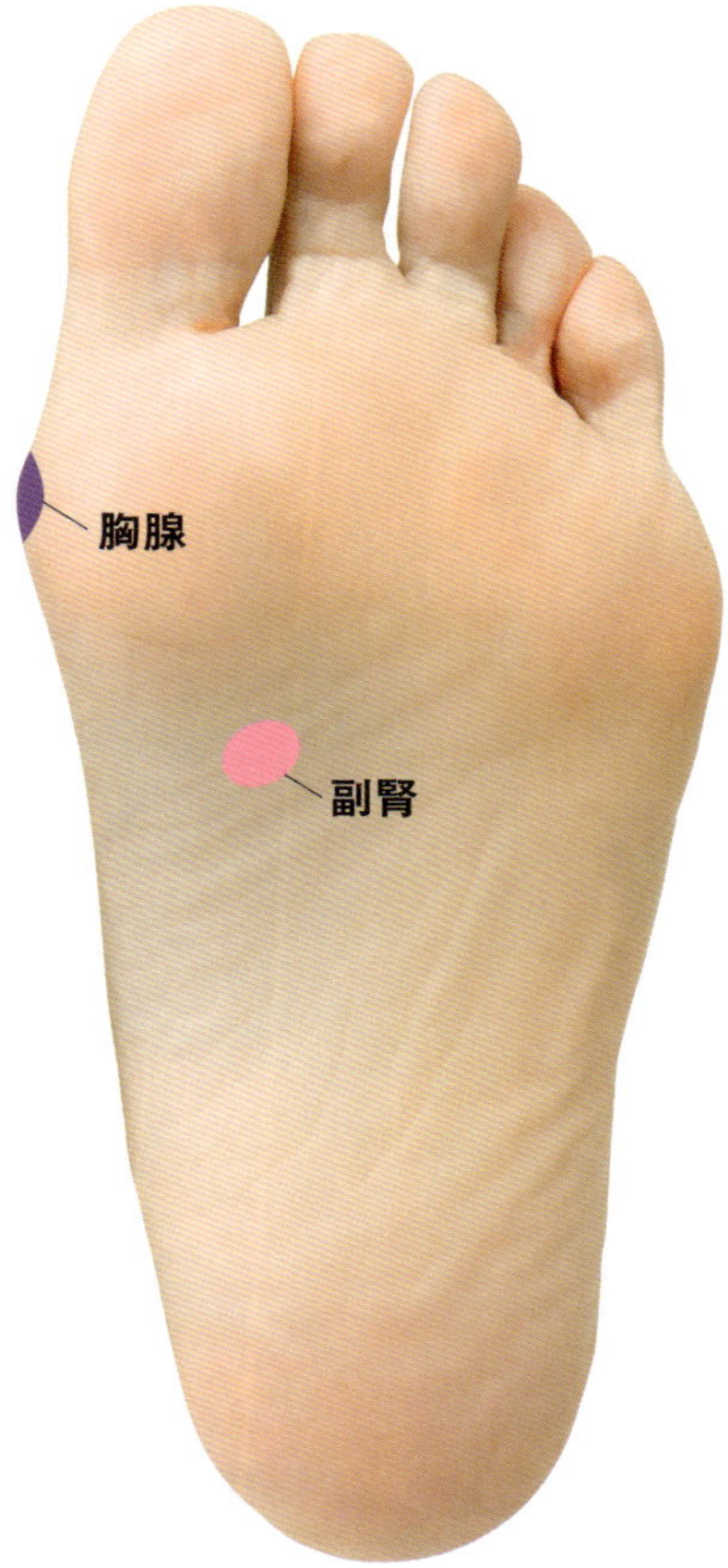

免疫力アップのためには、足全体を深部から柔らかくしておくことが第一ですが、免疫と密接な副腎と胸腺の反射区をきちんととらえ、刺激していくことが大切です。また、花粉症などでは、症状が出ている目や鼻の反射区を併せて刺激するのもポイントです。

足裏にできた皮むけや水虫は免疫力低下のサインです。その反射区に対応する臓器が免疫力を下げる原因と考えてください。また、皮むけや水虫があっても、その部分をよくもんで血流をよくしておくことが大切です。

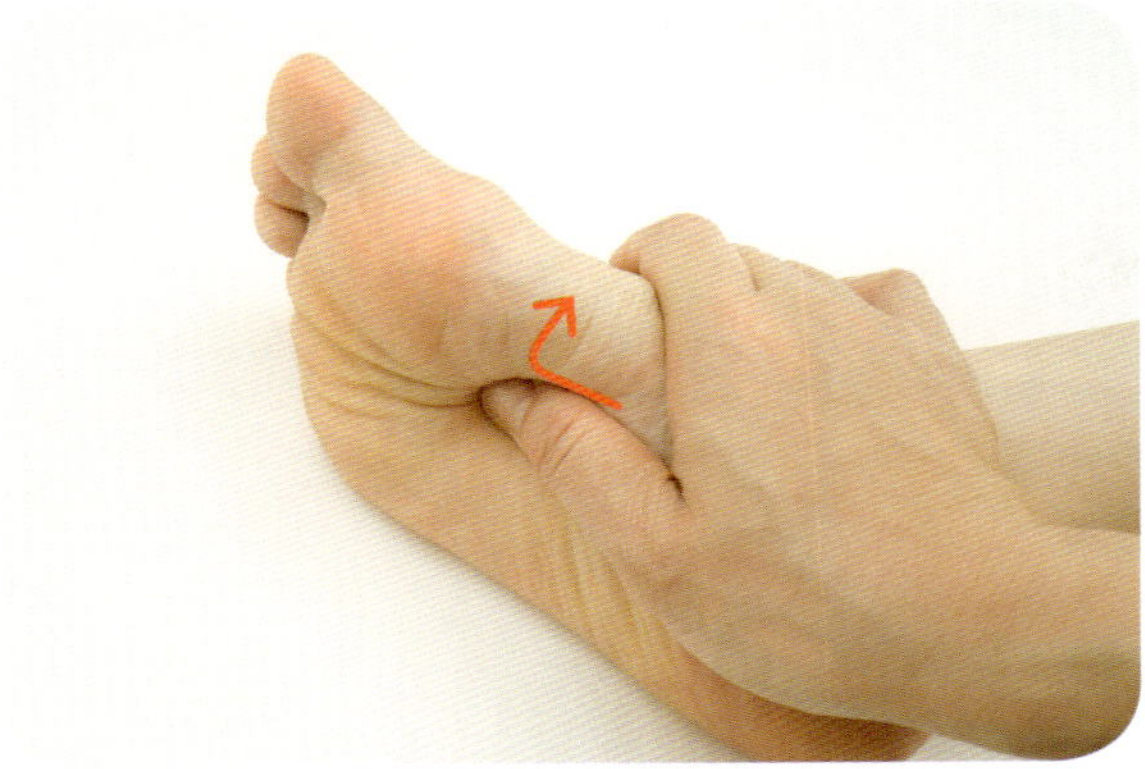

NGサイン

副腎のエリア周辺に、バツ印のシワが多いのは副腎の機能低下のサイン。

副腎のエリアを親指で押し込む

副腎のエリアを正確にとらえ、手の親指でぐっと押し込み、そのまま指先を離さず、外側に開くように手首ごと倒す。エリアにフックが掛かり引っ張られているような感覚。10秒間押し続け、その後ゆっくり離す。

↓

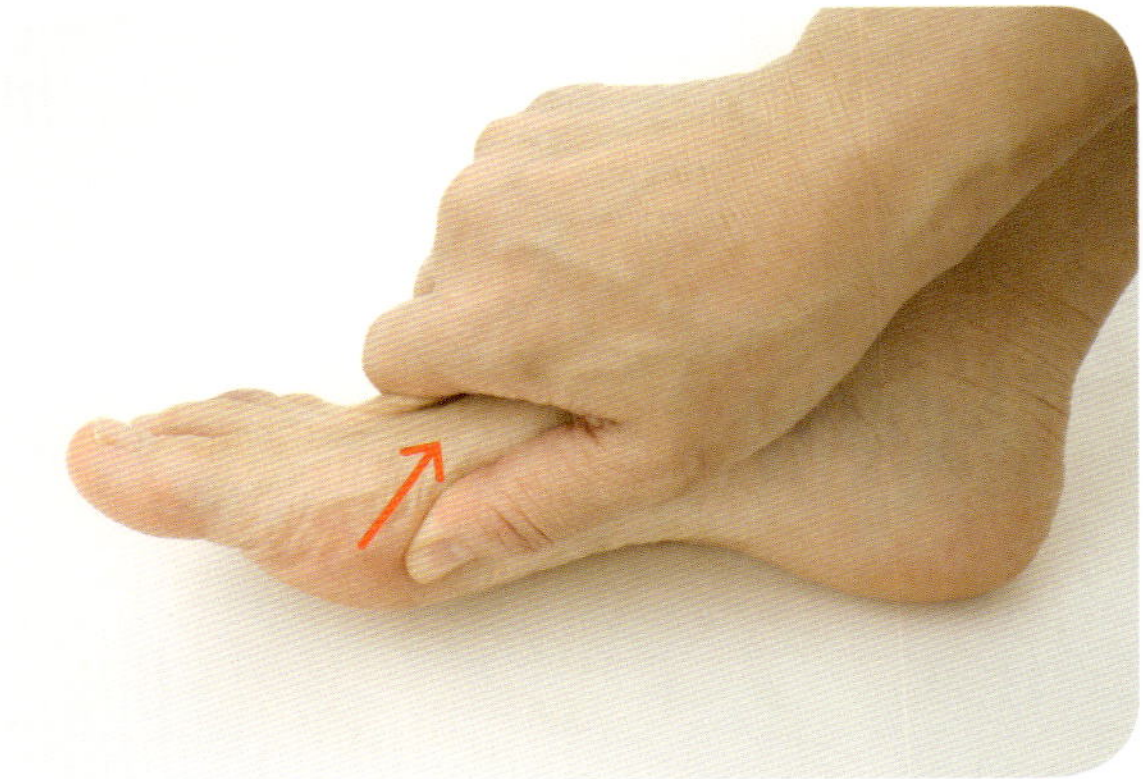

NGサイン

胸腺のエリアに角質がついていたり、赤く腫れていると、免疫系の乱れの可能性。

足の内側突起部を押す

手の指の関節で胸腺エリアを横から刺激する。突起部なので、ゆっくり丁寧にエリアを10秒ほど押し続ける。また、エリア全体を親指の腹でもみほぐすのもいい。

MEMO

外反母趾《ぼし》だと、靴に当たって胸腺の反射区が赤くなることが多いが、これも免疫力に影響すると考えて、毎日入浴時などにマッサージするのがお薦め。

ツボ「湧泉《ゆうせん》」を押す

疲労・プチうつ

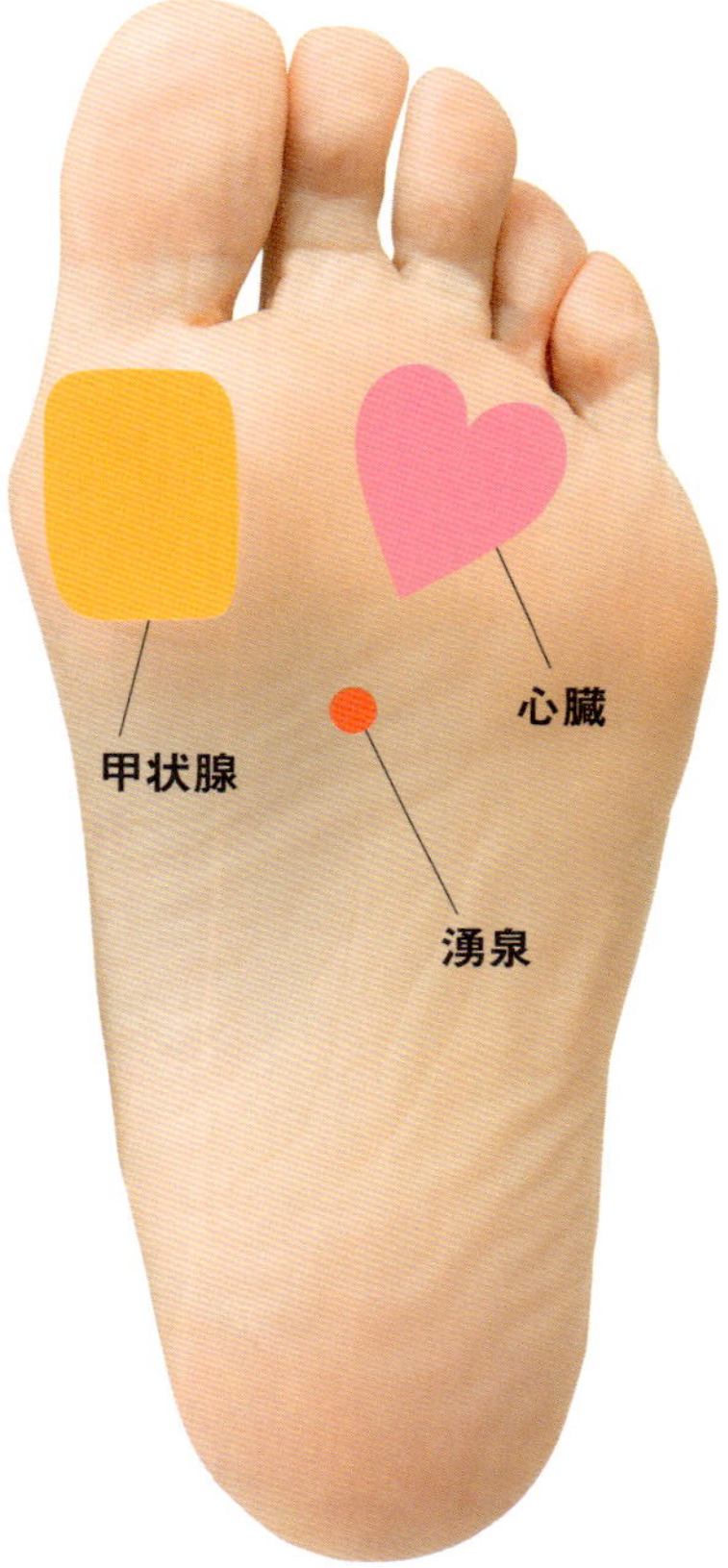

東洋医学でいう体のエネルギー「気」や「血」の巡りのアンバランスによって起こる疲労やプチうつの改善には、健康状態のバロメーターともいえる「湧泉」のツボと、心臓の反射区の状態をしっかり観察し、もみほぐしましょう。

また、湧泉を親指で5秒間押し、パッと離した後、10秒経っても皮膚が凹んだままだと、疲れているサイン。甲状腺の反射区の赤みや角質は、代謝の乱れのサイン。サインがあれば、その部分の刺激を重点的に。

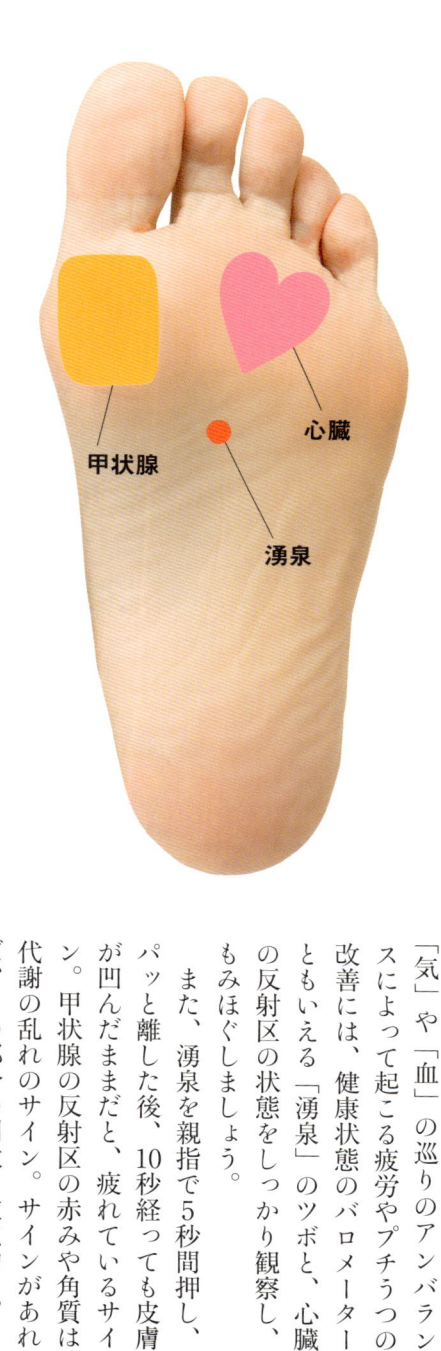

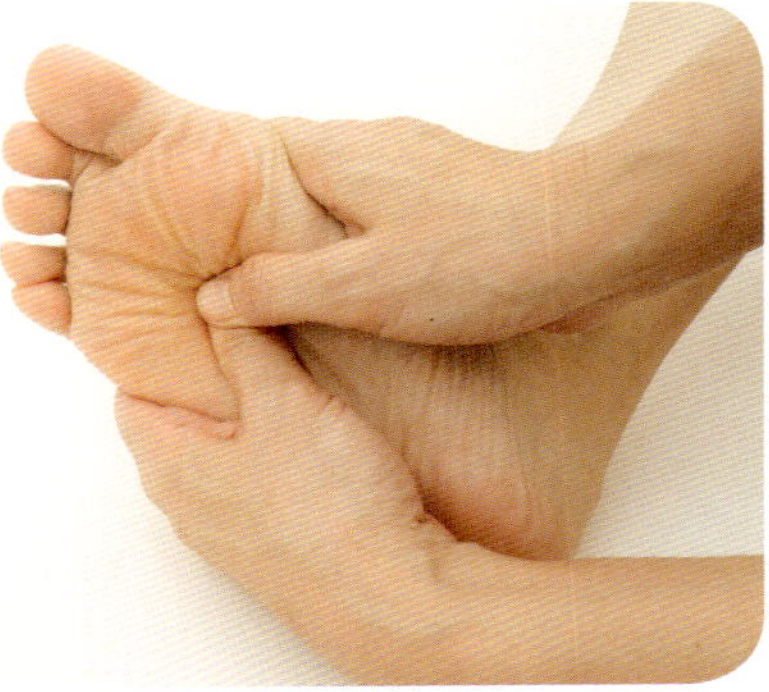

元気が湧き出るツボ「湧泉」を押す

湧泉の上に両手の親指の爪を重ね体重をのせるようにし、息を吐きながら4秒かけて押し込む。一番深いところで4秒キープ。息を吸いながらゆっくり戻す。

NGサイン **足裏が紫っぽい、湧泉が硬いのは、循環が悪い、冷えのサイン。**

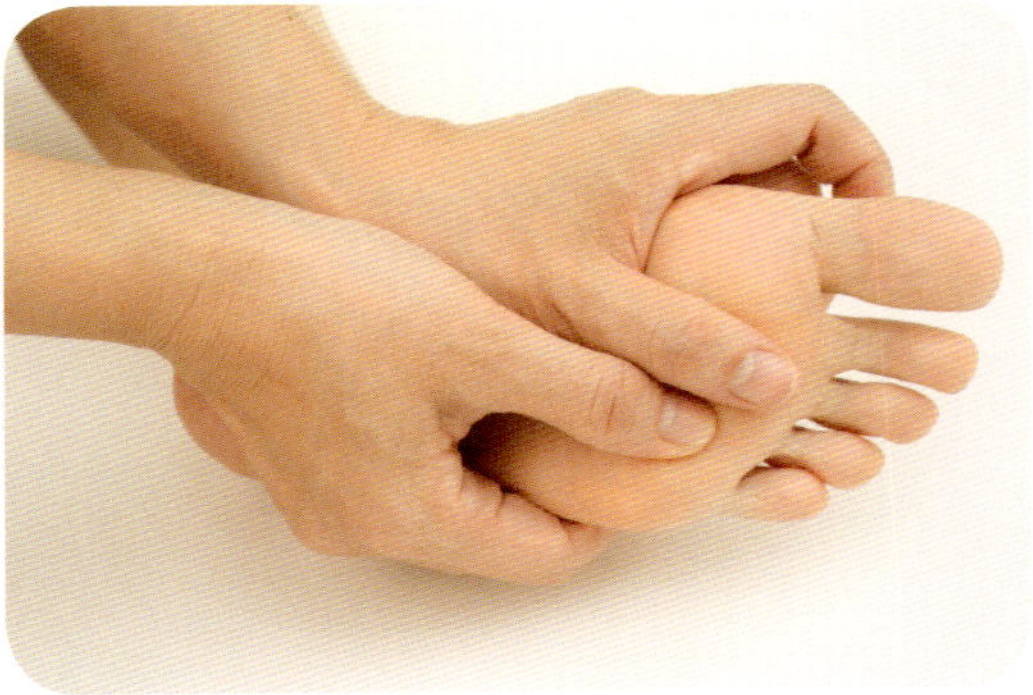

左足のみにある心臓の反射区を押す

左足の心臓の反射区に、両手の親指をそろえて置き、鼓動をイメージして1、2、1、2…と交互に押す。自分の脈のリズムで行うとさらに効果的。

NGサイン **心臓の反射区に赤み、皮むけや、魚の目があるのは、心機能の乱れ、または精神的ショックのサイン。**

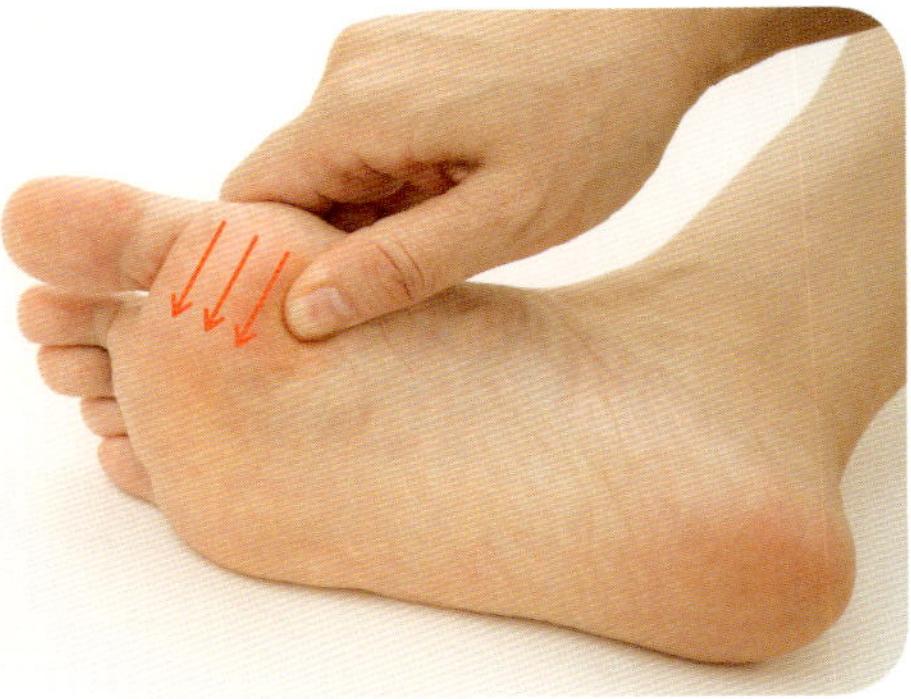

親指の下甲状腺の反射区をもむ

甲状腺のエリアに角質がついている場合は、角質ケアを優先したうえでまんべんなく、もみほぐす。親指を曲げたり伸ばしたりするのもいい。

NGサイン **甲状腺エリアに角質や赤みがある、ふくらんで乾燥しているのは、代謝バランスの乱れがあるサイン。**

かかとがポイント！

冷え・ストレス

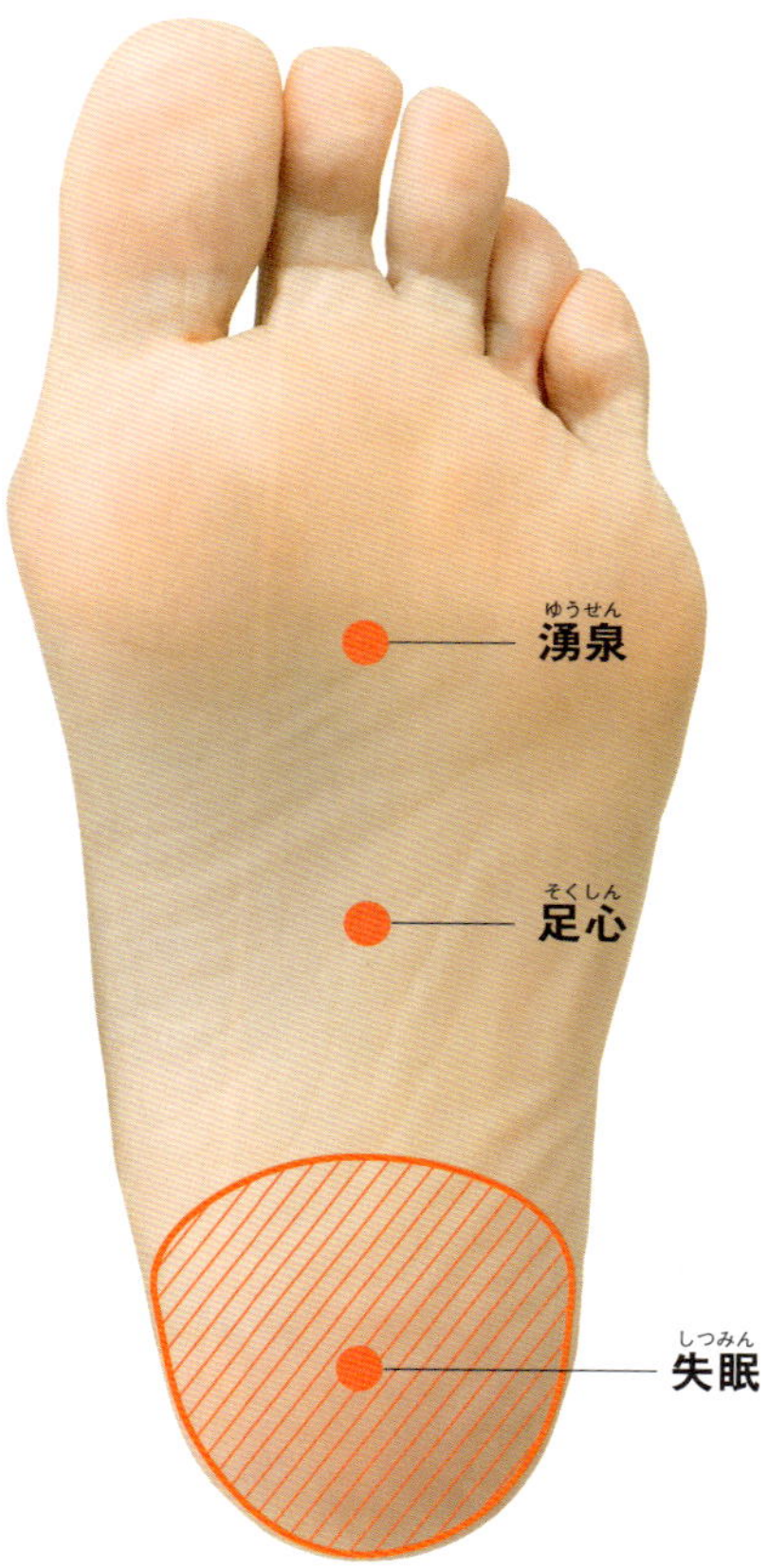

冷え性の人の足裏は、一見とてもきれいに見えるのですが、実際に触ってみると、表面の皮膚の柔らかさとは裏腹に、深部がとても硬くなっていることが多いと実感します。反射区にとどまらず、足裏全体をしっかりほぐすことが大切。さらに、元気のツボ「湧泉」、血流のツボ「足心」、温めのツボ「失眠」の3点を深く押しましょう。

かかとに角質があるのは冷えのサインです。かかとをほぐすことで骨盤腔内の血行改善に役立ちます。

3つのツボ刺激には
お灸も効果的！

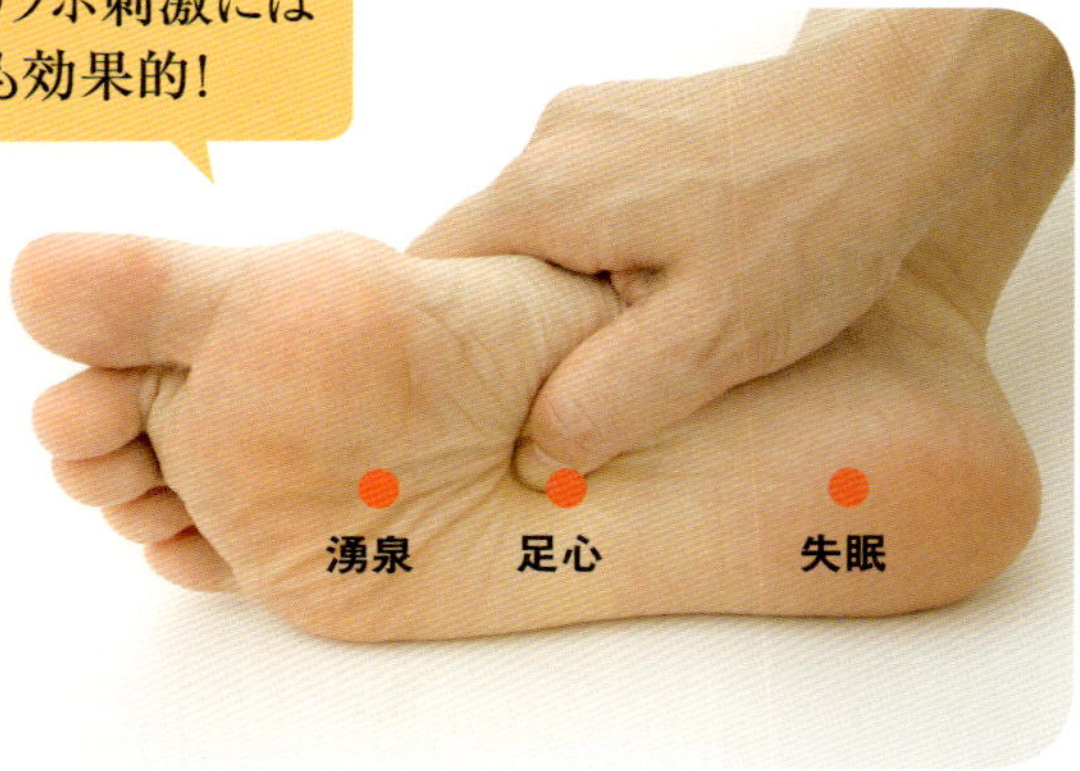

NG サイン

足裏全体の色がピンク以外（黄色、紫、白すぎ、赤すぎなど）は冷えやストレスのサイン。

血行や元気に関わる3つのツボを押す

湧泉、足心、失眠の3つのツボをそれぞれ、手の親指でグーッと押し、押し込んだまま指先を離さず、小さな円を描くように深部をほぐす。

↓

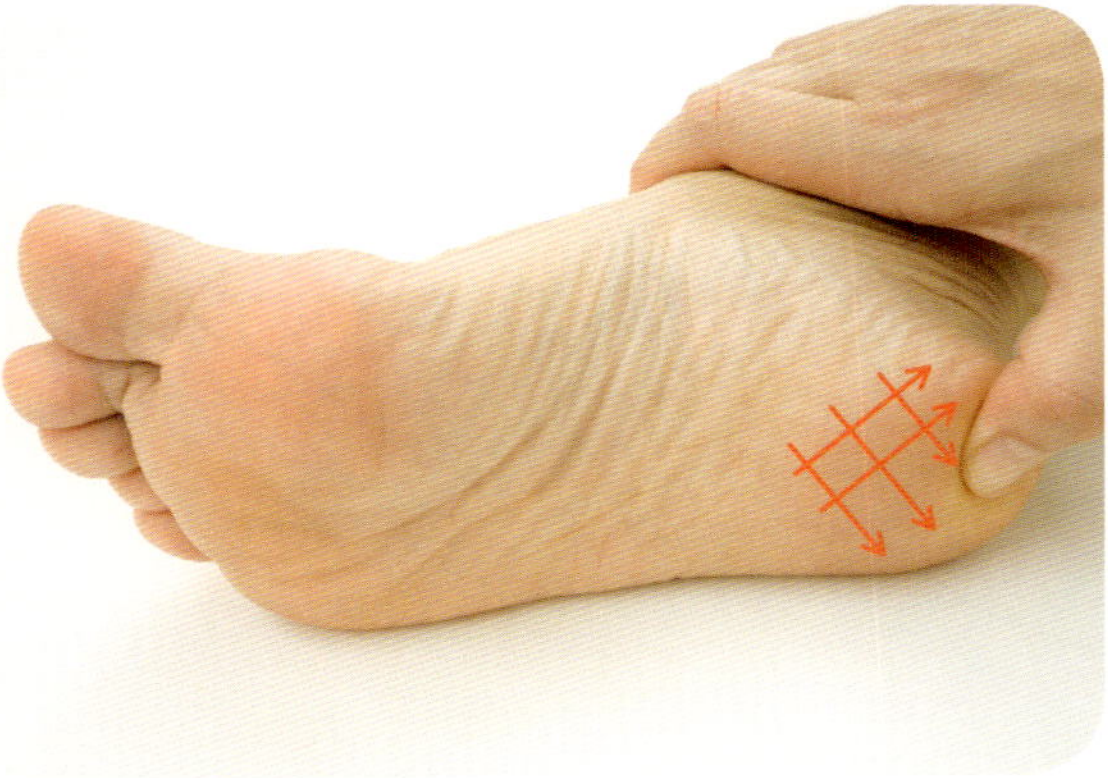

NG サイン

かかとに角質が多い、ひび割れがあるのは、骨盤腔内の循環が悪いことを示すサイン。

冷えに関わるかかとをしっかりほぐす

かかとを左右から斜めに塗りつぶすように全面をもみほぐす。硬さを感じる部分は、その硬さを壊す、もしくははがすようなイメージで丁寧にもみほぐす。

視力や眼球の反射区を

目の疲れ

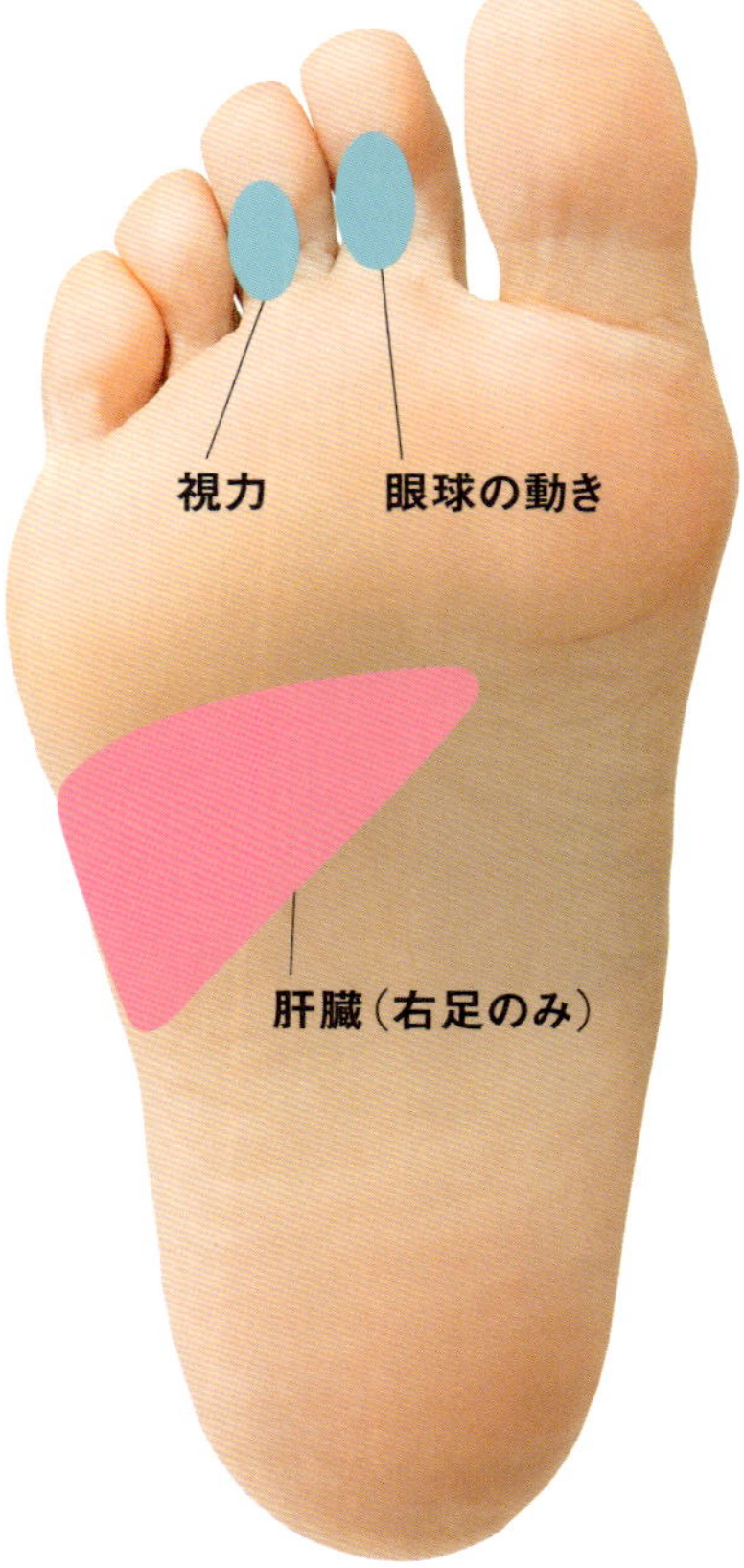

目が疲れている場合は、眼球の動きに関わる第2指（ひとさし指）と、視力に関わる第3指（中指）を丁寧に根元からほぐしましょう。もむと痛かったり、指の付け根にシワや小石のようなしこり感があったりするのは目の疲れの蓄積サイン。しかし、このしこりを押しつぶすのはNGです。足指全体を数日かけて丁寧にほぐしましょう。

また、ドライアイや目の充血でお悩みの人は目と関連が深いとされる肝臓の反射区刺激も有効です。

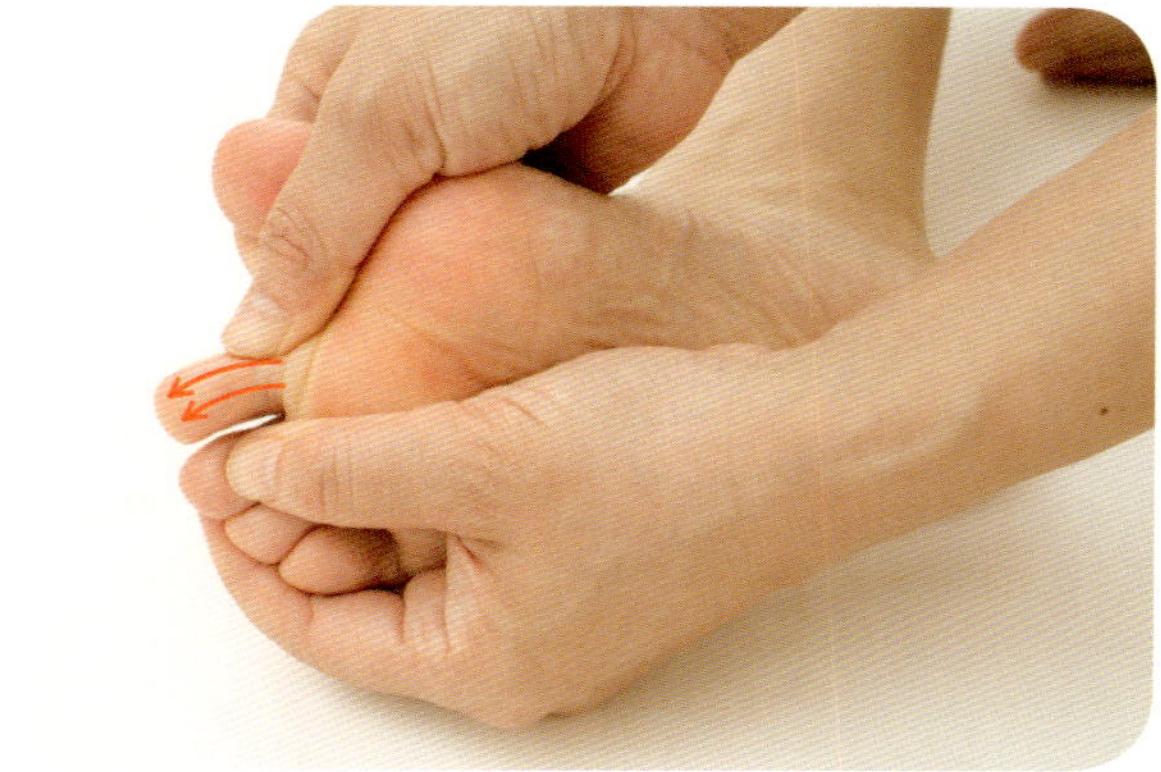

NGサイン

第2、3指の付け根にゴリゴリと石のようなものが感じられるのは、目が疲れているサイン。

目に関わる ひとさし指と中指をもむ

第2、3指（ひとさし指と中指）を裏側だけでなく、側面、甲側も含めて付け根から先端に向けてよくもみほぐす。

↓

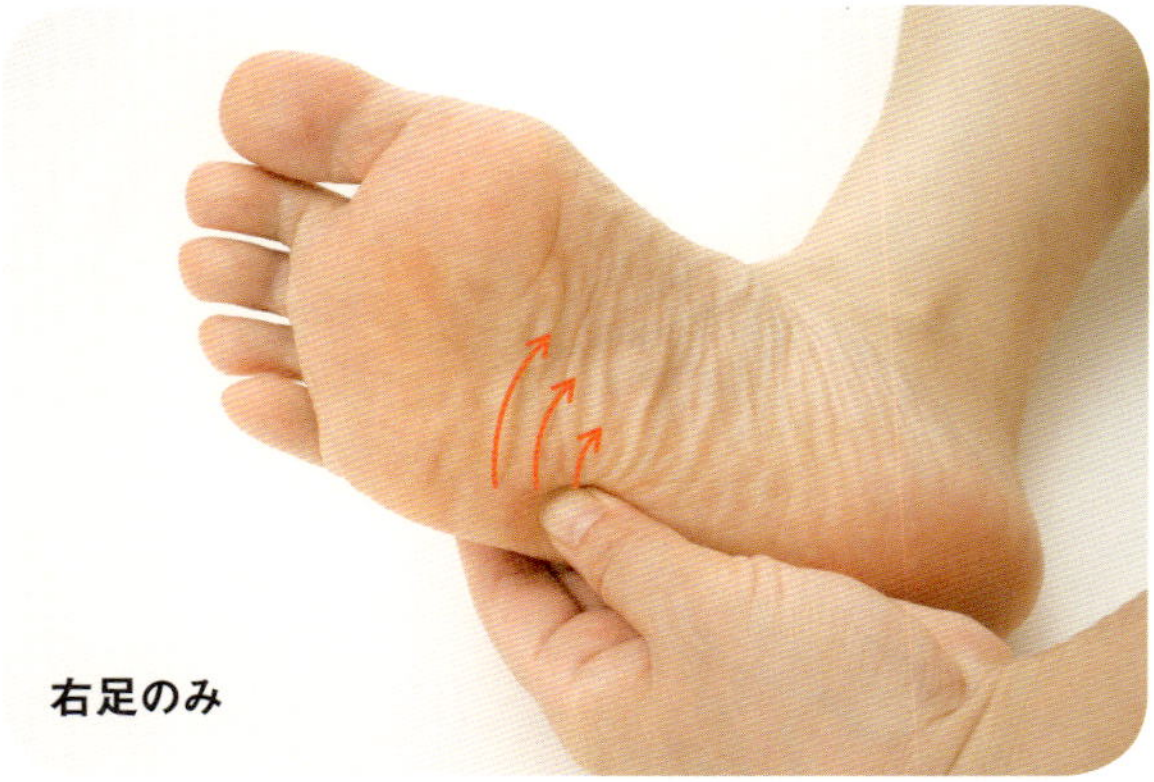

NGサイン

肝臓の反射区が赤くふくらんでいたり、白く色が抜けていると、肝機能がアンバランスなサイン。

目と関連が深い 肝臓の反射区をもむ

右足のみにある肝臓の反射区をもみほぐす。エリアが柔らかくなるように、小指側から中央に向けて横にもみほぐす。

耳に密接なエリアをもむ

めまい・耳鳴り

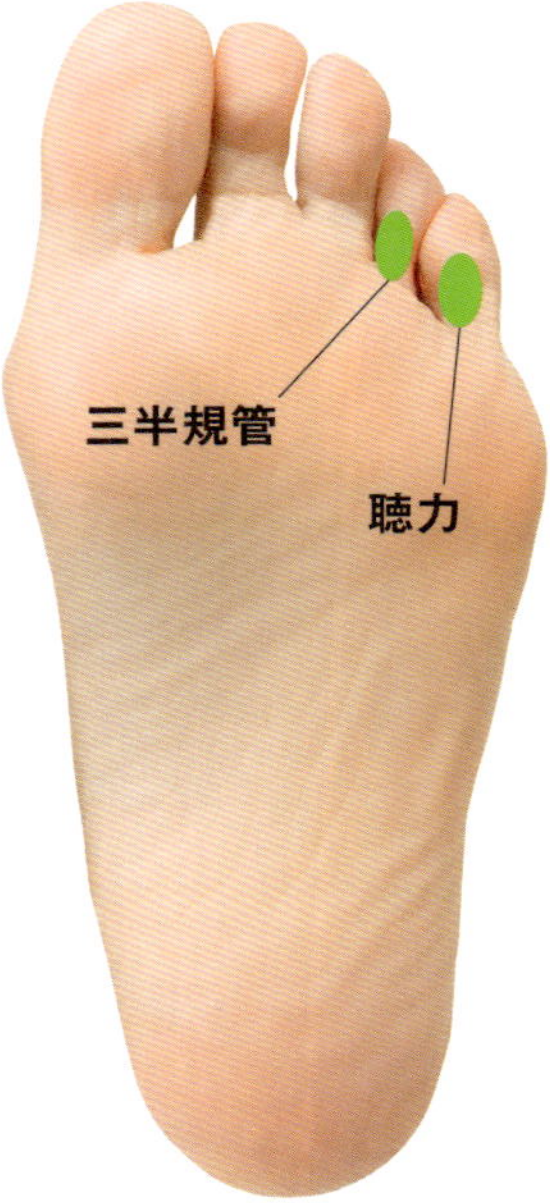

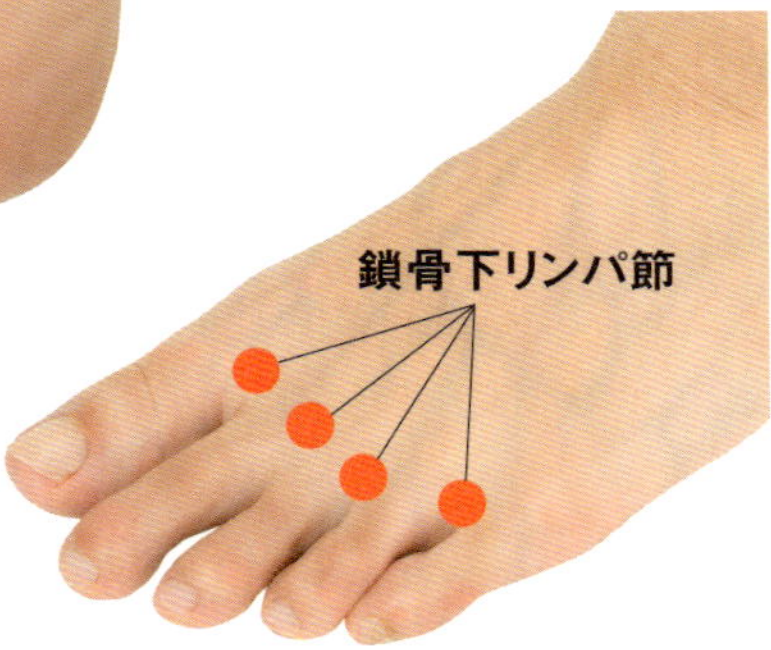

※乗り物酔いしやすい人も、普段からこのエリアをケアしておくといいでしょう。

めまい・耳鳴りの場合、平衡感覚を司る三半規管の反射区である第4指（薬指）、聴力の反射区である第5指（小指）をもみましょう。

またこの症状に悩んでいる人は薬指が中指より大きくふくれていたり、小指も赤くふくれて指を曲げたまま固まっていることが多いです。

またこのめまい、耳鳴りには首から上の水の停留が大きく関わっているとされるので、鎖骨下リンパ節の反射区をしっかりほぐし、血液やリンパ液の循環をスムーズにしましょう。

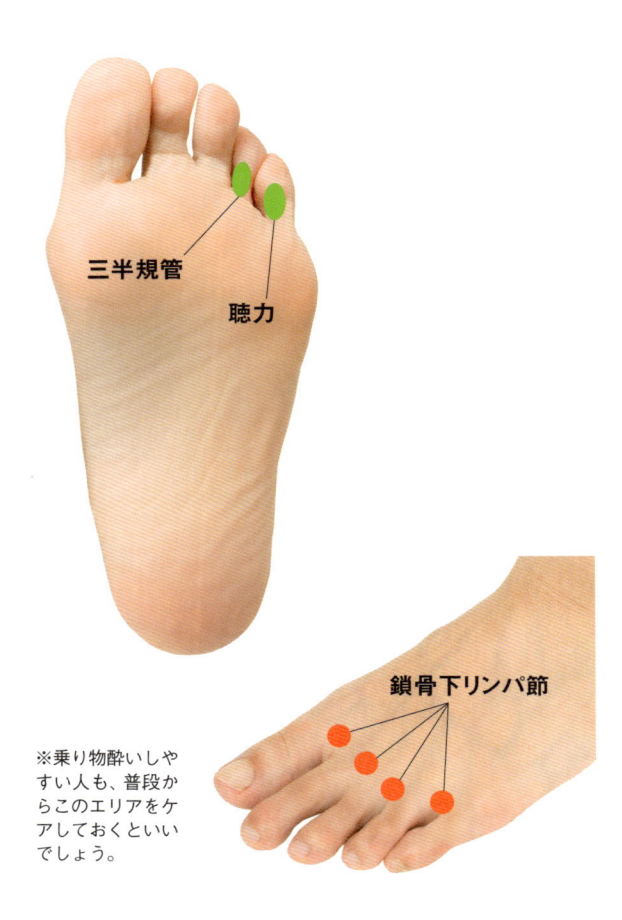

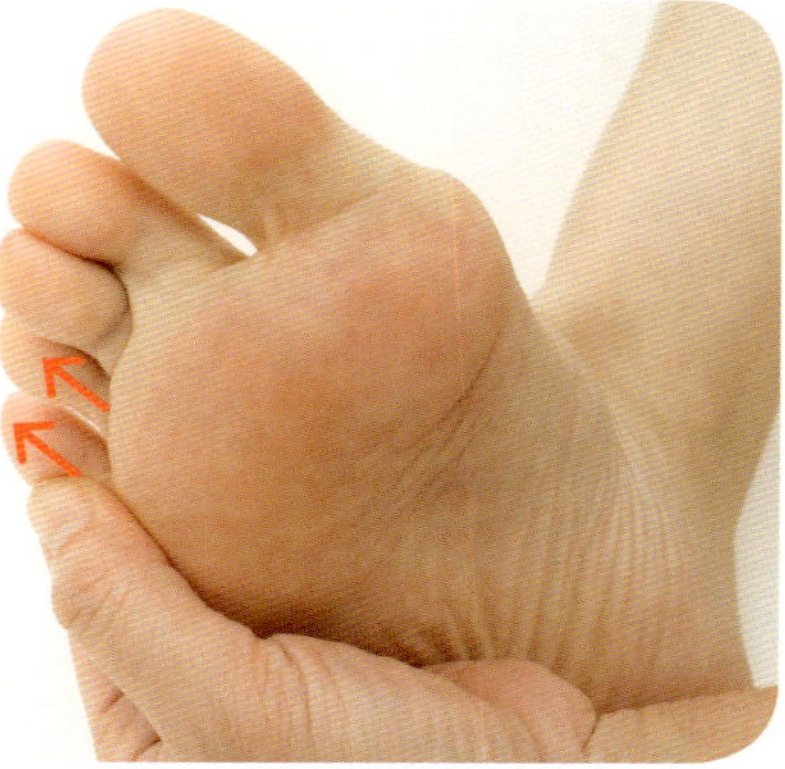

NGサイン

薬指が硬い、もしくは指腹に角質がついている場合などは三半規管や体内時計の乱れを示す。

三半規管と聴力の反射区をもむ

第4、5指を裏側だけでなく、側面や甲側も含め、付け根から足先に向けてよくもみほぐす。

↓

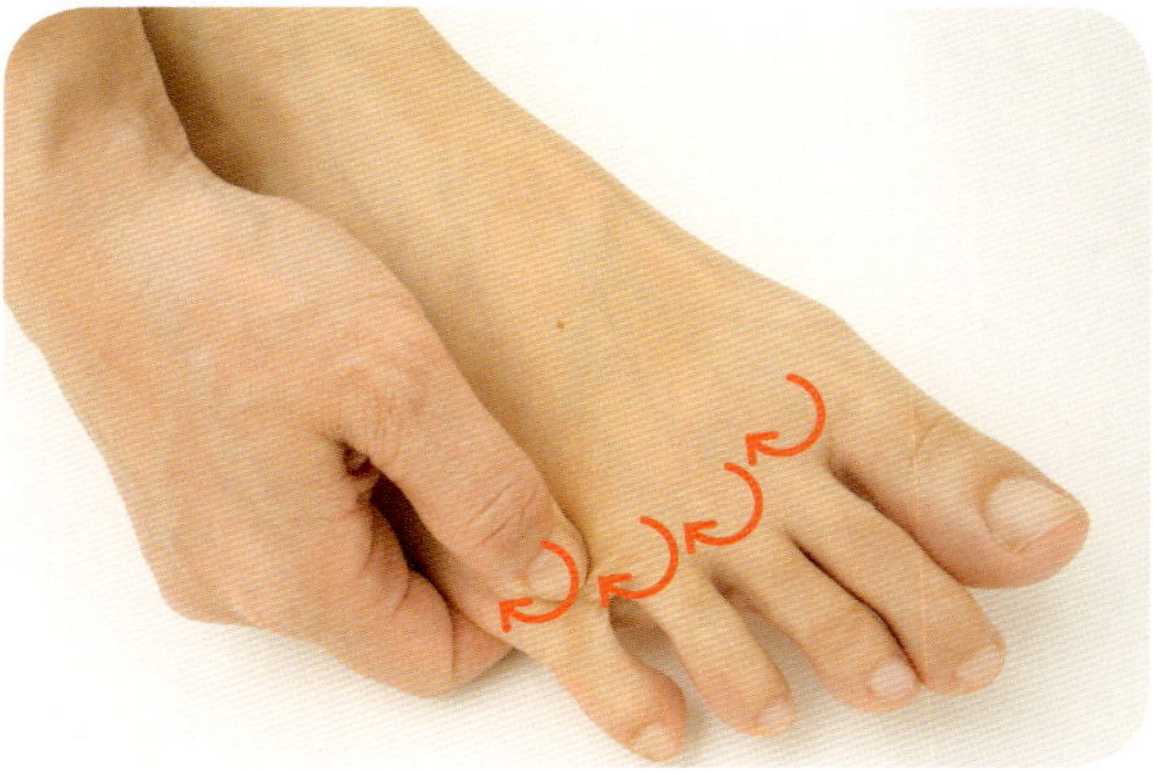

NGサイン

第3、4指間の鎖骨下リンパ節を押して凹み感が少なかったり、間が埋まっているように感じるのは、鎖骨下リンパ節の循環が悪いことや前胸部が凝っているサイン。

指の股をしっかり押し回す

足裏側と甲側から指間を手の指で挟み、骨と骨の間に溝をつくるように押し回し、刺激を送る。

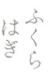

足の甲には思考の癖が現れる

爪も指もじっくり観察 示すサインをキャッチしよう

5つの指が示すメッセージ

柔らかいと交流上手
「コミュニケーション」の

ひとさし指

右が外部とのコミュニケーション、左は才能の表現や手放し力を意味する。ひとさし指から風が吹き出すイメージ。だから、まっすぐでタコなどのないひとさし指は素直に自然体に表現できている証拠。しかし指が下を向き爪が床についていたり、先端が外側を向いていたり、タコがあるなどの場合は、言いたいことが言えていない可能性もある。

真っすぐで大きいと◎
「運命」を表す

親指

自分が運命に対してどう生きてきたかを表す親指。左は主に自分の内面や感情との関係を表し、右は人生のキャリアの目的を果たしているかを表す。一般的に、成功している人の親指は真っすぐで、爪も大きい場合が多い。外反母趾などで曲がっている場合は、運命とは少し違った道を歩いてきた可能性あり。指先が下を向いている人は悲観的な傾向がある。

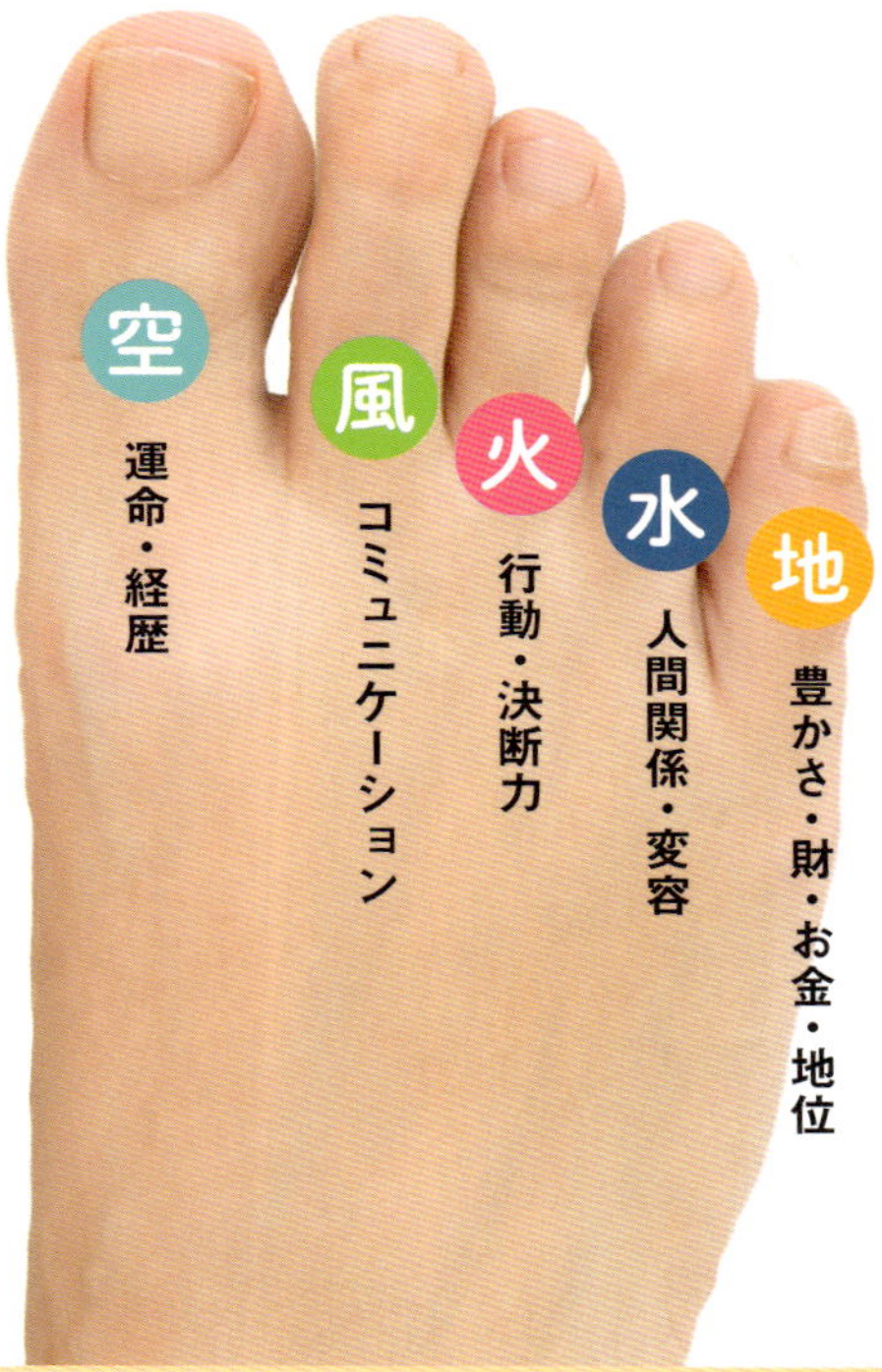

右足

- 陽
- 男性的
- 外面
- 他者（社会）
- 他者に見せている自分

大きいと幸福がやってくる
「豊かさ」を表す

小指

右の小指は、財(知財、人財、金財)や地位など豊かさの象徴。左は信じる力と自己肯定力の表れ。また爪が思考の表れでもあるため、爪がない、小さい、ボロボロ、傾いている状態にある人は、自己肯定感が低く、自分に価値がないと思いこみ、運気に恵まれないことも。指のケアと同時に歩き方の見直しで、大きな変化をもたらす可能性がある。

仕事や家族、自分自身との
「関係性」を表す

薬指

水の性質をもつ指。右は社会での人間関係や変化する力。左は自己や家族との関係性とジェンダーを意味する。この指が丸く縮こまり、タコがあったり、指先が下を向いていると水の流れが滞っている印象。つまり人間関係が滞りやすかったり、自分が変わることができずにいることが多い。この指を柔らかく爪先を平行にしておくことが良い関係性につながる。

完遂する人は真っすぐ
「行動」を表す

中指

真っすぐな中指の持ち主は、自分の目標に向かって行動を起こし、達成することができる人。指が長く、幅が広いほど活力に満ちていることを表す。指が短い人は粘り強さが足りない傾向あり。指先が下を向いている人は行動力が不足気味。また外での行動を表す右の中指が硬い人は自己中心的な一面も。マッサージで柔らかくほぐすと行動に柔軟性が備わる。

5つの指が象徴する意味

足の甲や足指の状態などからストレスの原因を探ってみよう。
足診断とセルフケアで足も心も軽やかに!

左足

- 陰
- 女性的
- 内面
- 自己
- 内なる自分

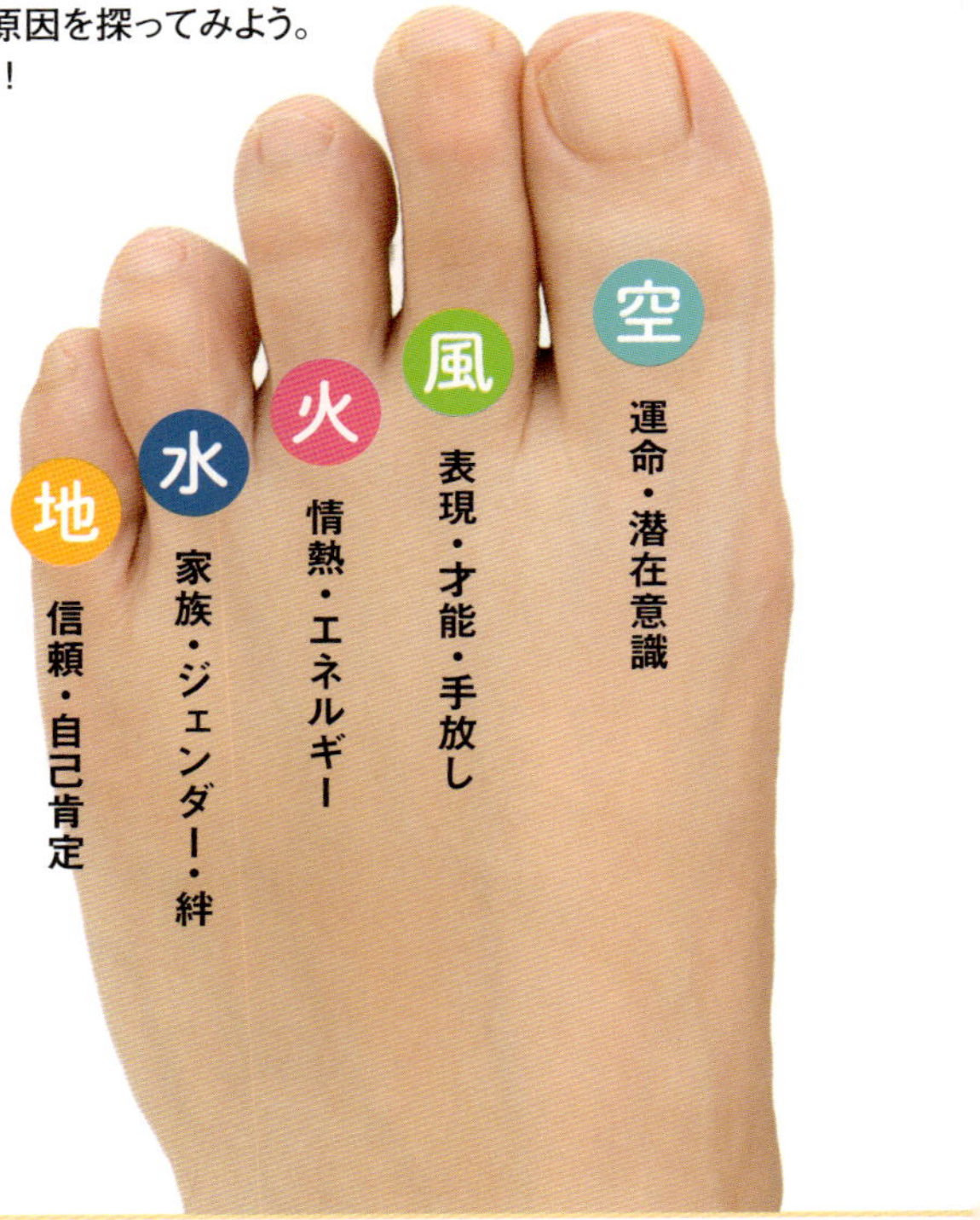

米国発祥のトウリーディングで足指から思考の癖を知ろう

足の裏側は、体の健康状態を表し、また反射区を刺激することで特定の臓器に働きかけられます。一方、足の甲側の指や爪は、過去の経験からくる思考の癖や自分の本質、また解決すべき問題が現れると米国発祥のトウリーディングでは考えられています。

ケーシー・ミラーが考案したトウリーディングは、米国ではカウンセリングやセラピーの一環として用いられています。「病は気から」という言葉があるように、自分の思考の癖から生まれるストレスによって、心身の不調を招いてしまう人は案外多く、繰り返したり、慢性化して離脱できない状態にあることも。そこで、足指と爪に現れる思考の癖を知り、自らと向き合い気づくことで、不健全な思考から解放されると心も体も健全な状態に近づいていくとされています。

試しに、目を閉じて、「今日、気になる指はどれ？」と自分に問いかけてみてください。気になる足指が象徴する要素が、いまあなたが向き合うべきテーマです。また、爪が内出血している、くすんでいる、タコが大きい、横に倒れているなどの指があったら、靴のせいにせず次ページからの〝足指からのメッセージ〟を参考に、自己を振り返ってください。その靴を選んだのも、履く場を決めたのもあなた自身です。足指に出るサインは心の声かもしれません。

あなたが選んだ
指のテーマに対する状態は？

足の爪からわかる今の"私"

トウリーディングによれば、下を向いた爪は自己を制限、
巻き爪は思考の巻き込み、表面の凹凸は対人関係の波風などを表す。

爪に内出血

潜在意識の叫び、新しい思考やアイデアがあっても、変化を恐れ抵抗しているとき。

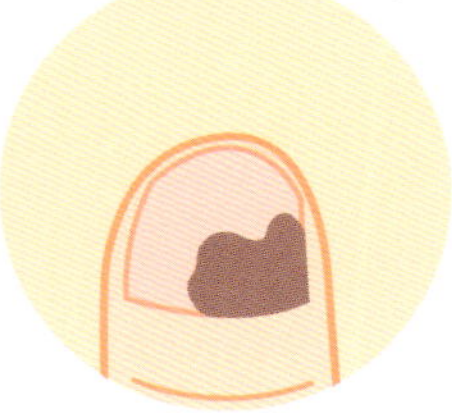

割れ爪、もろい爪

古いやり方、考え方から脱却しようとしているが、葛藤しては逃げてしまいがちな思考。

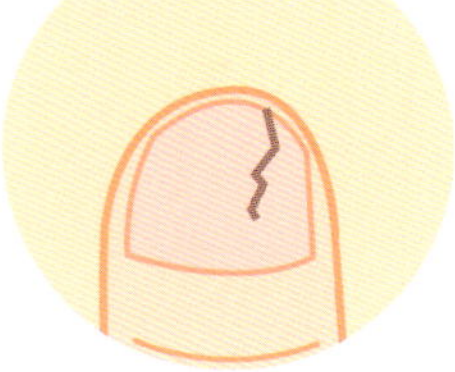

爪が曇っている

思考のくもり。未来への諦め、ネガティブ思考。

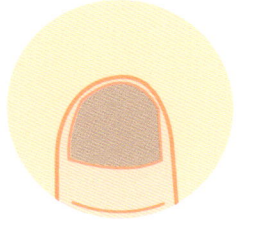

爪に縦すじ・横すじ

過去の傷ついた出来事を引きずっている。トラウマがある。
縦スジ…自分が原因
横スジ…他者が原因

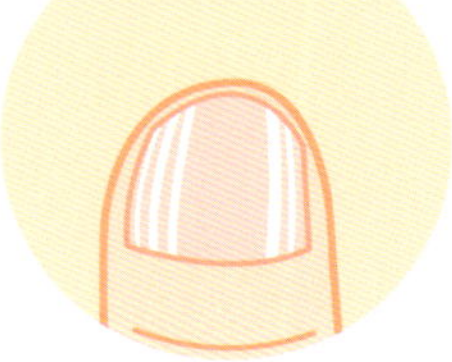

ペディキュアがはがれかけ

自暴自棄。自分の意志がない。どうでもいい。

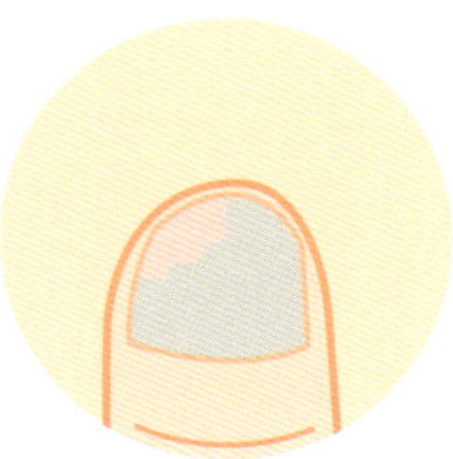

爪白癬（水虫）

思考が、他者の心ない言葉にむしばまれていて、不健全な状態。

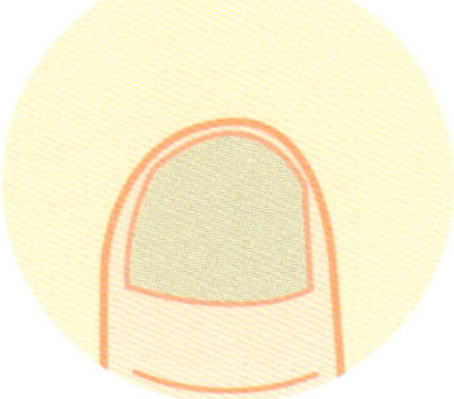

ほかにもわかる足指からのメッセージ

シワ

悩みや不安を抱え、心が疲れているとシワとなって現れやすい。エネルギー不足の可能性も。

硬さ

指の硬さは性分を表す。指が柔らかすぎる場合は主体性の欠如、硬すぎる場合は頑固さが表れている。

すき間

指のすき間は行動の傾向を表す。すき間がない人は慎重で安定志向。すき間が大きい人は大胆で積極的。

水ぶくれ

内面から悩みやストレスがあふれ、ため込んで古くなったものが浮き上がってきたことを示す。

水虫

自分を否定する気持ちや思い込みがあると、自己防衛しようと水虫ができることも。自分を肯定することが大切。

タコ、ウオノメ

タコは揺れ動きやすい精神状態をガードするバリア。ウオノメは根深い悩みやトラウマのサイン。

皮むけ

皮がむけ穴が開いた状態は思いの爆発、皮がむけず盛り上がっているときは思いのため込みを表す。

色

赤は怒り、紫は自信のなさ、白は生気のなさ、青はネガティブ思考、黄色は皮肉を表す。澄んだ肌色が理想的。

形

丸くて大きい指の人は温厚で柔軟性あり。四角い指や先が細くとがっている指は、冷静さや独善性を表している。

爪クリームを手作りしよう！

爪クリームで爪の付け根にある工場（爪《そう》母《ぼ》）をマッサージしよう。
丁寧に手入れすると、小さかった爪が大きくなり、気持ちも落ち着く。

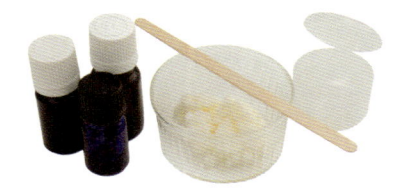

材料（つくりやすい分量）
シアバター10gに、ラベンダーとティーツリーの精油（各2滴）、サンダルウッド（1滴）の精油を加える。容器を外側から手で温めながらヘラでゆっくり練るように混ぜ合わせる。容器に入れ替え、3カ月ほど保存可能。

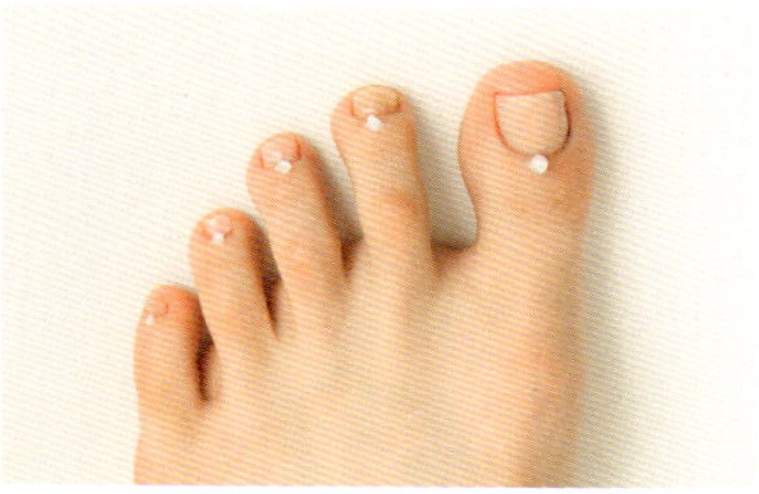

❶ クリームを置く

少量のシアバター（米粒1/2程度）を各足の爪の生え際に置く。ほかにもホホバオイルや馬油など天然素材の保湿剤ならOK。

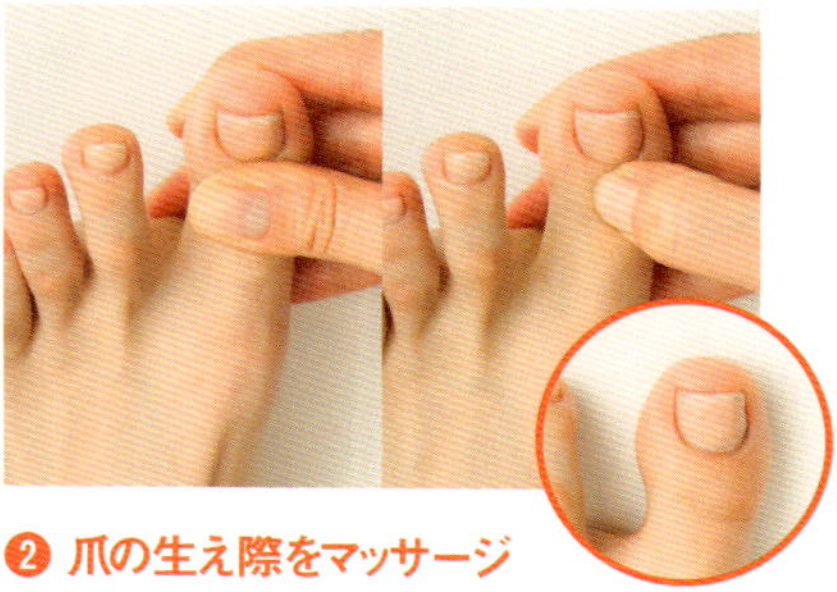

❷ 爪の生え際をマッサージ

爪の生え際（爪を作る爪母細胞がある）に手の親指の腹を当てて、尺取り虫が進むように横にマッサージする。

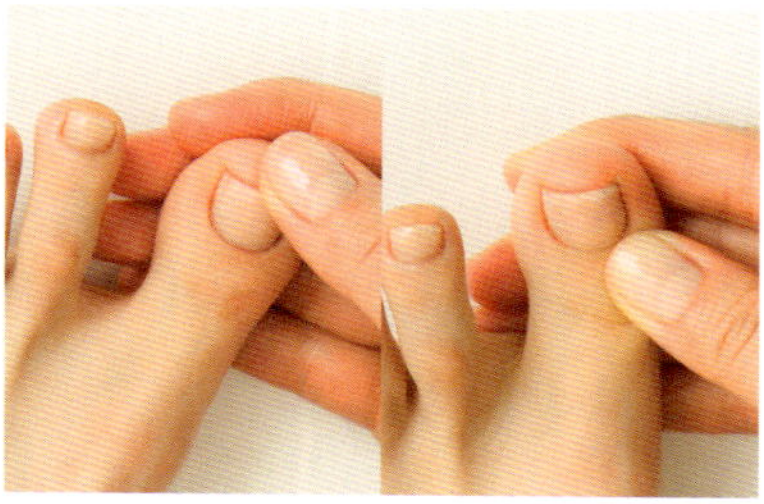

❸ 爪もマッサージ

体温でシアバターが溶けてきたら爪にも伸ばしていき、さらには指の裏側など全体に塗りこんでいく。

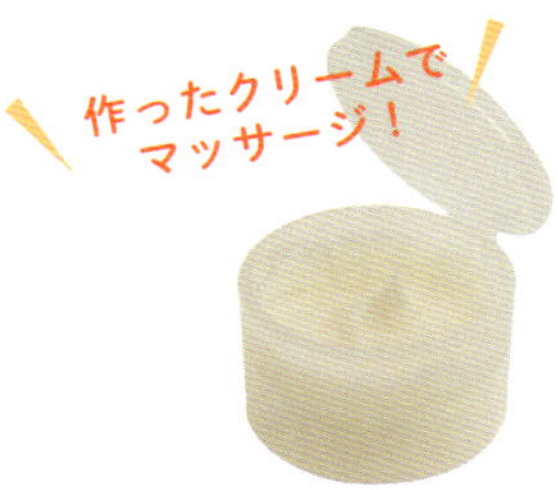

健康な爪を保つために、精油とシアバターを混ぜ合わせて爪クリームを手作りするのがお薦め。作り方は上記を参照とのこと。

手の地図

hand

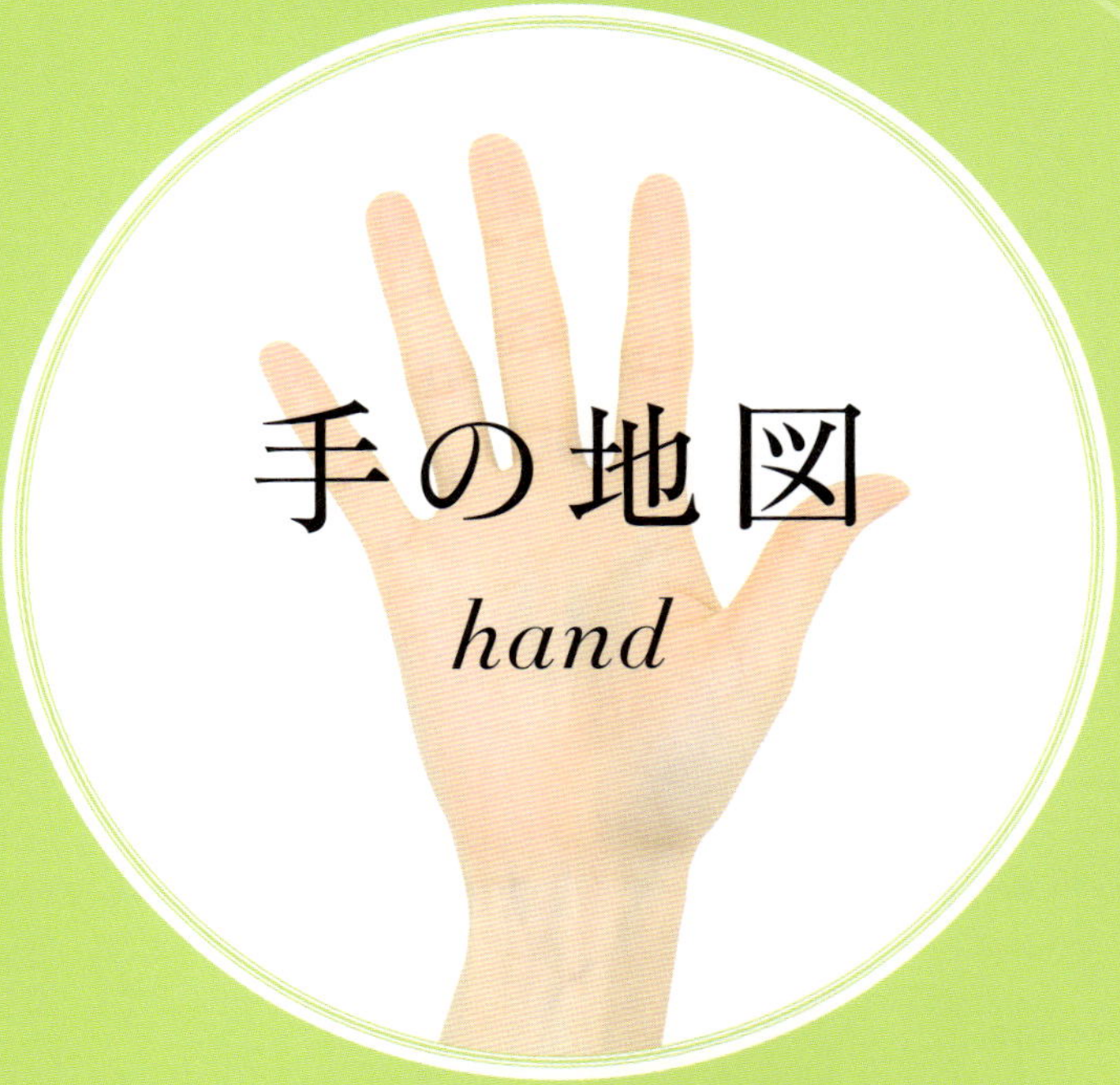

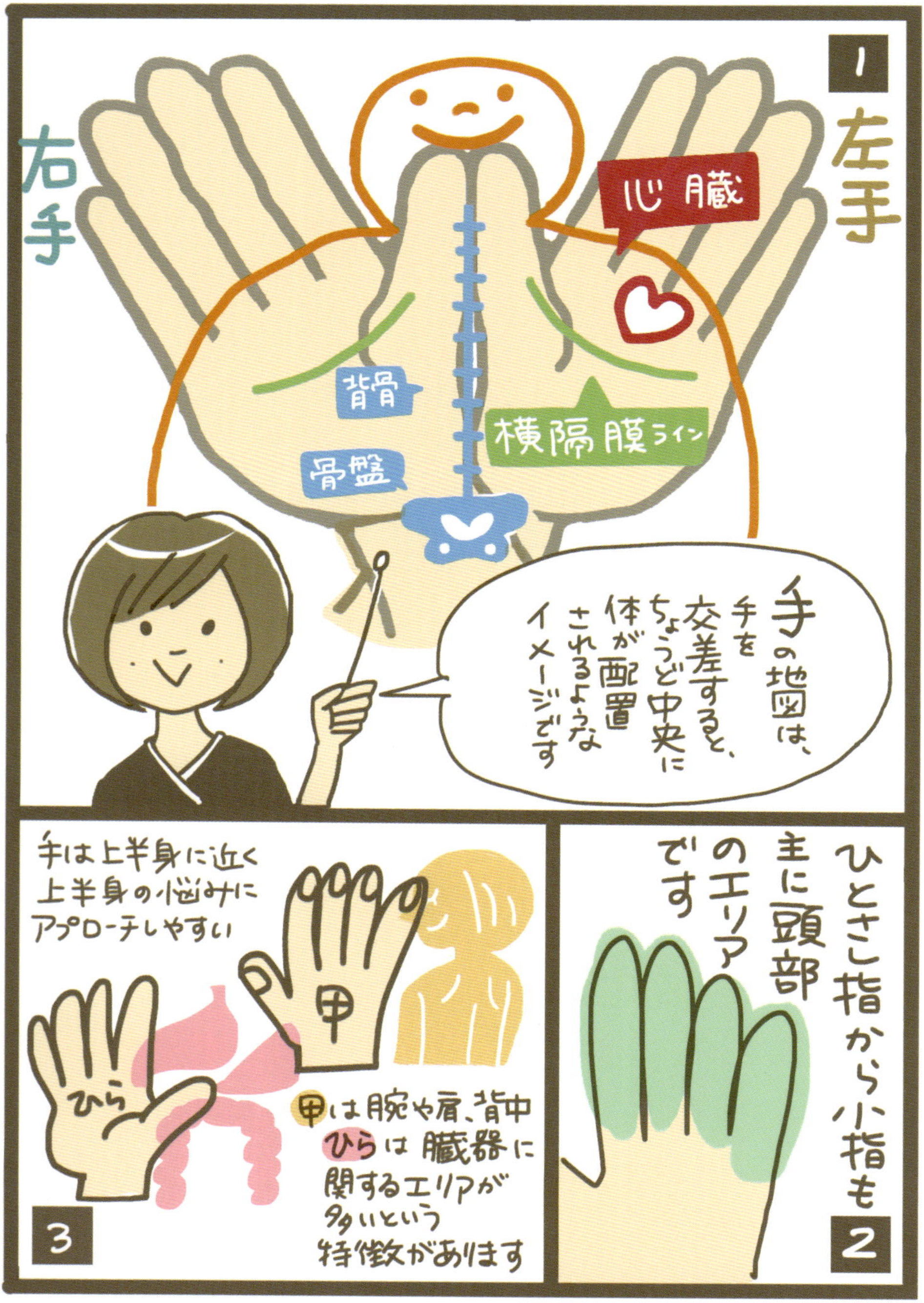
1
右手
左手
心臓
背骨
骨盤
横隔膜ライン
手の地図は、手を交差すると、ちょうど中央に体が配置されるようなイメージです
ひとさし指から小指も主に頭部のエリアです
2
手は上半身に近く上半身の悩みにアプローチしやすい
甲
ひら
甲は腕や肩、背中
ひらは臓器に関するエリアが多いという特徴があります
3

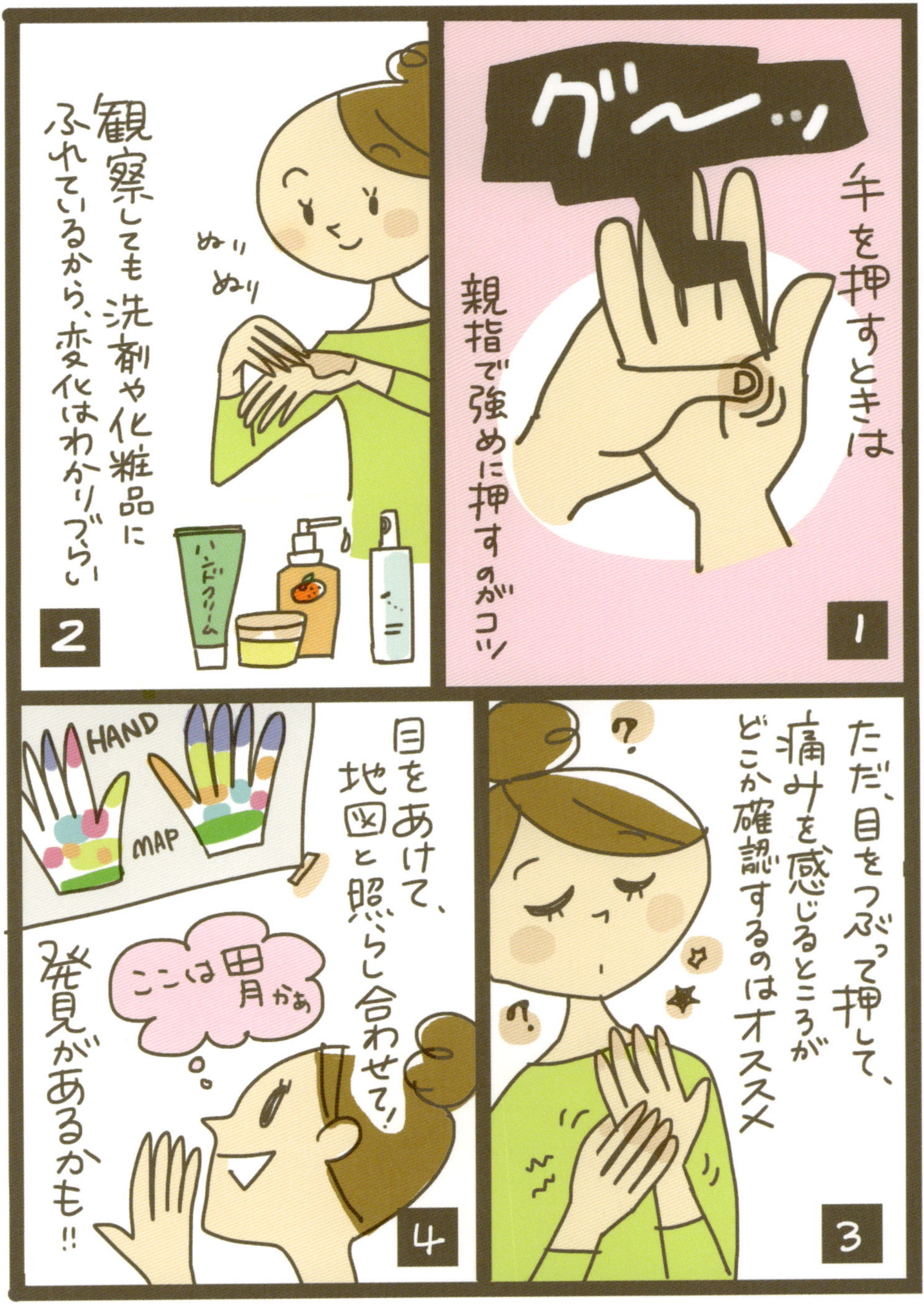

グ〜ッ
手を押すときは
親指で強めに押すのがコツ
1
観察しても洗剤や化粧品にふれているから、変化はわかりづらい
ぬりぬり
ハンドクリーム
2
ただ、目をつぶって押して、
痛みを感じるところが
どこか確認するのはオススメ
3
目をあけて、地図と照らし合わせて!
HAND
MAP
ここは胃かぁ
発見があるかも!!
4

観察よりも刺激を送るのに向いている手の地図

右手の甲

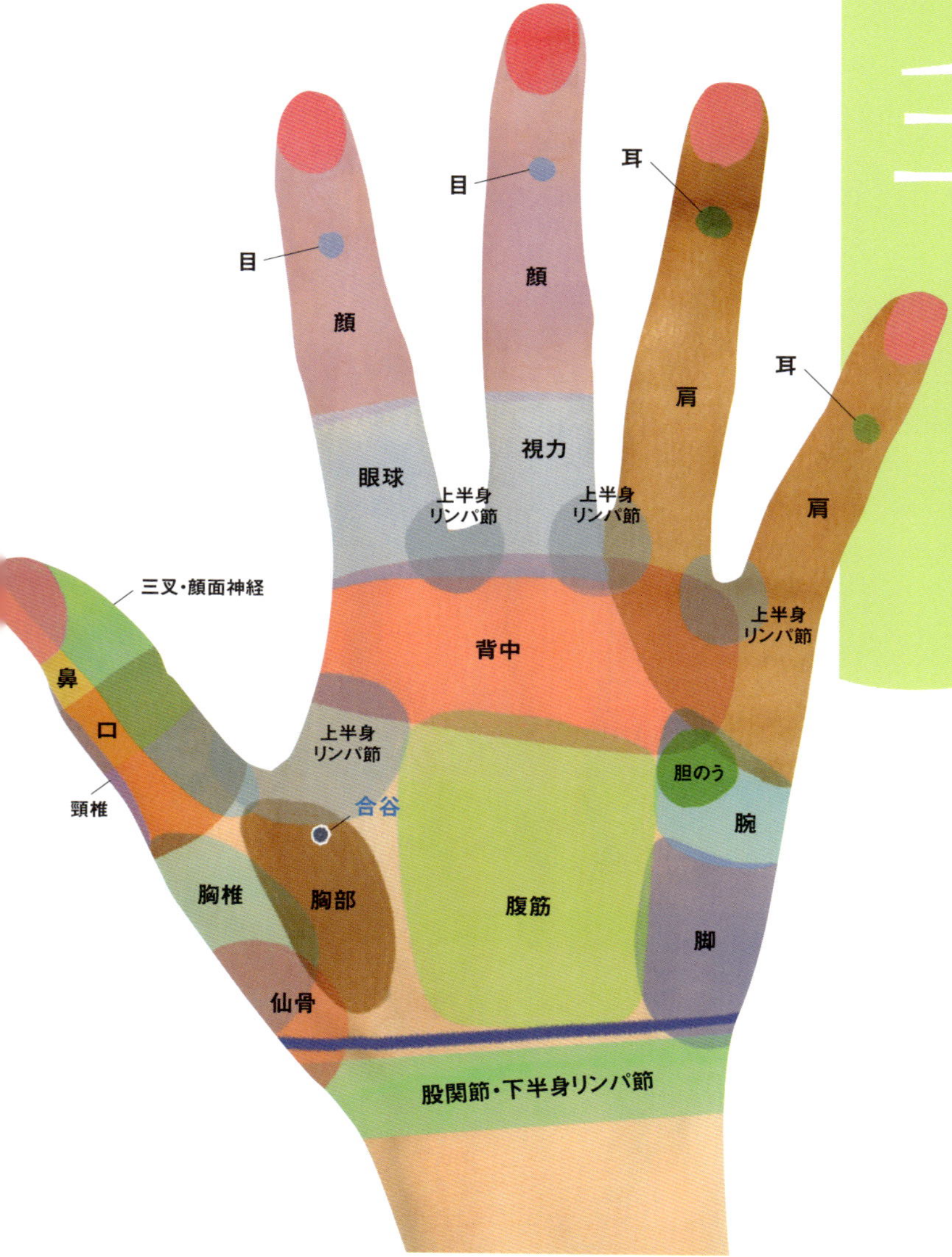

手の甲・指

手の甲には、腕や肩、背中などの不調に、指には目の疲れや耳など顔まわりの不調に、効果を期待できる反射区が多い。親指とひとさし指の間にある「合《ごう》谷《こく》」はさまざまな痛みや炎症に効果のある“万能ツボ”として有名。

左手の甲

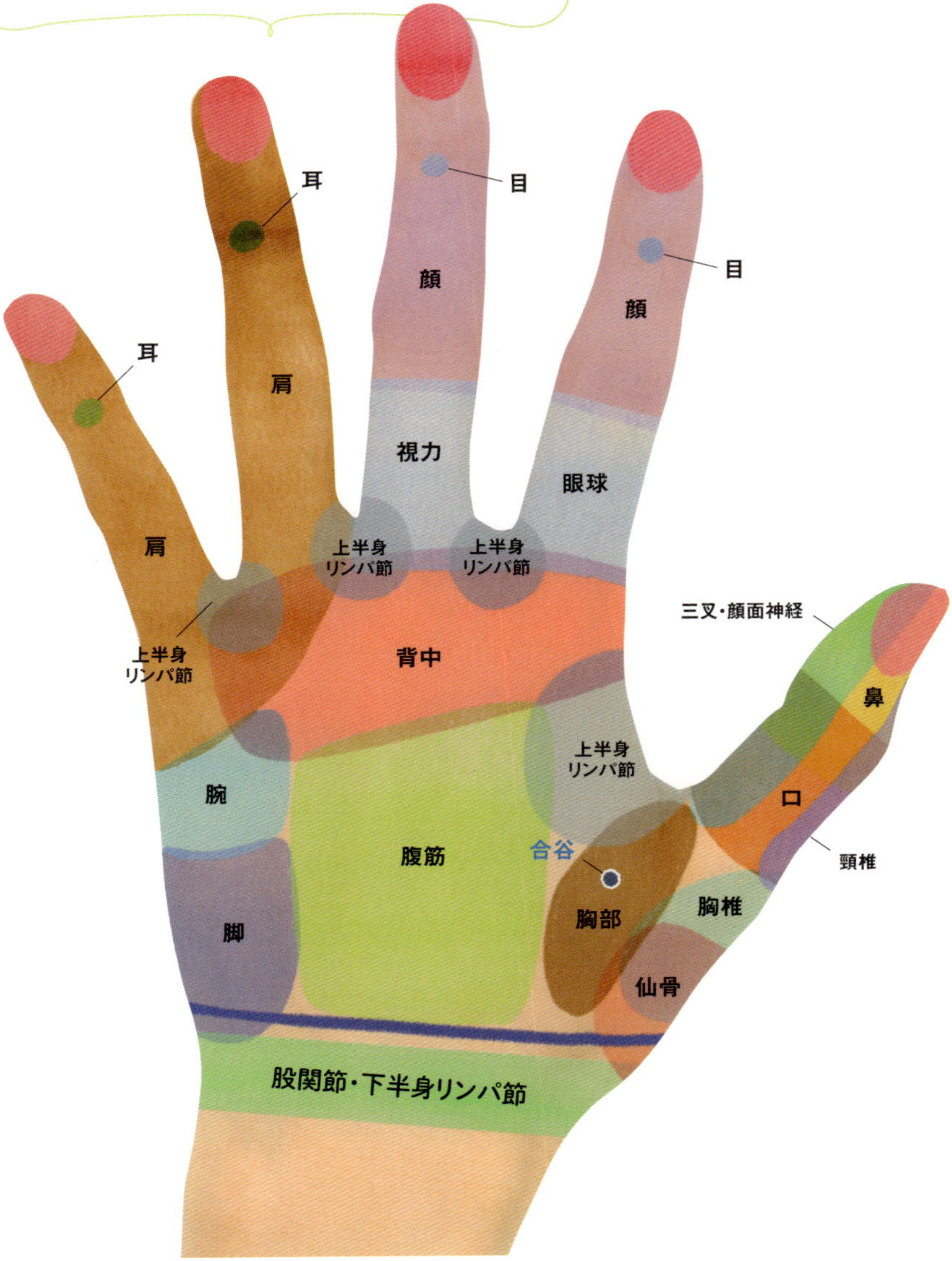

右手のひら

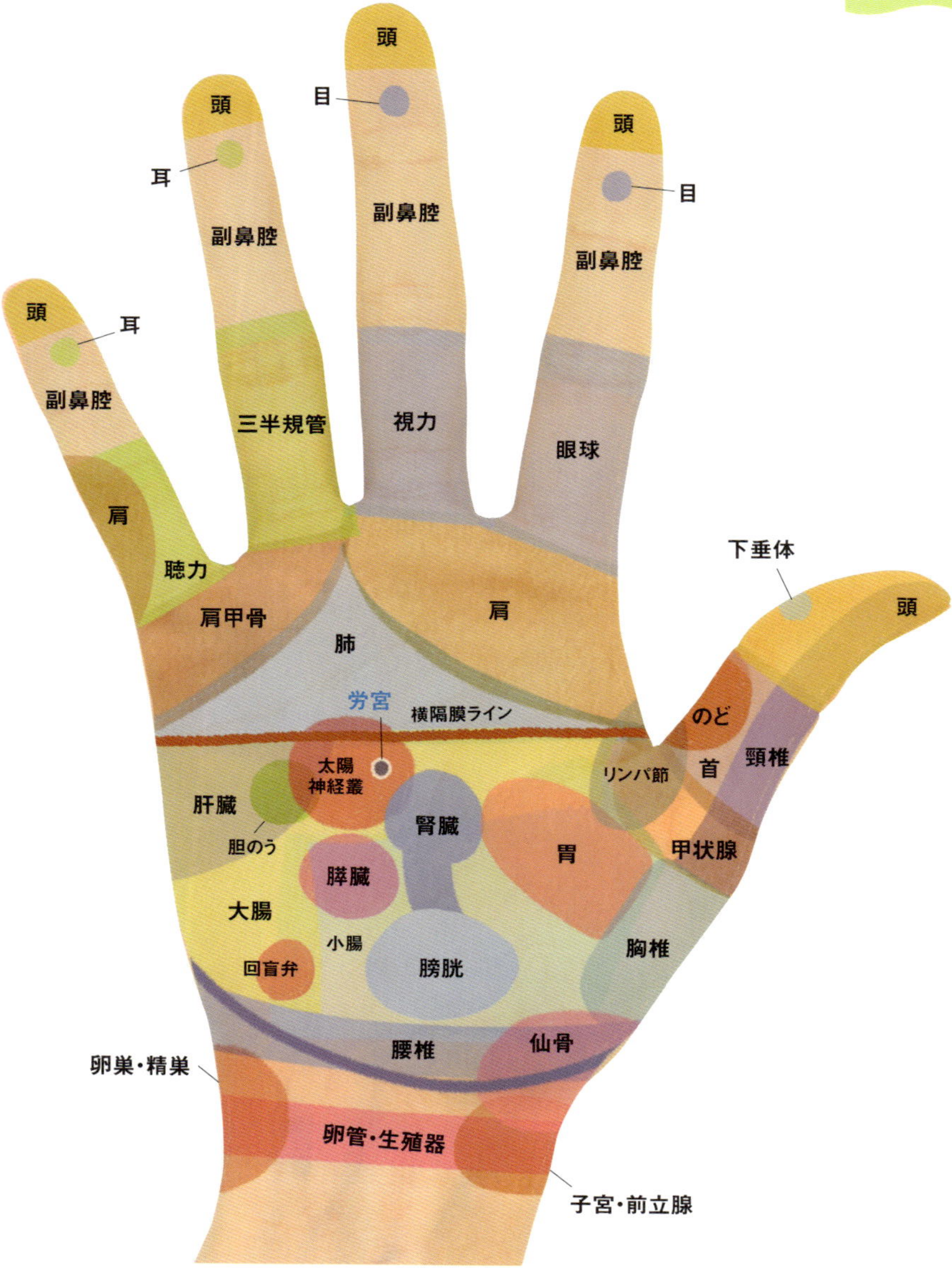
頭
耳
副鼻腔
頭
耳
副鼻腔
三半規管
頭
目
副鼻腔
視力
頭
目
副鼻腔
眼球
肩
聴力
肩甲骨
肺
肩
下垂体
頭
労宮
横隔膜ライン
のど
首
頸椎
リンパ節
太陽
神経叢
肝臓
胆のう
腎臓
胃
甲状腺
膵臓
大腸
小腸
膀胱
回盲弁
胸椎
腰椎
仙骨
卵巣・精巣
卵管・生殖器
子宮・前立腺

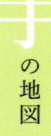

手のひら

手のひらには、心臓や肺などの循環器、小腸、大腸などの消化器に関係する反射区が多い。また、精神面に関係するツボもあり、手のひらの中心にある「労宮」（太陽神経叢《たいようしんけいそう》）は、緊張や不安、ストレス対策に効果的。

左手のひら

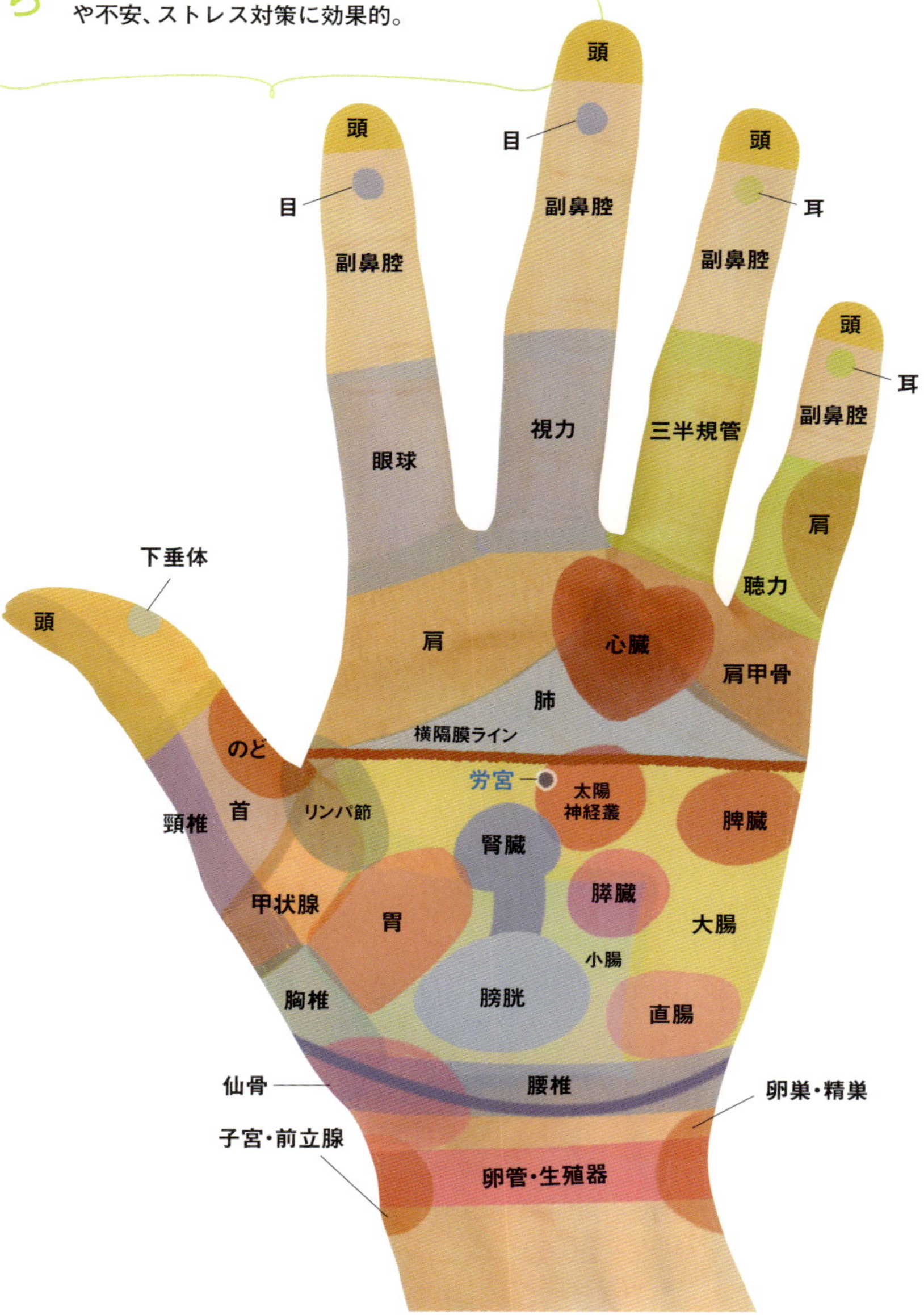

どこでも刺激しやすい手の反射区
肩から上の不調に効果が高い

反射区というと、足裏のイメージが強いのですが、手にも存在します。手は、足裏と異なり、電車の中やオフィスなど、外出先でも手軽に刺激できるというメリットがあります。

しかし、もむことで各反射区に刺激を送れるうえ、不調のサインが各反射区に表れ、観察に適している足裏と違って、手の場合は、サインは出てはいるのですが、洗剤や化粧品などに触れ、変化していることが多く、あまり観察には適していません。むしろ、もんで刺激を送るのに適しています。足裏と手、それぞれの特徴を生かして、反射区の図を活用してください。

また、手の反射区は刺激すると、肩から上の不調に効果が高いのも特徴です。効かせるコツは、グーっと親指で強めに押すこと。手は仕事や日常の動作を通して、多くの刺激を受けており、わずかな刺激では効きづらいのです。少し強めに押して、しっかり信号を送り、体の変化を感じてください。

最近、スマートフォンの使用により、手の甲が張っている人が多いのですが、それは背中の反射区。背中が凝っている証拠です。手の甲のためにも、背中のためにも、手のマッサージを行うのがお薦めです。

基本の手マッサージ

指や手首、腕をほぐしておくと効果が高まる

重い荷物を持つ、スマホやパソコンを長時間使うなど、日ごろから酷使している手。

個々の反射区もみを始める前に、ウォーミングアップとして、指や手首、腕の凝りをほぐしておくと、刺激が伝わりやすくなります。また、血流が良くなって手の血色も良くなります。

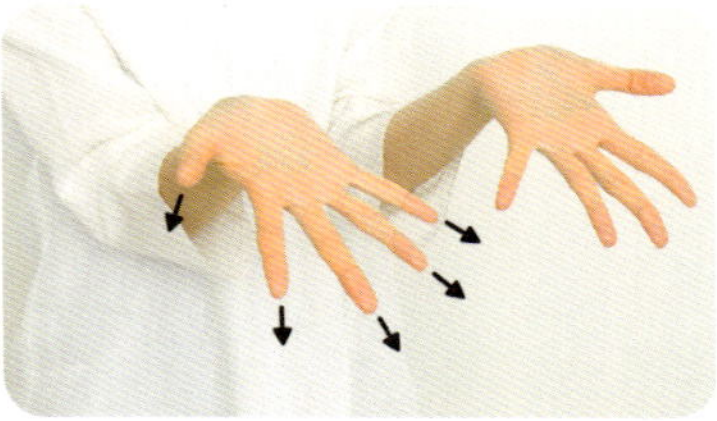

1 手のひらをストレッチする

まずパーの形に手を開き、さらに5本の指を反らせるように大きく広げ5秒間ストレッチ。数回繰り返す。

↓

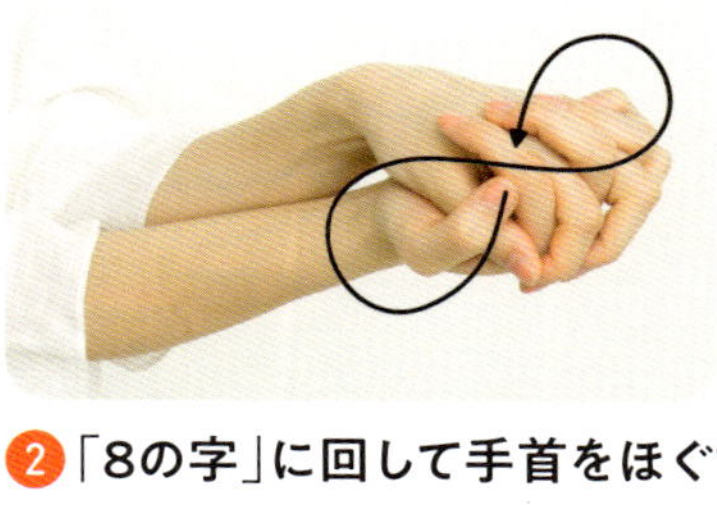

2 「8の字」に回して手首をほぐす

手を握り合わせた状態で「8の字」を5回描いて、手首を回す。逆回しも同様に行う。

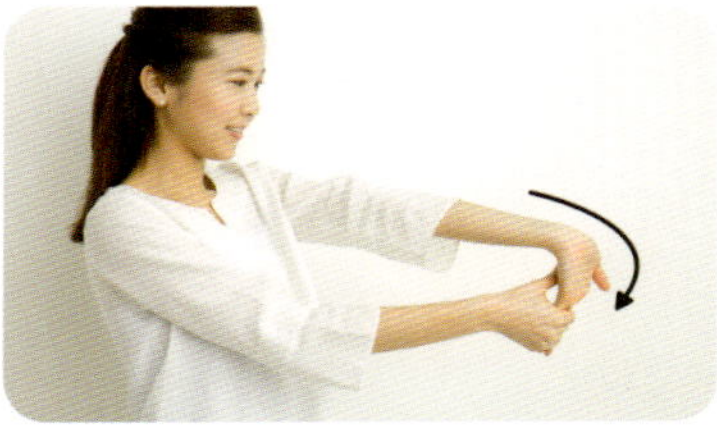

③ 前腕をストレッチする

腕を伸ばし、反対の手で指を反らせて腕の内側を伸ばす。次に手の甲を手で押さえて腕の外側を伸ばす。反対側も同様に行う。

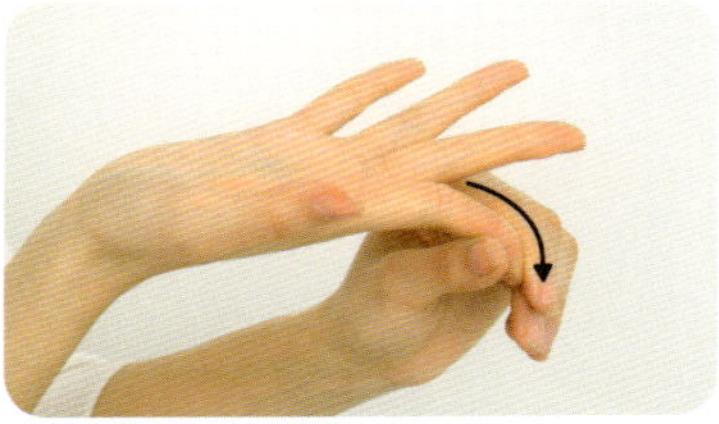

④ 指を1本ずつ反らす

片腕ずつ手のひらを上にし、反対の手で指を１本ずつゆっくりやさしく反らす。反対の手も同様に行う。

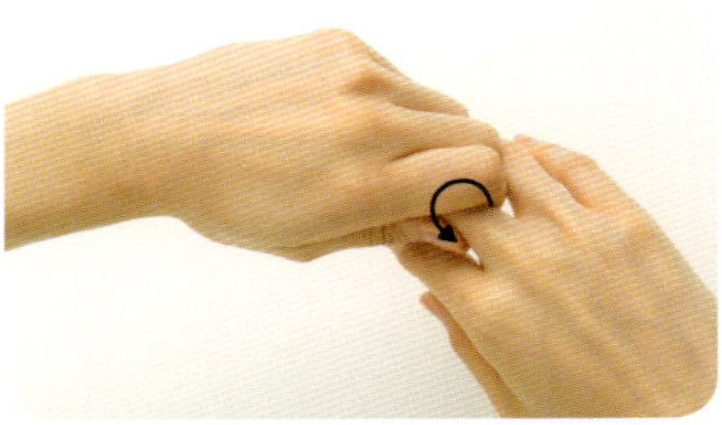

⑤ 指の関節をほぐす

指を１本ずつ、もう一方の手で根元までつかみ、骨をぐるぐると回して関節をほぐす。反対の手も同様に行う。

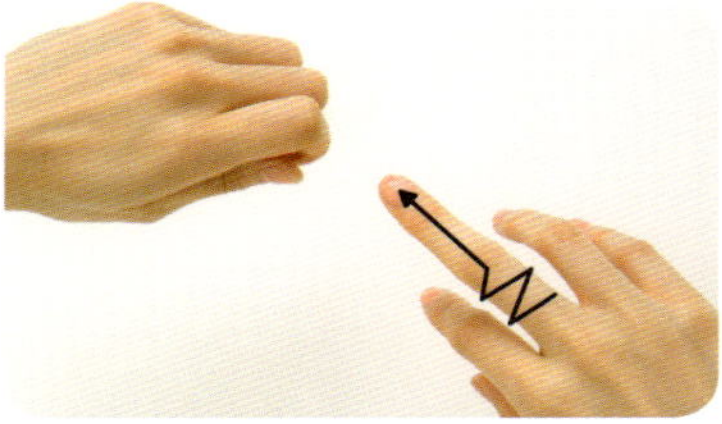

⑥ 握ってねじって引っ張る

指を１本ずつ付け根まで握り、左右に２回ずつねじってから引っ張って離す。10本全部。

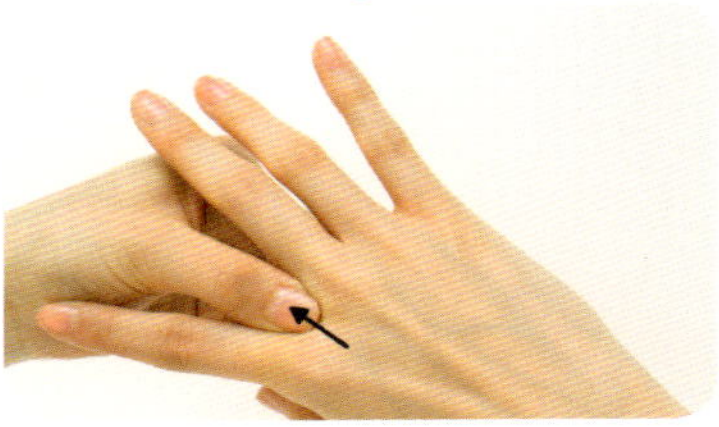

⑦ 指の間をマッサージする

指と指の間をもう一方の手の親指とひとさし指ではさみ、皮膚をつまみながら引っ張る。反対の手も同様に。

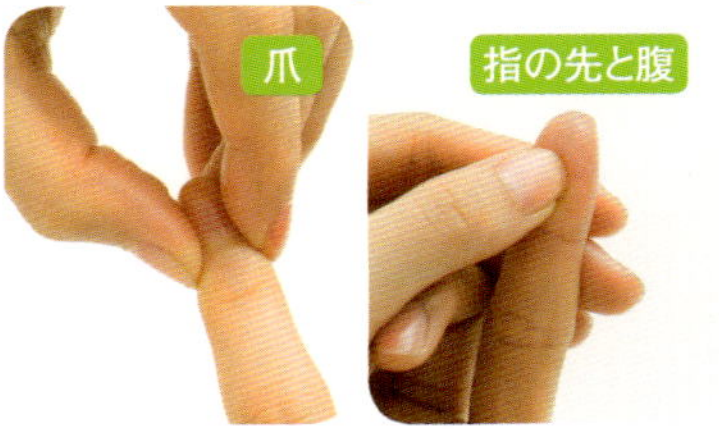

⑧ 指先をほぐす

各指の腹や爪の両サイド、爪の生え際を細かくもみほぐす。

「肩」の3つの反射区を刺激

肩こり

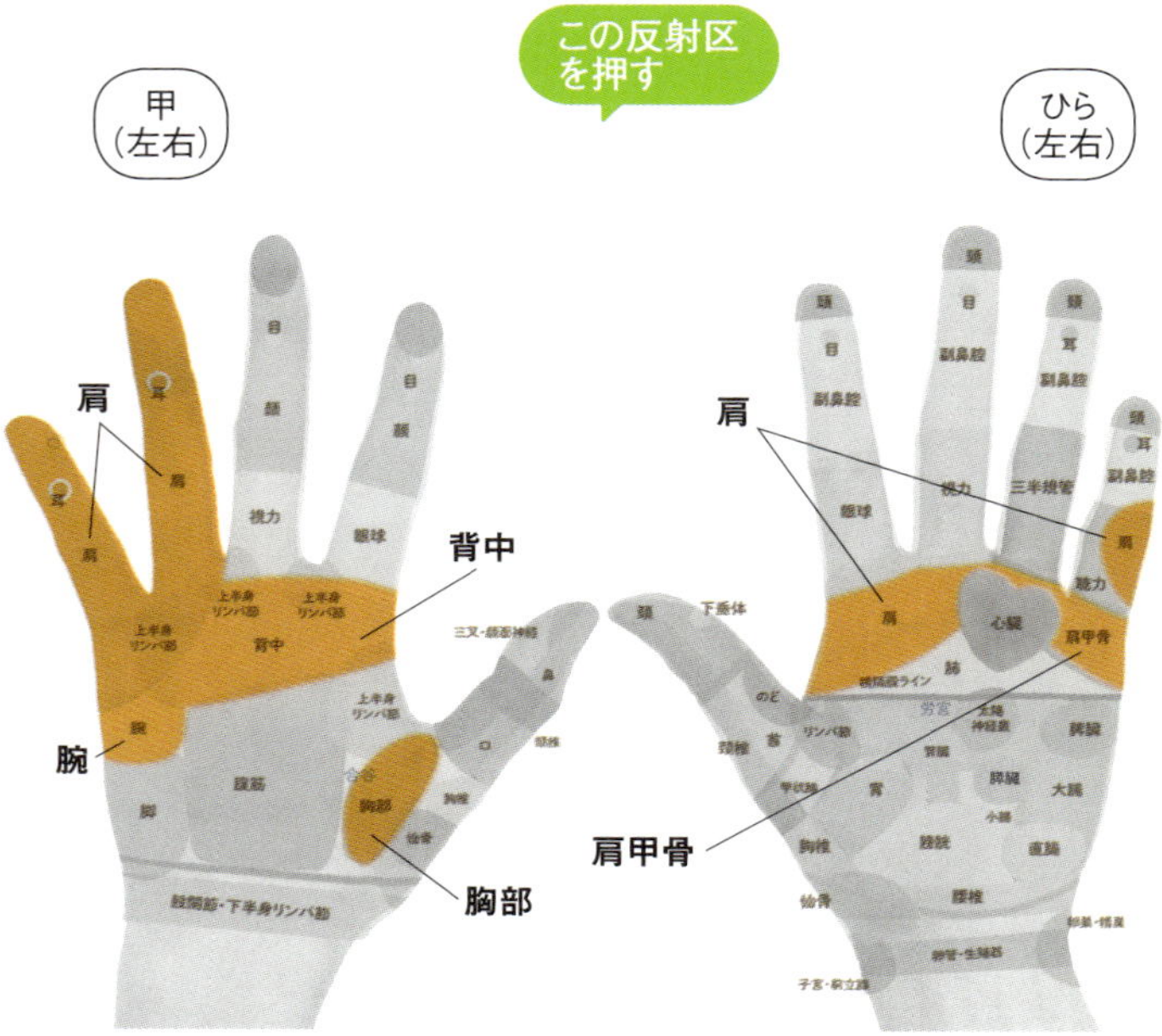

肩の反射区は手のひらと甲のほか、小指にもあります。その3つの反射区を押してから、胸、腕、背中、肩甲骨の反射区も押すと、上半身全体の凝りや重だるさを解消できます。デスクワークの合間に行うのがお薦めです。

スマートフォンやパソコンの使用により、肩こりで悩む人は多いのですが、つい、つらい肩ばかりをもみがち。しかし、手の甲や指もとても疲れています。その手の疲れも肩こりに影響するので、基本のマッサージと併せ、しっかりマッサージしてください。

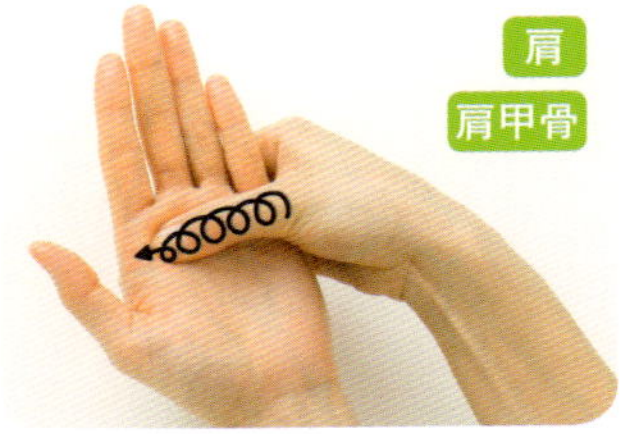

1 手のひら側で、人さし指から小指の下にかけてある肩と肩甲骨の反射区を押しほぐす。

↓

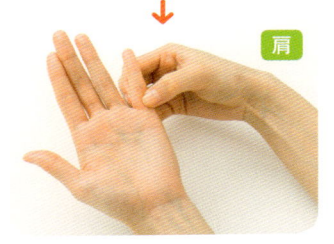

2 手のひら側の小指にある肩の反射区を少し強めにつまみ、もみほぐす。

↓

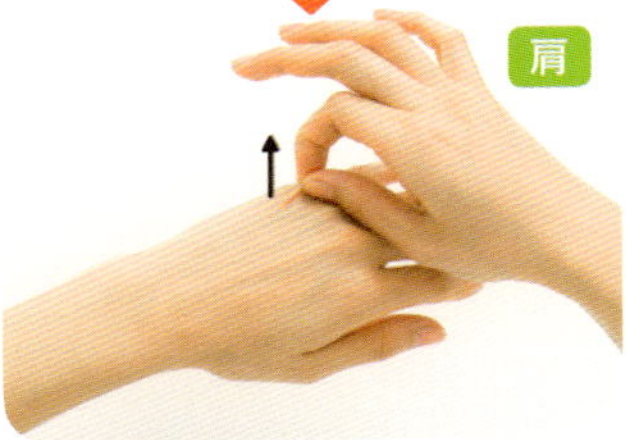

3 手の甲側の、薬指と小指に広がる肩の反射区の皮膚を指で軽くつまみ上げ、パッと離す。甲全体に行う。

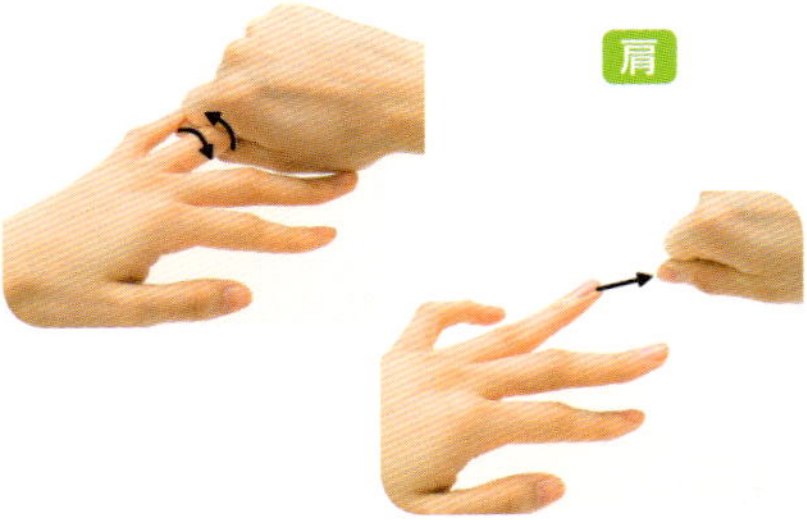

4 薬指と小指を1本ずつ、軽くねじりながら引っ張り、パッと離す。

↓

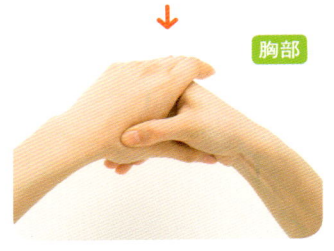

5 手の甲側で、親指の付け根にある胸部の反射区全体を親指でしっかり押す。

↓

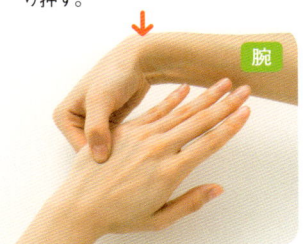

6 甲側の、小指の下のほうにある腕の反射区。小指の骨の上で小さな円を描くように刺激。

↓

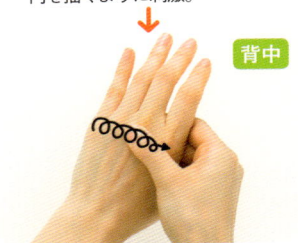

7 手の甲側の、背中の反射区。骨の上で皮膚を動かすようにくるくると刺激する。

頭痛

頭痛は、緊張性頭痛と片頭痛に分かれていますが、混合型も多いので、頭痛のタイプに迷うのなら、どちらのプロセスも行ってください。不眠の人も行うといいでしょう。

ズキズキする痛みを和らげる

片頭痛

片頭痛の原因は精神的ストレスや肉体疲労など
諸説あるが、実はホルモンバランスの乱れも一因。
ホルモンバランスの司令塔にあたる、
下垂体の反射区の強め刺激がポイント。

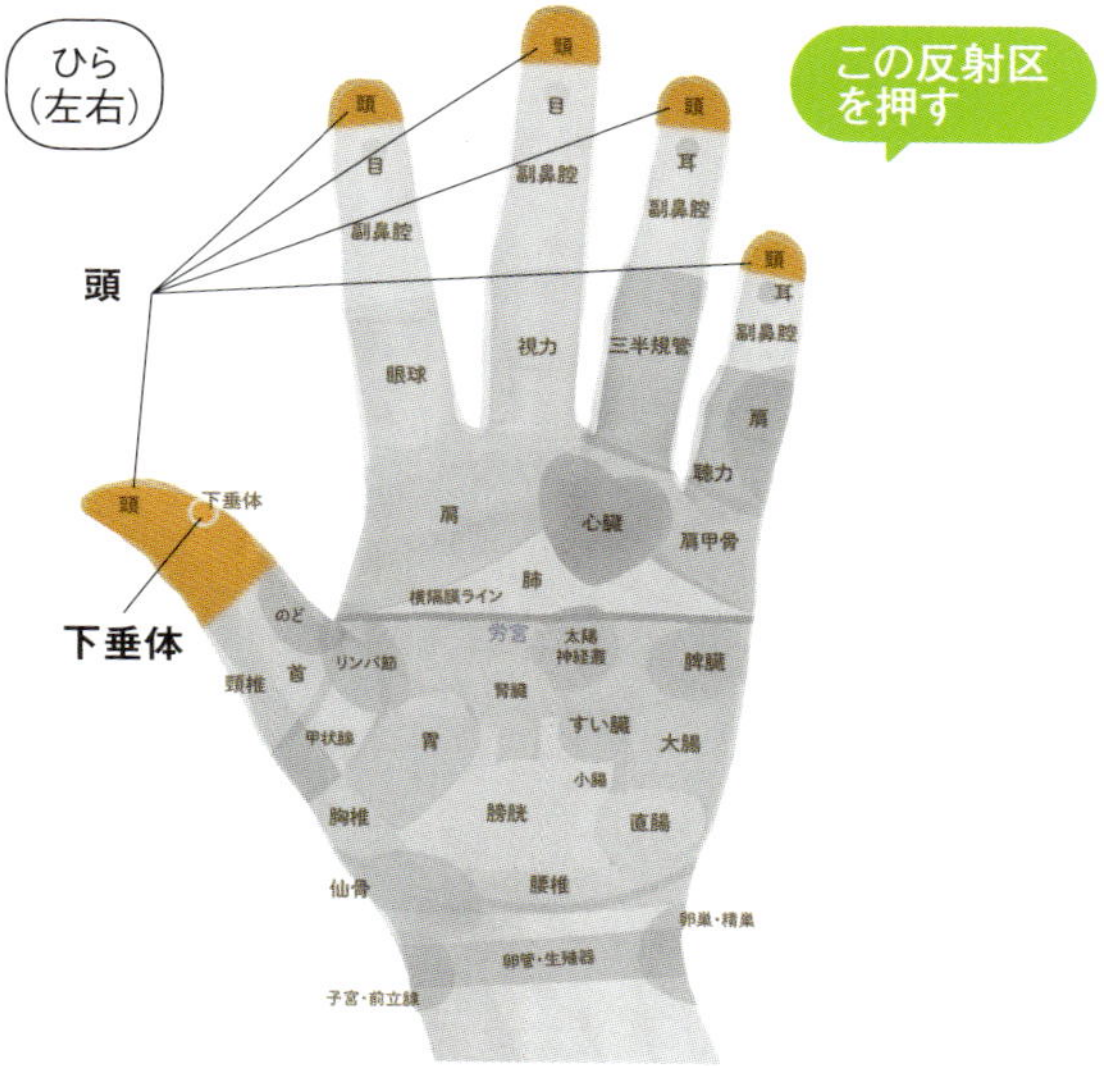

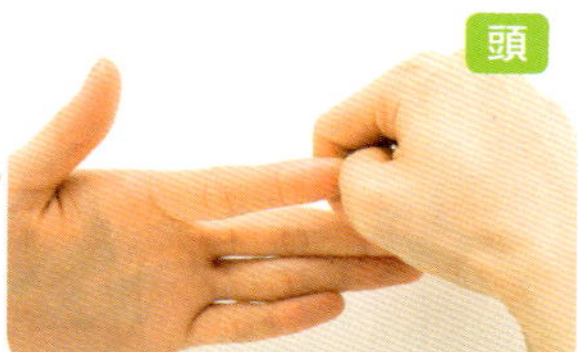

1 全指の先端にある頭の反射区を、親指の関節を使って強めに挟みこむ。

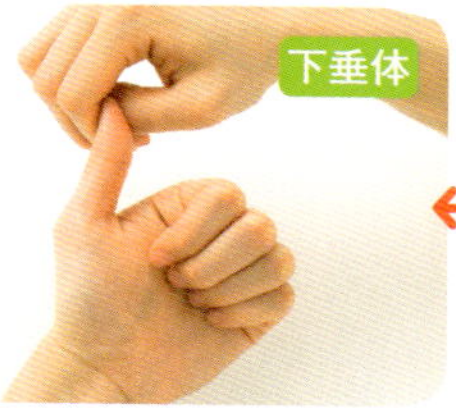

2 親指の腹にある下垂体の反射区に、親指の関節を押しあて10秒間、強めに刺激する。

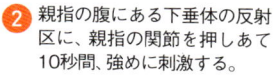

凝りや張りによる頭痛に効く

緊張型頭痛

緊張型の頭痛の主な原因は、
デスクワークなどによる首の凝りや背中の張り。
それらに対応した反射区を押すことで痛み対策と予防にも。

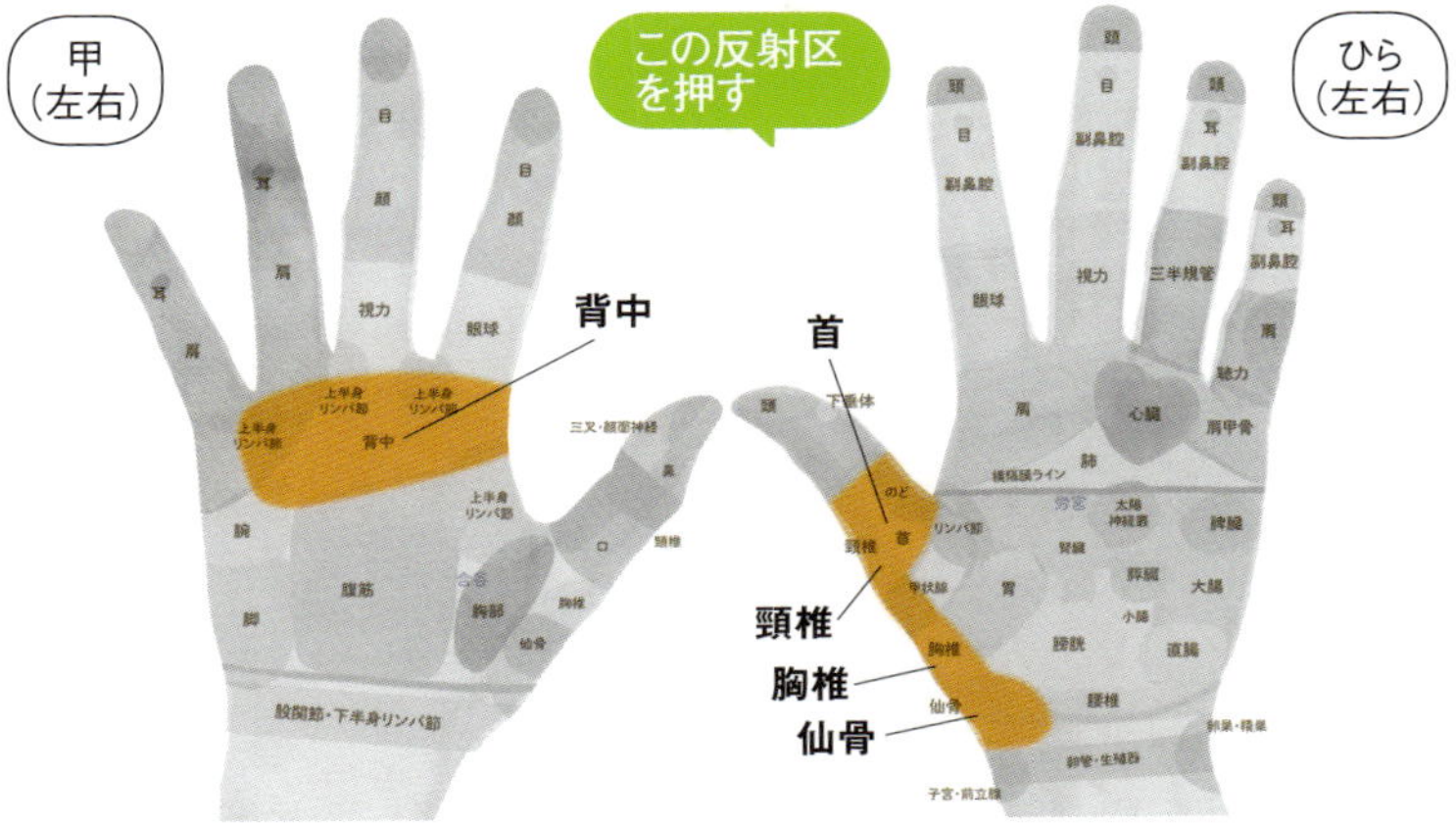

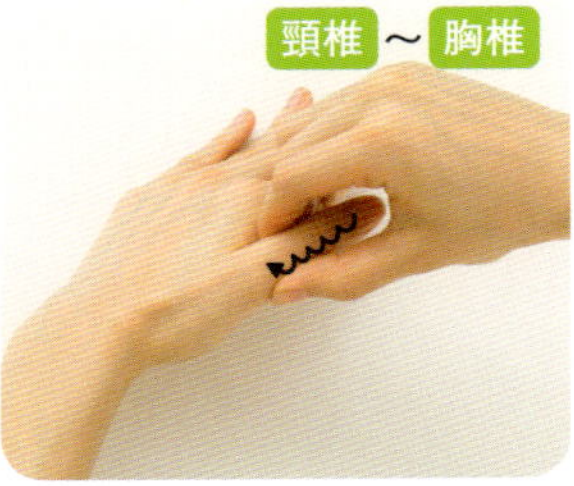

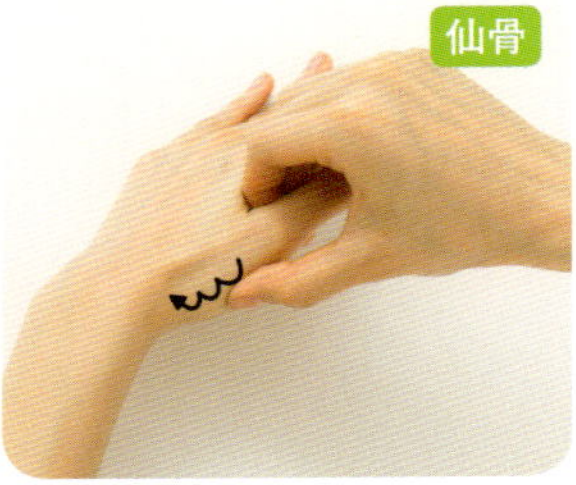

1 親指の側面にある頸椎から仙骨の反射区までを細かくしっかりと押しほぐす。

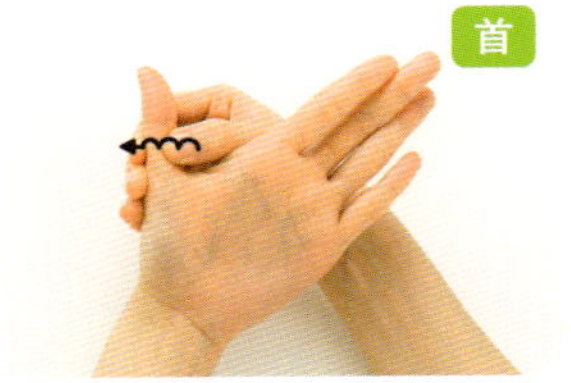

2 手のひら側の親指の関節下にある、首の反射区を人さし指側から細かく押しほぐす。

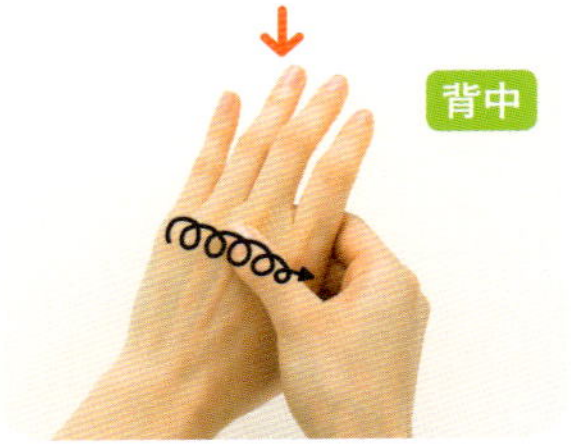

3 手の甲側にある、背中の反射区の皮膚を骨の上で押し回すように刺激する。

背骨や腰への負担を軽減

姿勢改善

座っていると腰が丸まって猫背になり、立っていると片足に重心をかけるなど、どうしても崩れやすい姿勢。だからこそこまめにケアして改善に努めましょう。慢性的な腰痛にも効きます。

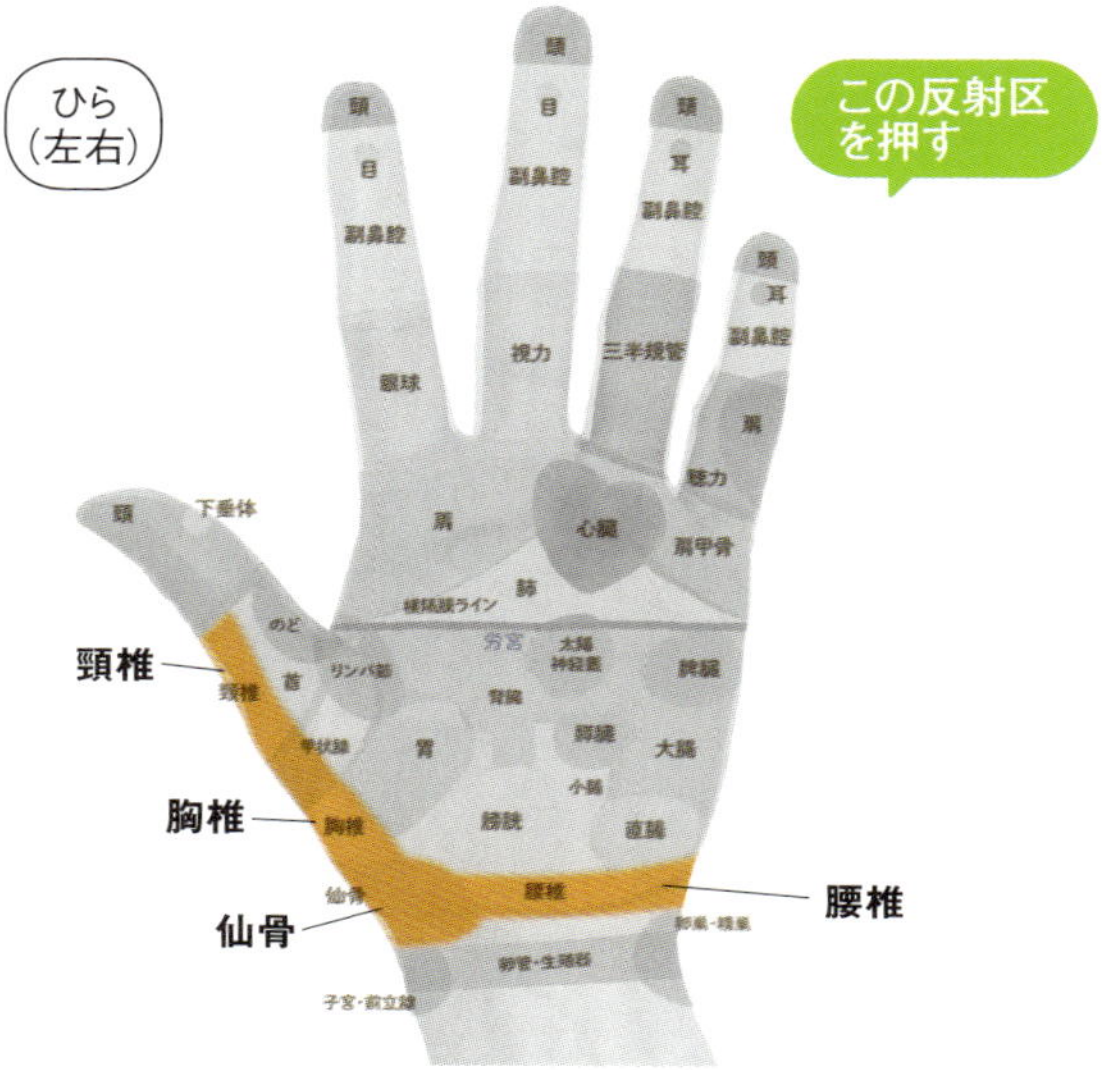

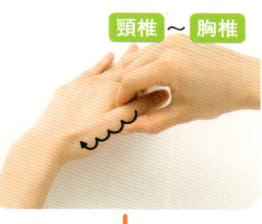

1 頸椎から胸椎までの反射区を強めに押しほぐす。数回繰り返す。

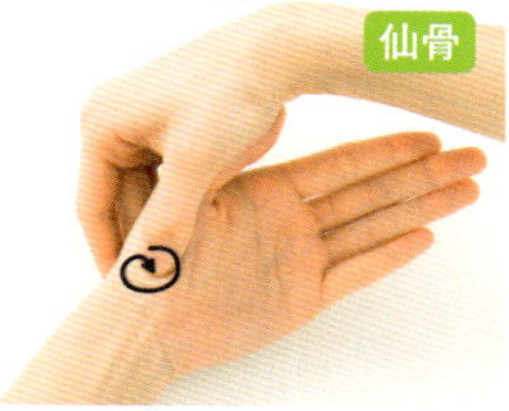

2 続けて胸椎の下にある仙骨の反射区を約10秒間、手首中央に向け、押しこむように刺激する。

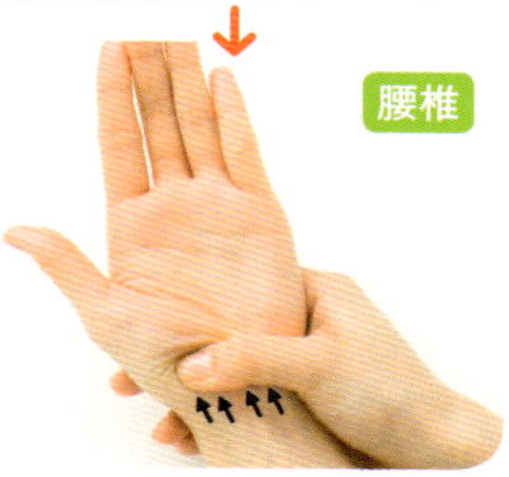

3 手の付け根にある腰椎の反射区を、手のひらに押し上げるように刺激する。

消化酵素の分泌を促進

食べすぎ胃もたれ

食べすぎや脂っこいものを食べた後には、消化酵素を分泌する胆のうの反射区刺激を。押すポイントは右手のひらと甲の両方にあるから、親指と人さし指でサンドしましょう。

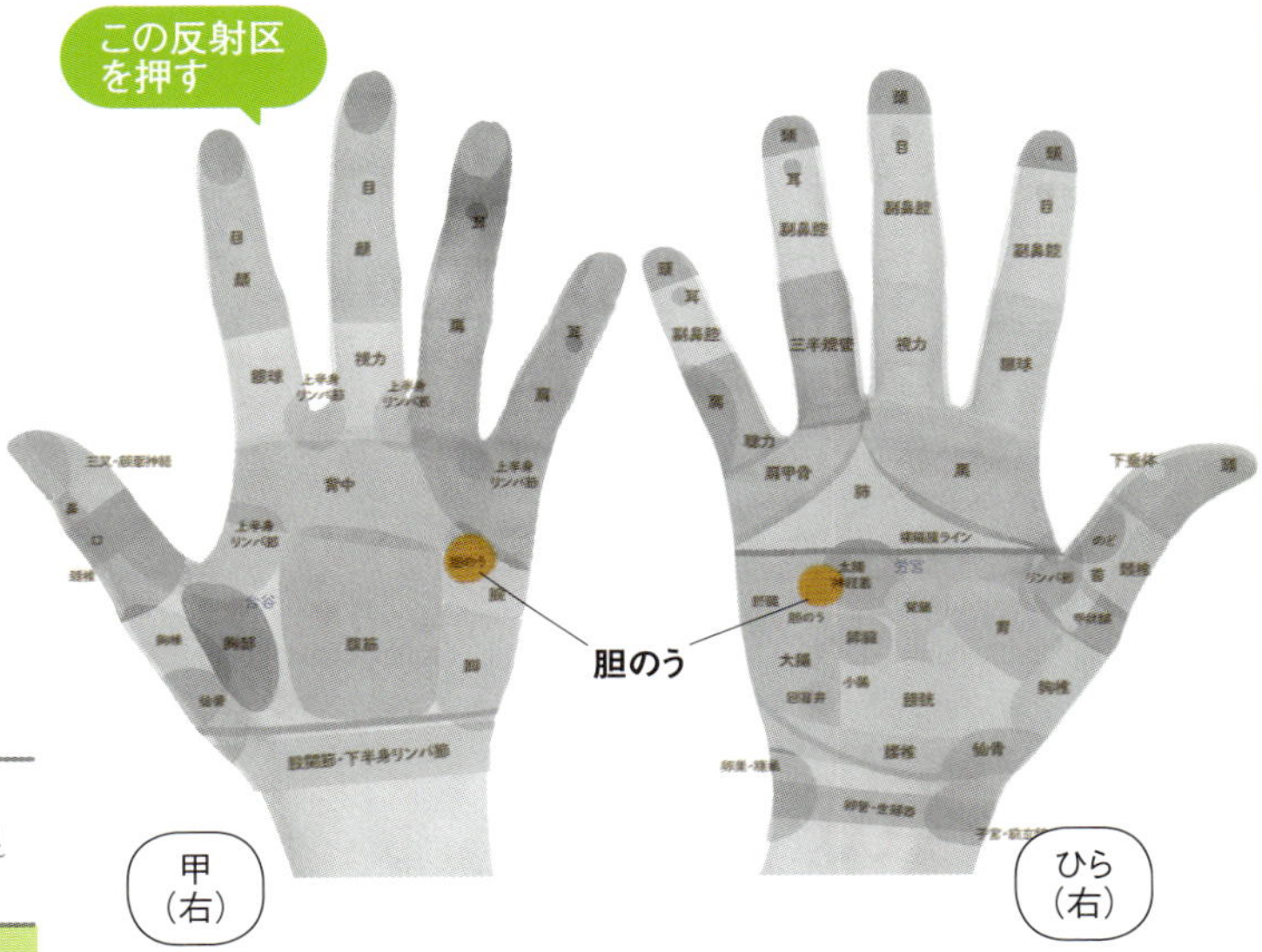

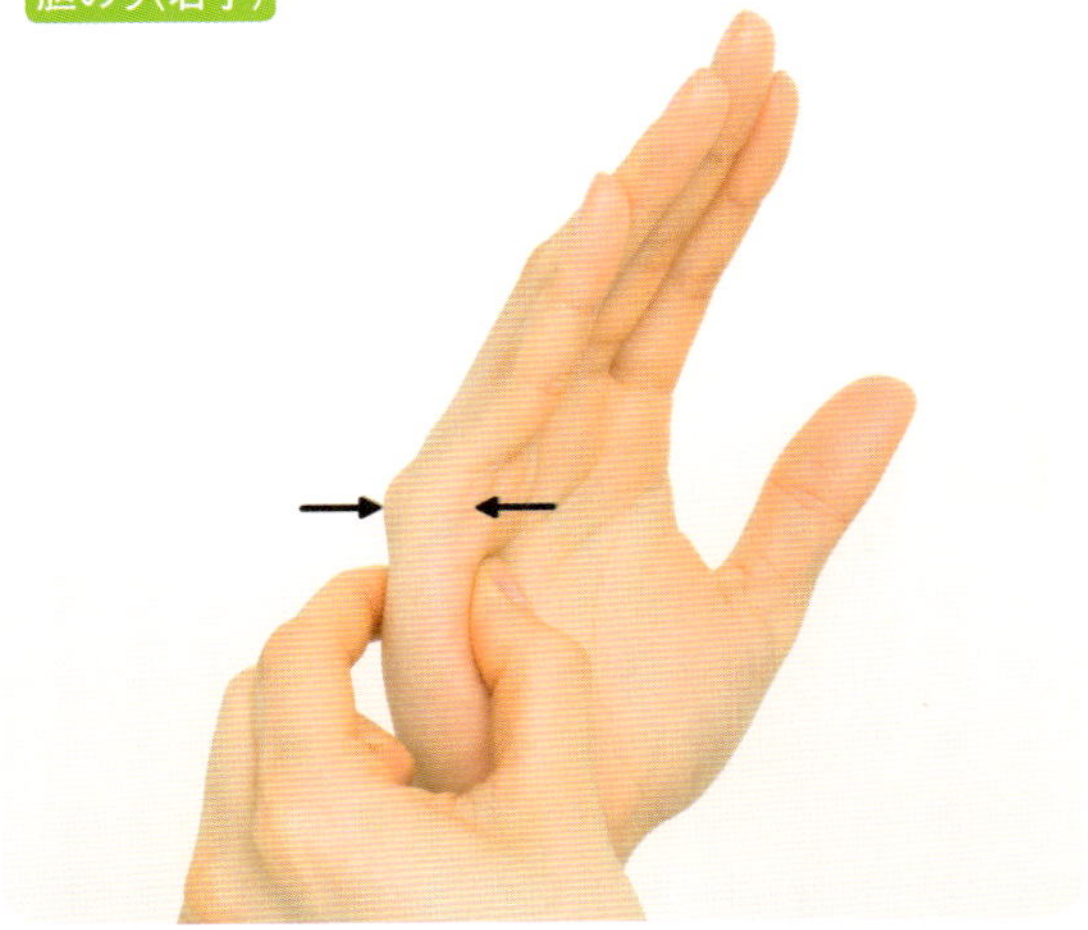

右手の小指側中央にある胆のうの反射区を、甲とひらから同時に挟み、押しほぐす。

強めの刺激でスッキリ！

便秘

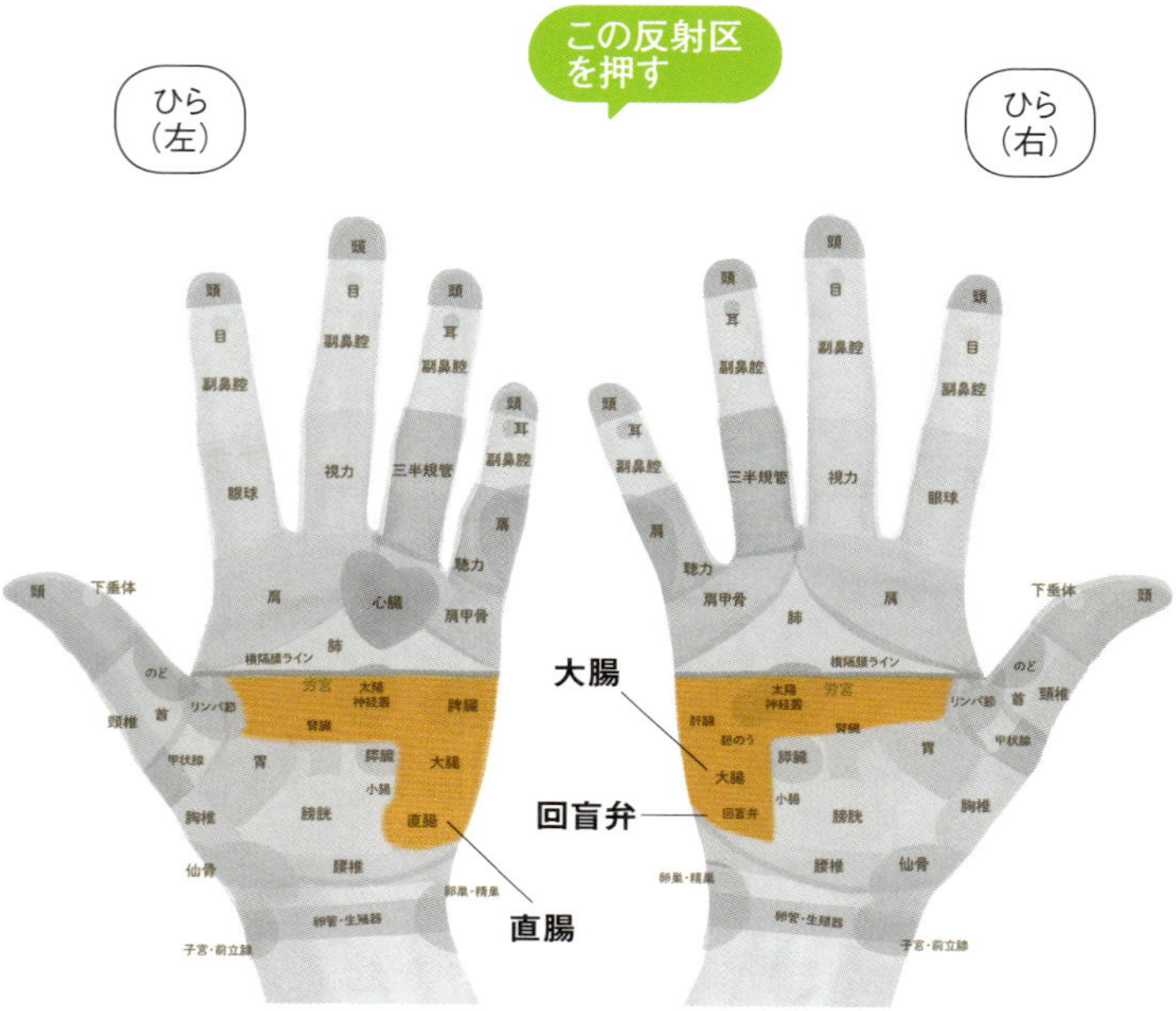

大腸の反射区は、押すとお通じの有無がわかるほど腸内の状態が素直に表れます。

大腸や直腸などの反射区を押して、皮下にジョリジョリした部分があったら、実際そこに便がたまっている可能性大。逆に、ちゃんとお通じがあったときは異物感は消えてしまいます。腸の中での便の移動をイメージしながら、方向を間違えずに刺激していきましょう。

また、小腸と大腸の境目にある「回盲弁」。その部分をほぐすことが、便秘解消のための最大のポイントです。強めに、外に引っ張るように刺激してください。

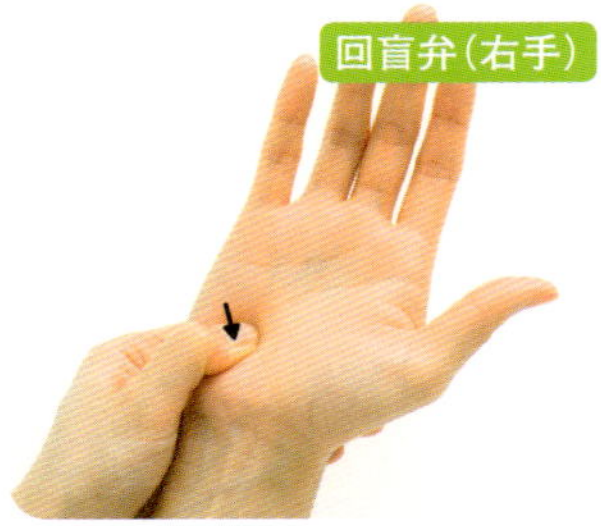

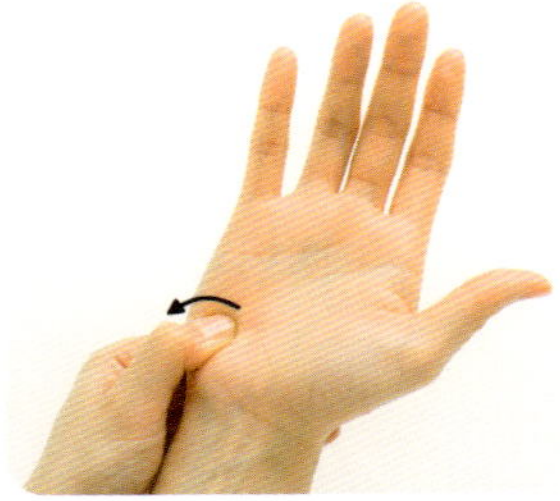

❶ 右手のひらの左下にある回盲弁の反射区を押したまま左方向に引っ張り10秒間キープ。

↓

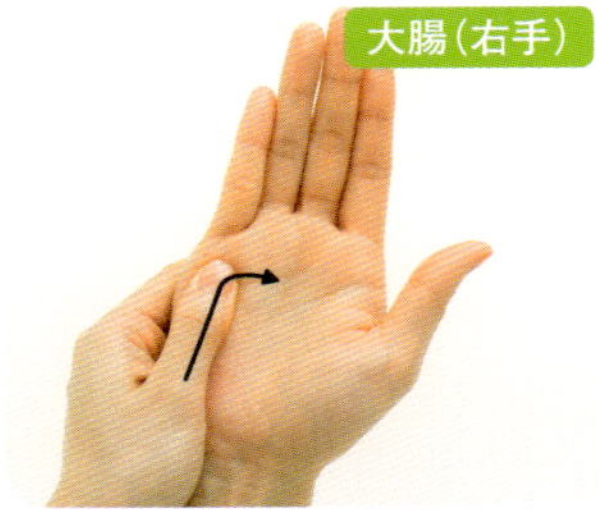

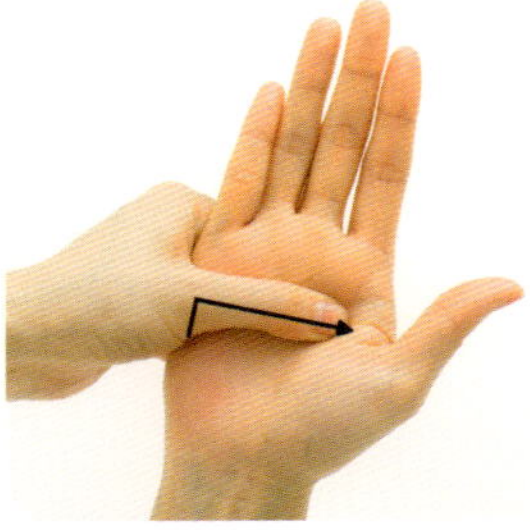

❷ 回盲弁から上、そして右方向に続く大腸の反射区を親指の腹を使い、押し滑らせる。曲がり角は念入りに。

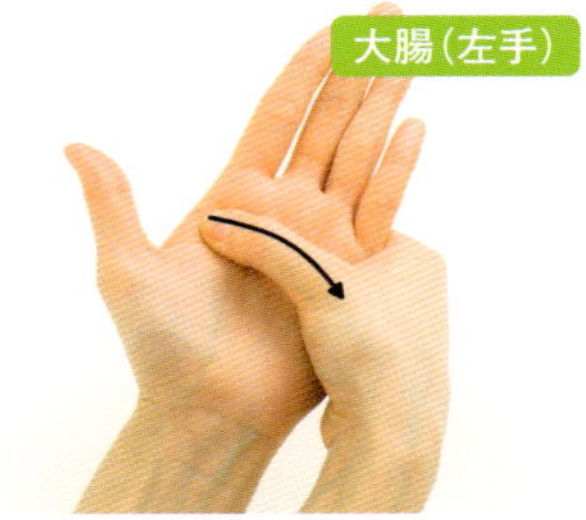

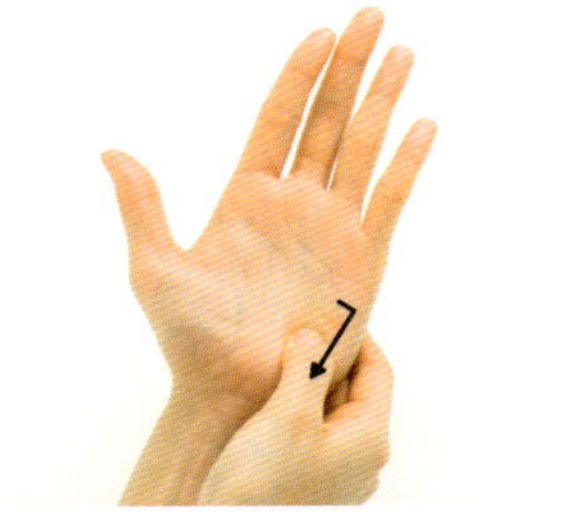

❸ 左手のひとさし指の下から始まり小指側、そして下方向へと親指を押し滑らせる。

↓

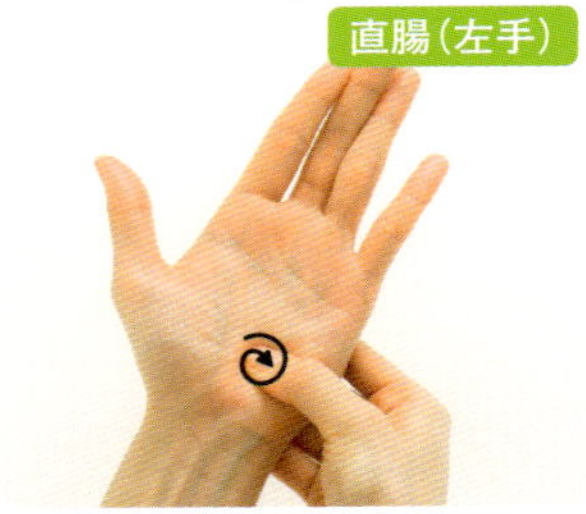

❹ 大腸(左手)の反射区の最後にある直腸の反射区を、念入りに押しほぐす。

手首を柔らかくするのがカギ

月経トラブル

婦人科系トラブルのサインは卵巣、子宮、卵管の反射区に表れます。触って硬いのは働きが低下しているサイン。血色が悪かったり皮膚の色がまだらなのはNGサインです。

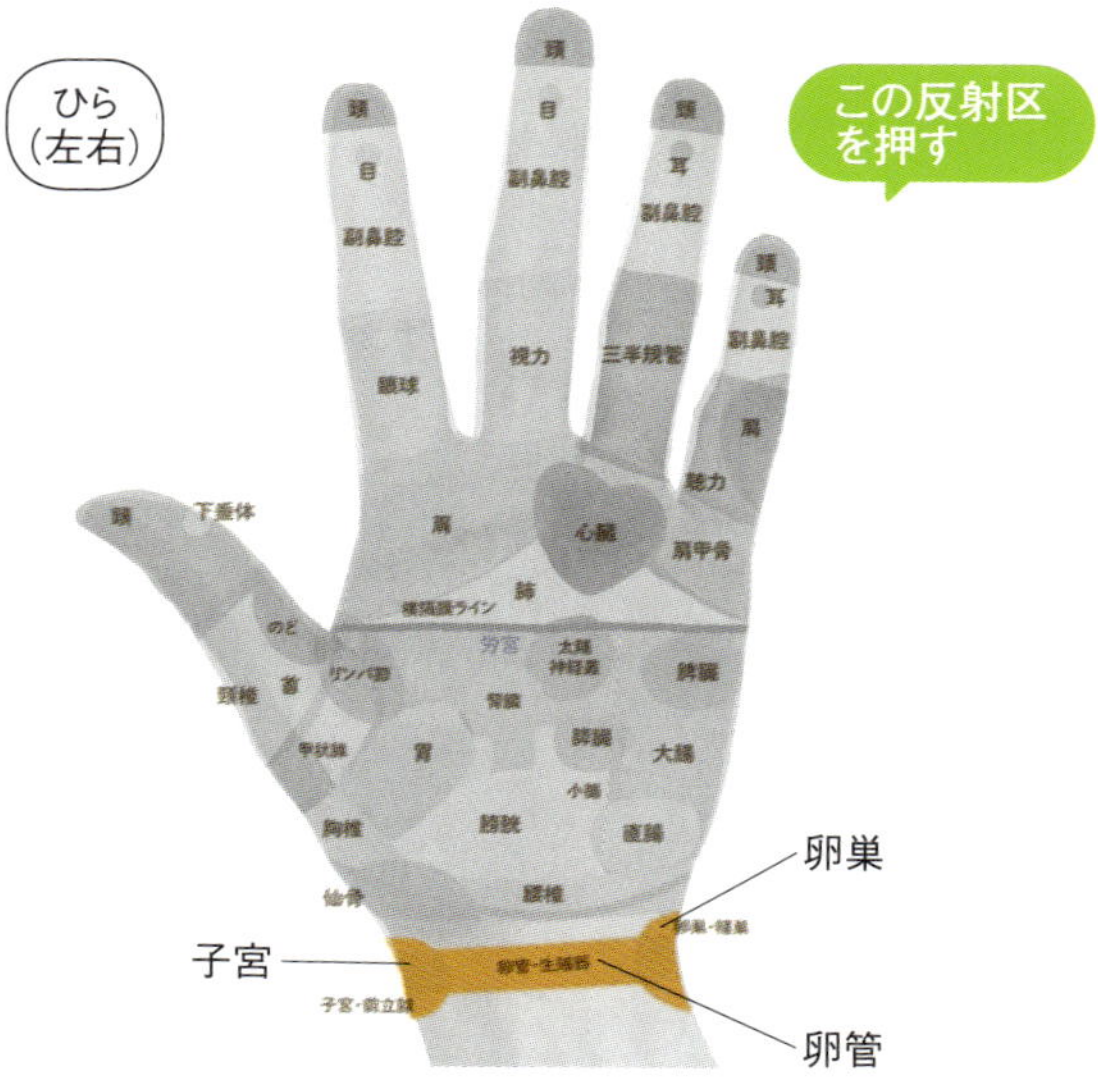

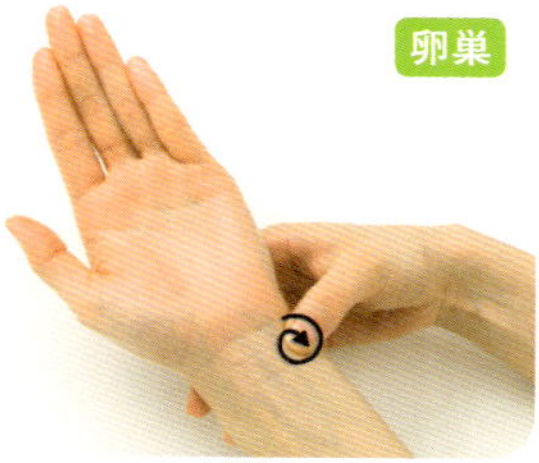

1 手の付け根の小指側にある卵巣の反射区をやさしく押し回す。

↓

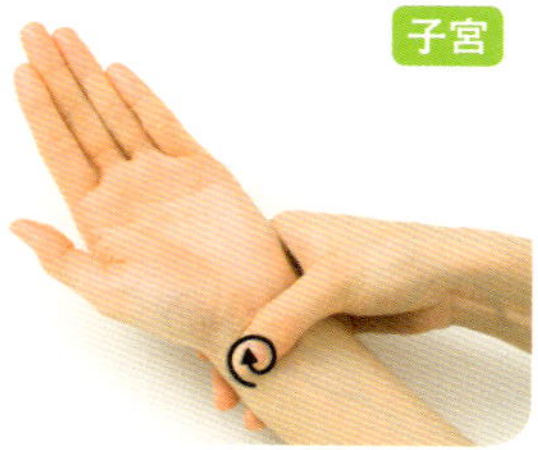

2 手の付け根の親指側にある子宮の反射区をやさしく円を描くように刺激する。

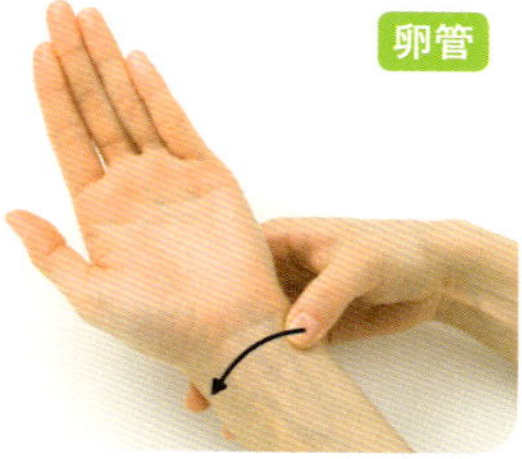

3 卵巣と子宮をつなぐ卵管の反射区を親指で押しすべらす（一方向のみ）。

↓

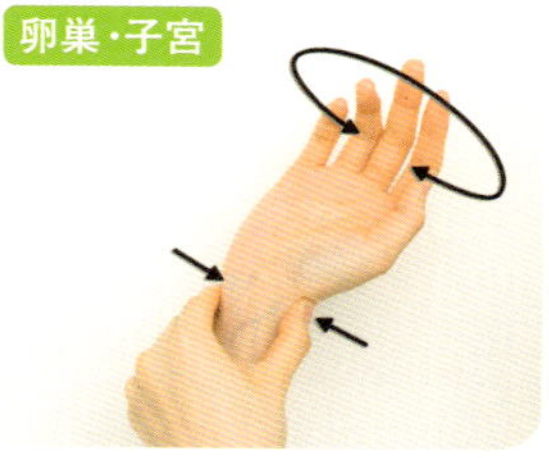

4 卵巣と子宮の反射区を反対の手の親指とひとさし指で押しながら、手首を左右に回す。

体内にたまった老廃物を出す

デトックス

座りっぱなしや運動不足の人ほど、体内にたまりやすい老廃物。スムーズな排泄を促すには腎臓、尿管、膀胱の3つの反射区を順々に。押す力を弱めずに刺激するのがコツです。

ひら
（左右）

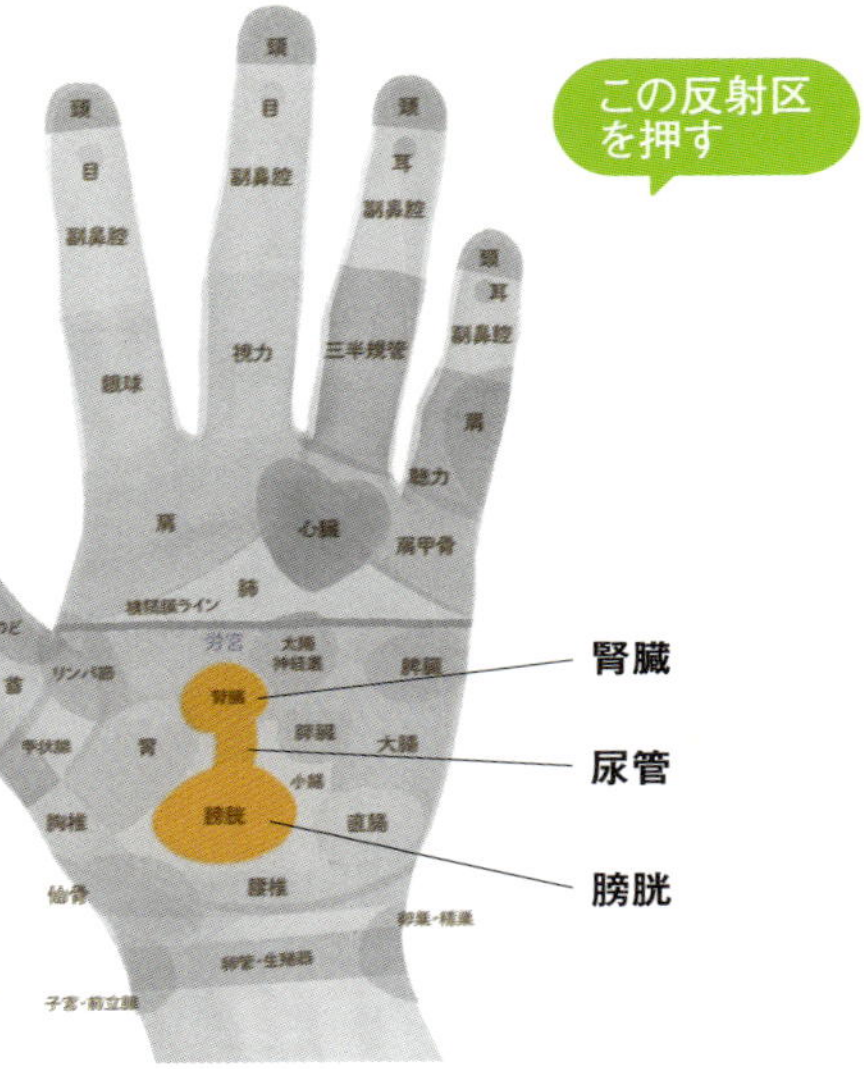

※「むくみ」のマッサージ（114ページ）と併せて行うと効果的。

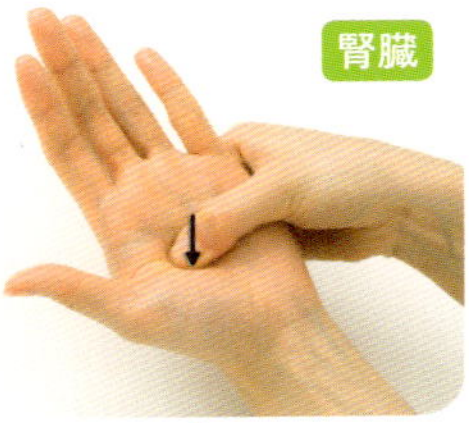

❶ 手のひらの中央にある腎臓の反射区を親指で強めに押し、そのまま❷へ。

↓

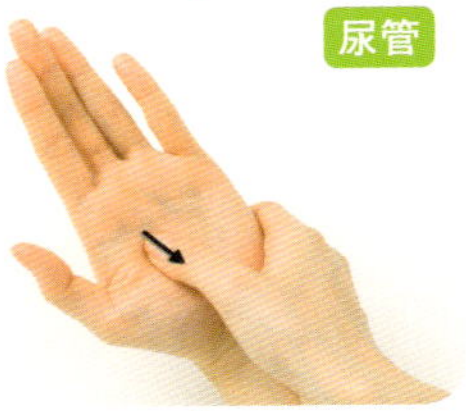

❷ 腎臓から下側に続く1～1.5cmの尿管の反射区にすべらせる。

↓

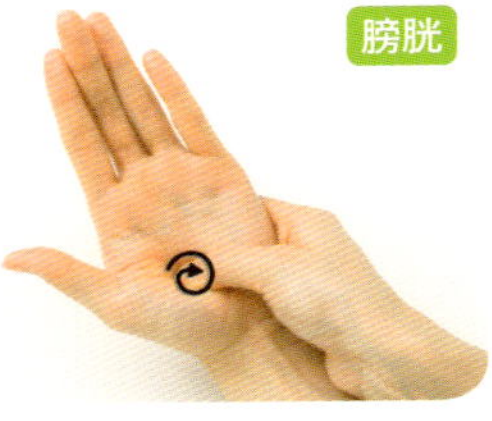

❸ 尿管の終点にある膀胱の反射区を親指で押し回す。❶～❸を左右の手とも数回繰り返す。

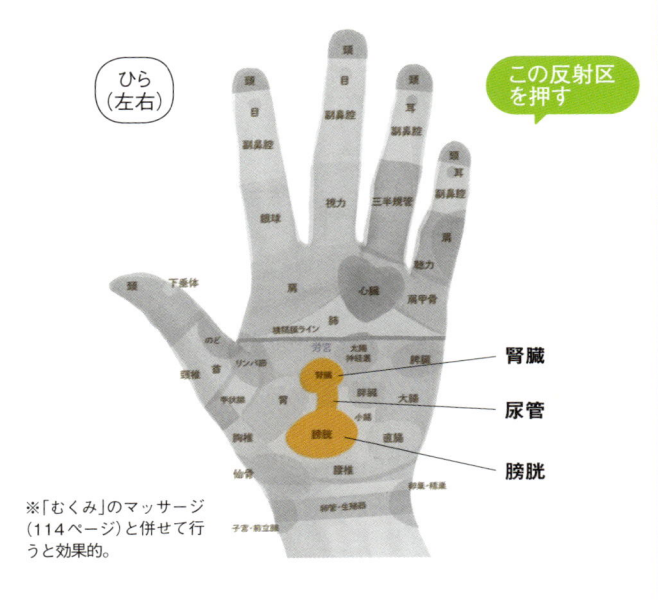

つらい諸症状を和らげる

花粉症・アレルギー

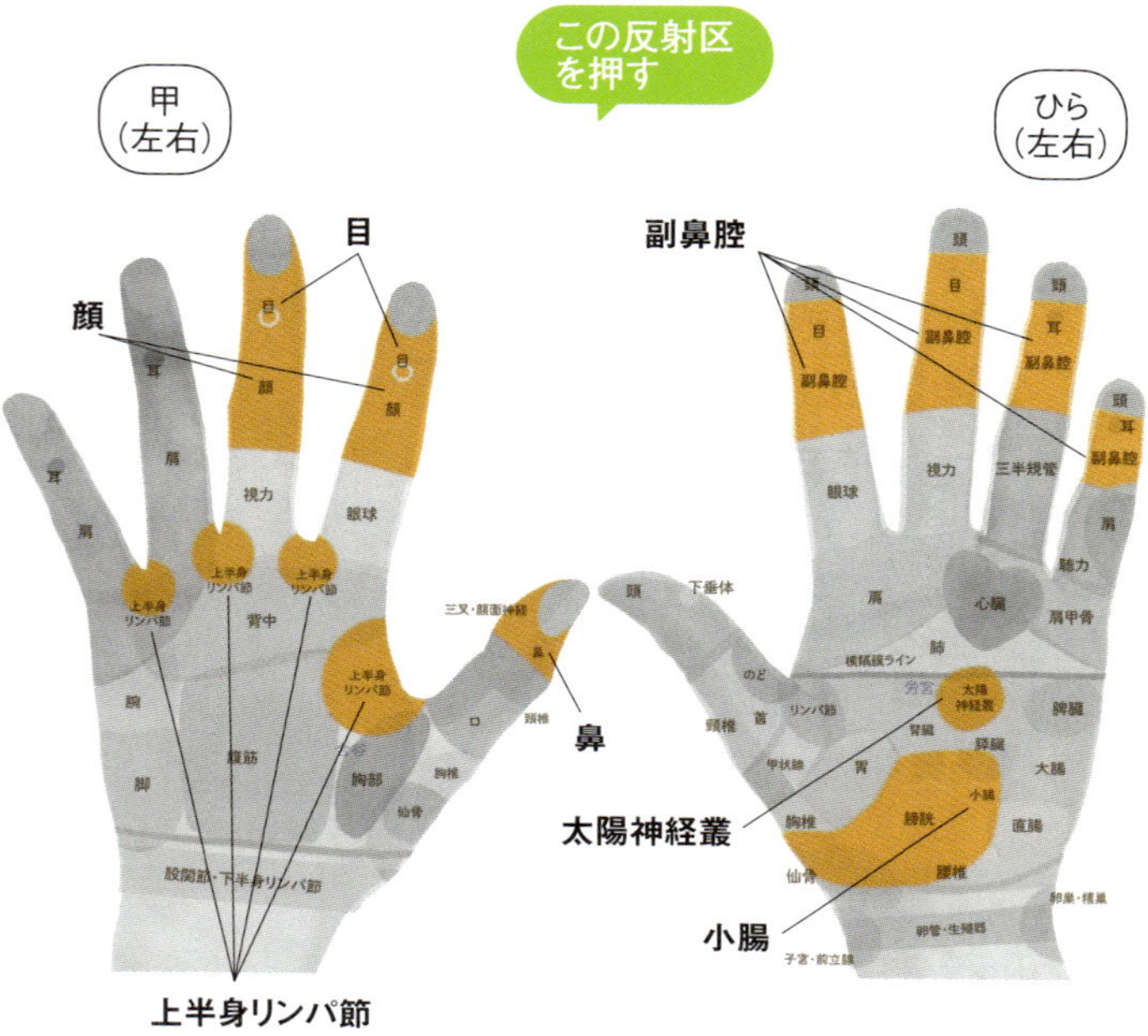

「鼻水や目のかゆみを今すぐ抑えたいときこそ、肩から上の症状緩和が得意な、手の反射区もみを！」と私はよく話しているくらい足裏よりも効果的だと感じています。

花粉症の症状はさまざまですが、まずはつらい症状の出る副鼻腔、鼻、目、顔を刺激します。症状が出ていなくても、花粉がついていると考えられる部位は、強化の意味も含め、刺激しておきます。

最後に、免疫力に関わる小腸の反射区と、エネルギーの源の太陽神経叢もしっかり押してパワーアップしましょう。

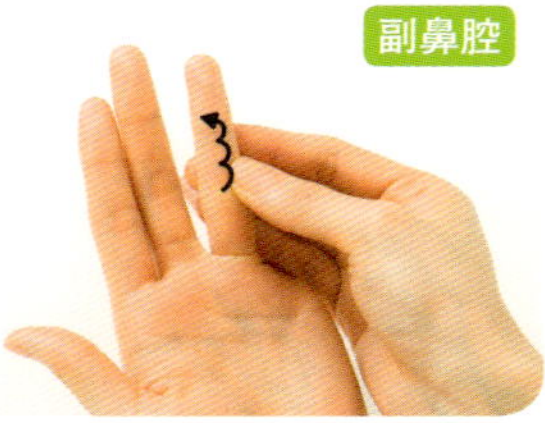

1 手のひら側で、人さし指から小指にある副鼻腔の反射区を下から上にもみほぐす。

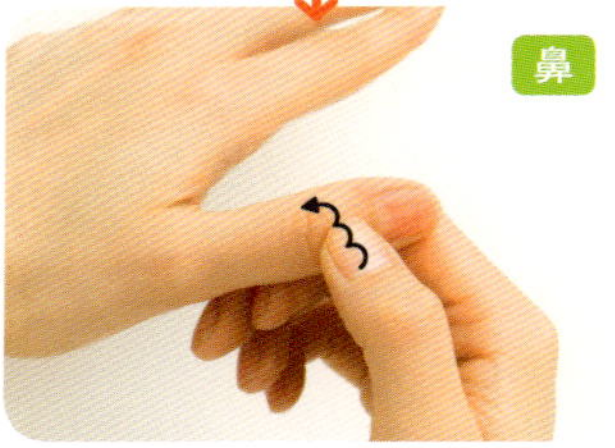

2 手の甲側で、親指の爪の下にある鼻の反射区を細かく刺激する。

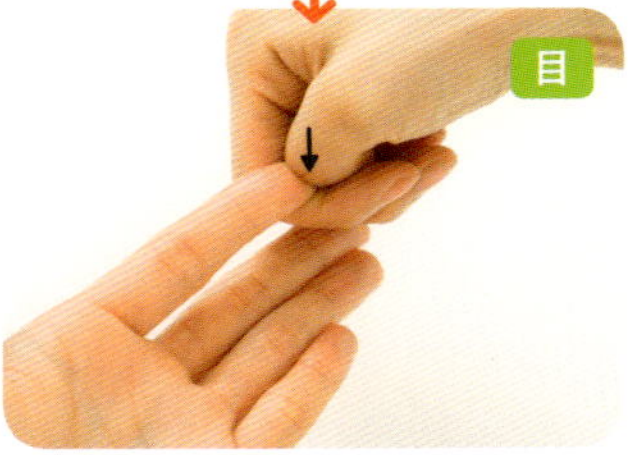

3 手のひらと甲にある目の反射区に、親指の関節を使い、強めの刺激を与える。

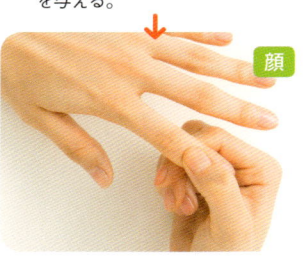

4 手の甲側にある顔の反射区を親指で強めに押しほぐす。

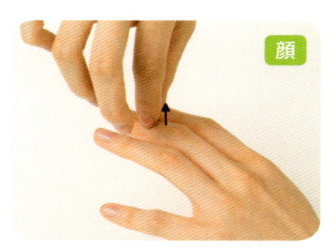

5 顔のかゆみがひどいときは皮膚をつまみあげ、顔の反射区の皮膚をゆるめるのが有効。

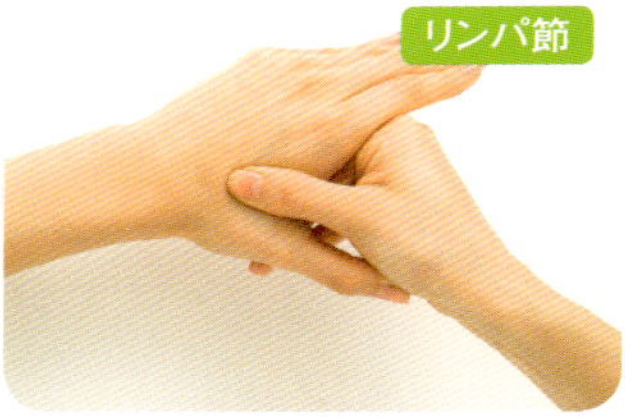

6 各指の股にあるリンパ節の反射区。指の骨と骨の間を広げるようにもみほぐす。

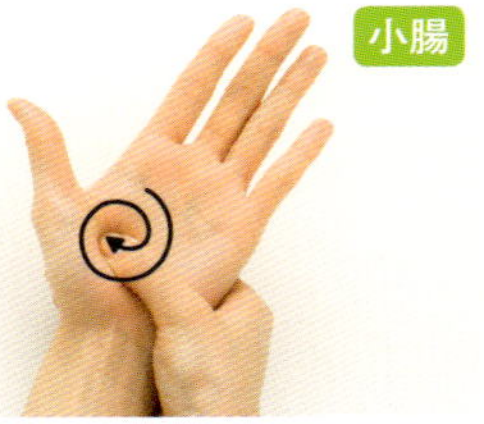

7 手のひら側の下半分にある小腸の反射区全体を広く大きく押しまわす。

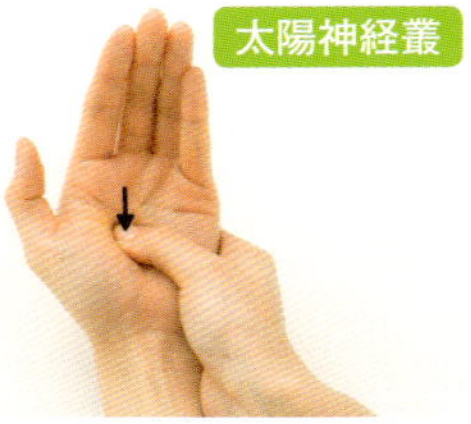

8 手のひらの真ん中にある太陽神経叢を親指で強く押す。息を吐きながら10秒押し、息を吸いながらゆっくりと離す。

リンパの詰まりを解消

むくみ

顔のむくみが気になるときは、リンパの反射区もみを。上半身のリンパの流れが滞ると肌の色が悪くなり、腕もむくみ、太くなりやすいので、強めに押して詰まりをとりましょう。

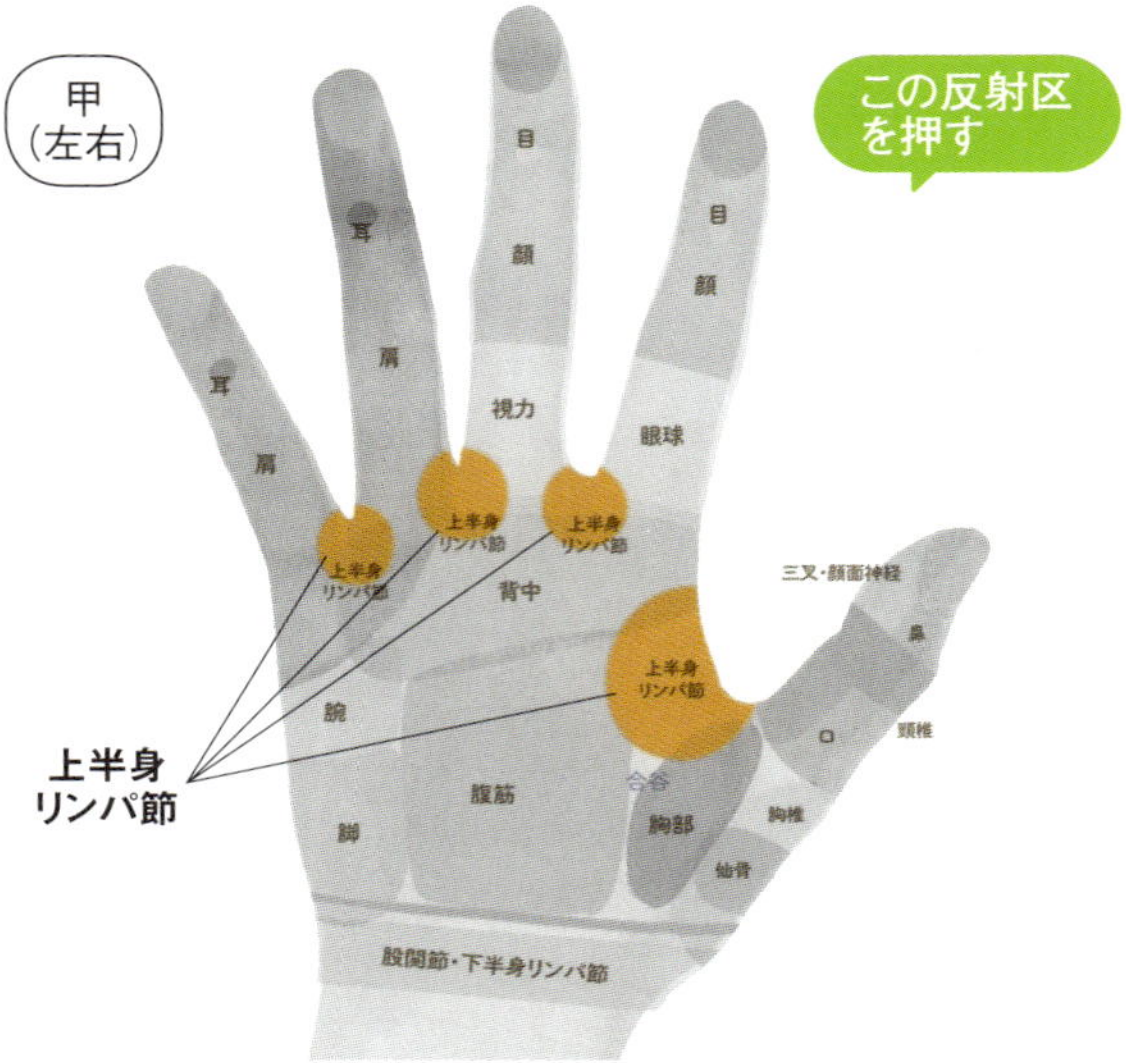

※「デトックス」（111ページ）の項と併せて行うと効果的。

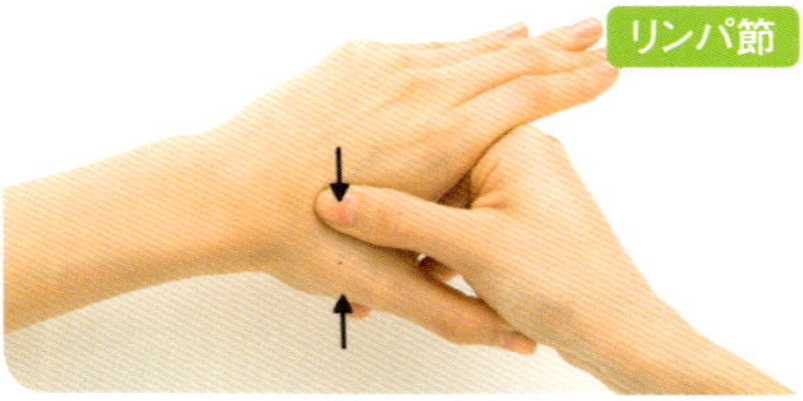

1 各指の股にあるリンパ節の反射区を、指の骨と骨の間を広げるように押しほぐす。

↓

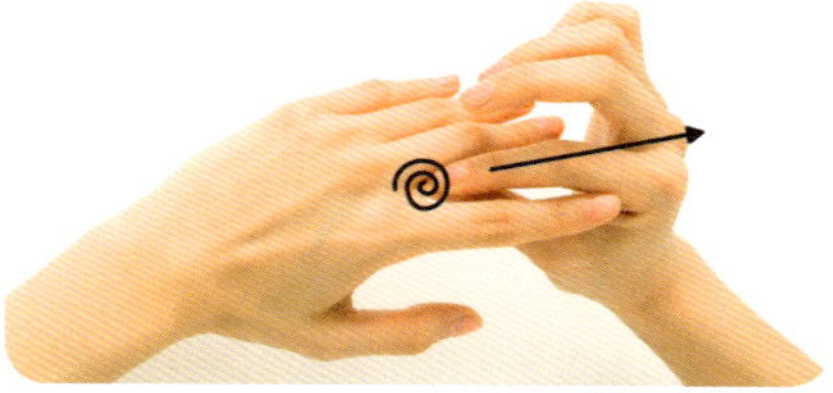

2 リンパ節の反射区を押しほぐしたら、皮膚を引っ張るようにして、スッと抜く。

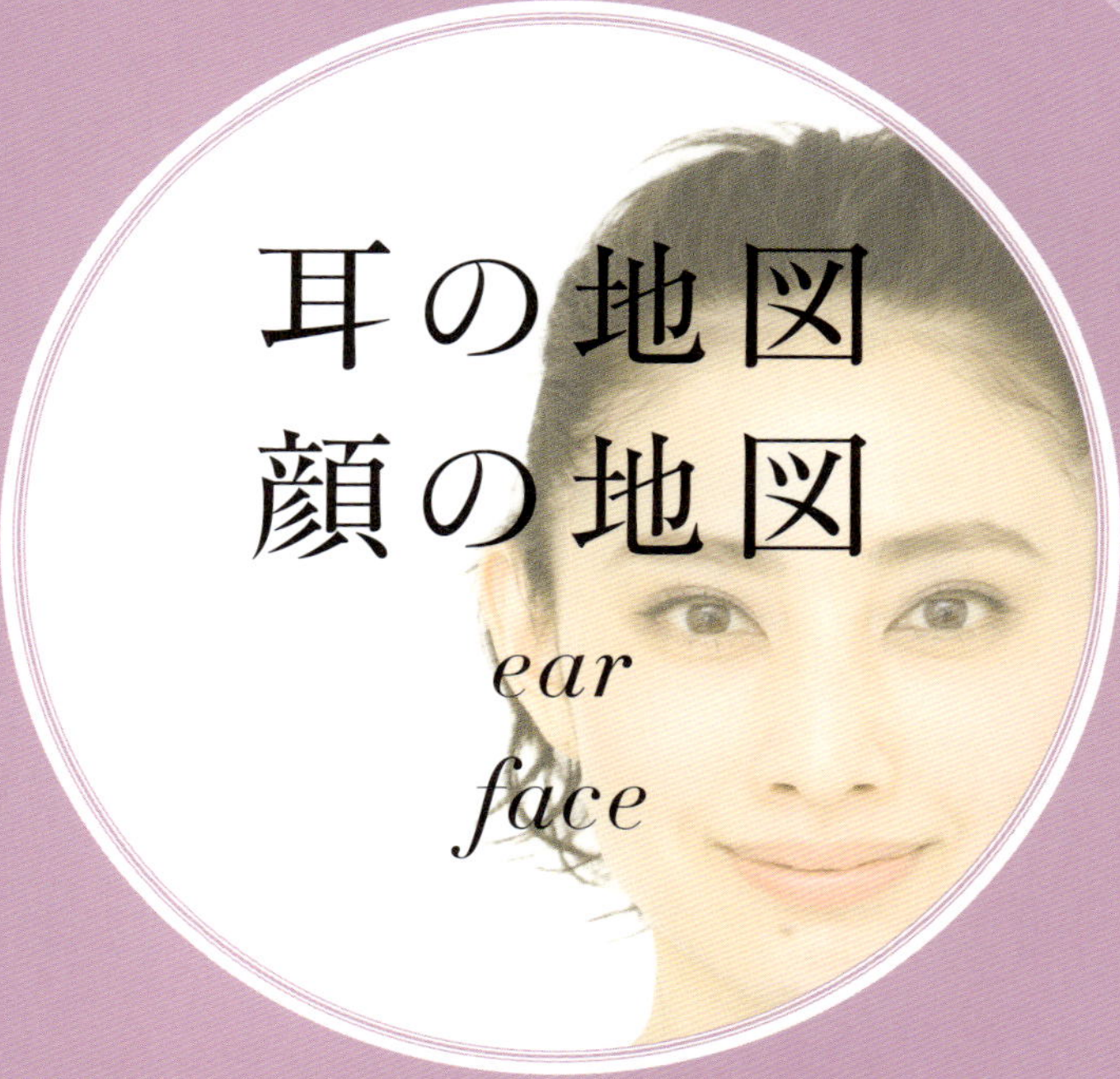

耳の地図
顔の地図

ear

face

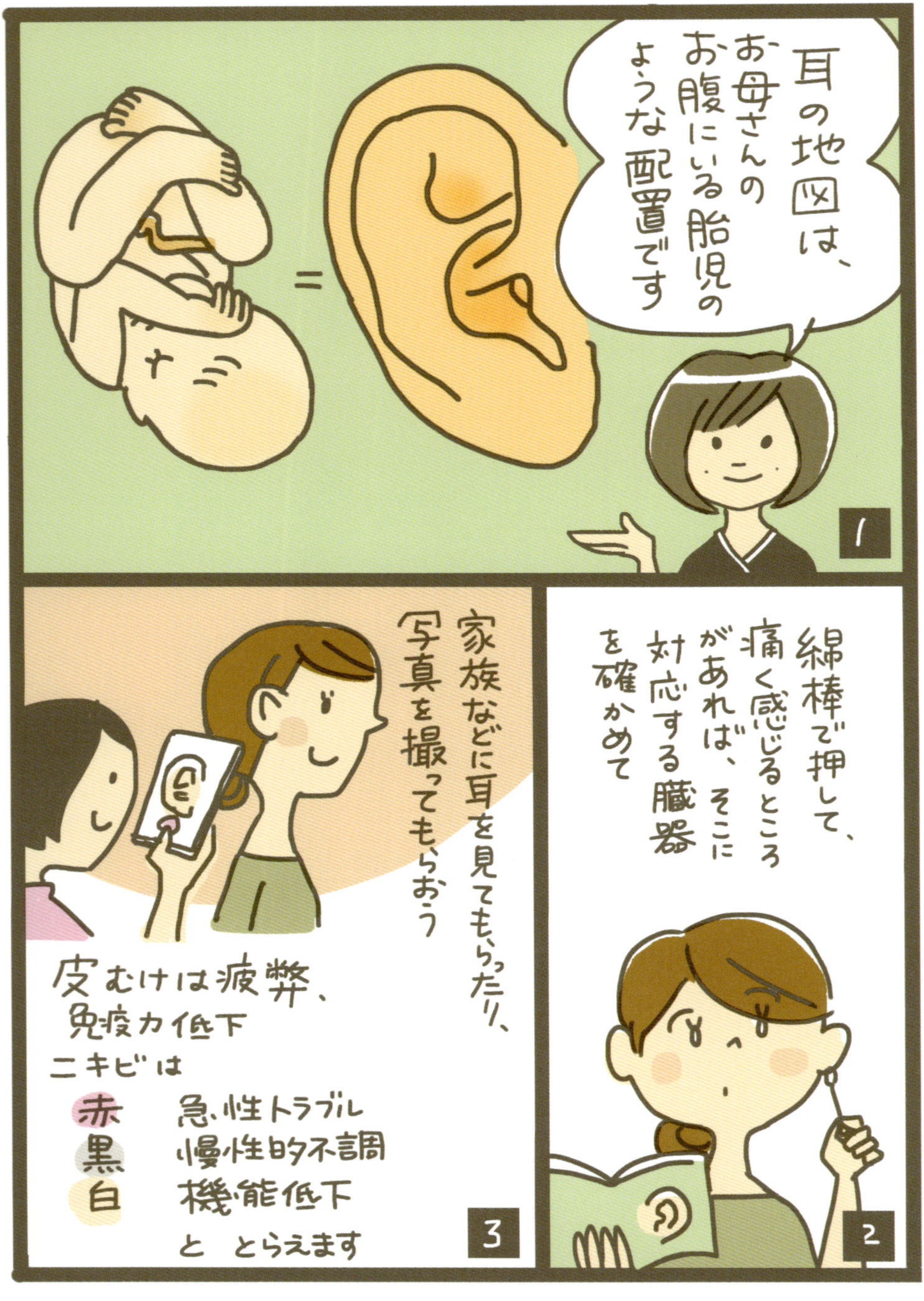
耳の地図は、お母さんのお腹にいる胎児のような配置です
綿棒で押して、痛く感じるところがあれば、そこに対応する臓器を確かめて
家族などに耳を見てもらったり、写真を撮ってもらおう
皮むけは疲弊、免疫力低下
ニキビは
赤 急性トラブル
黒 慢性的不調
白 機能低下
と とらえます

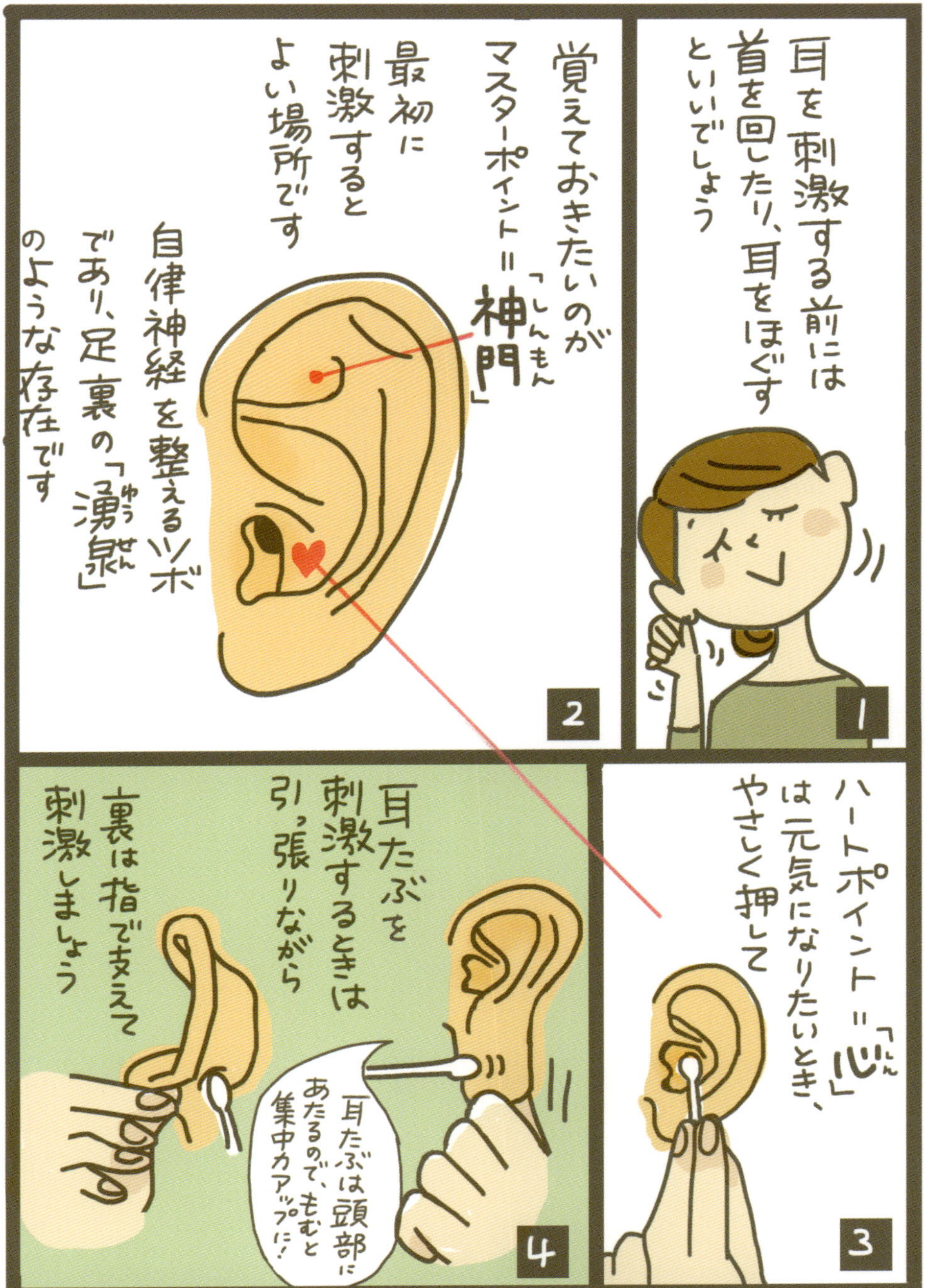
耳を刺激する前には首を回したり、耳をほぐすといいでしょう
覚えておきたいのがマスターポイント＝「神門《しんもん》」
最初に刺激するとよい場所です
自律神経を整えるツボであり、足裏の「湧泉《ゆうせん》」のような存在です
ハートポイント＝「心《しん》」は元気になりたいとき、やさしく押して
耳たぶを刺激するときは引っ張りながら
裏は指で支えて刺激しましょう
耳たぶは頭部にあたるので、もむと集中力アップに！

耳の地図

スマホで撮影
綿棒で刺激
皮膚の変化が出やすい

耳には多くのツボがありますが、反射区では少し大ざっぱに広範囲にとらえます。

耳たぶを頭部に、外耳を背骨と考え、胎児が母親のお腹の中で丸まっている状態を耳介にあてはめ、臓器や骨格を配置します。

足裏の反射区に比べ、脳に近く、脳の神経につながっている部分もあるため、刺激に対して反応が早く出てくる印象があります。

一方で、耳は皮むけやニキビといった、皮膚の変化が出やすいところでもあります。皮むけは疲弊、免疫力低下。ニキビは3種あり、赤は急性トラブル、黒は慢性的不調、白は機能低下ととらえ、該当臓器に当てはめて考えていきます。鏡に映しても自分では見づらい部分なので、スマホなどで撮影し、拡大すれば、観察しやすいでしょう。

脳に近いことから、感情の反射区としての見立ても参考になりますので、22～23ページの足裏の心の反射区を参考に、観察し、刺激を与えていくのもお薦めです。

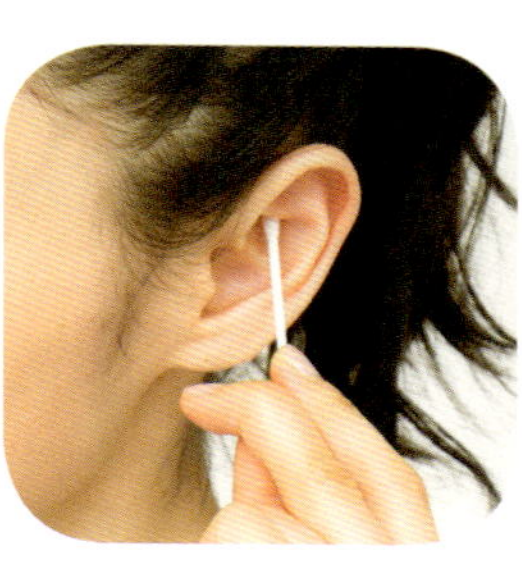

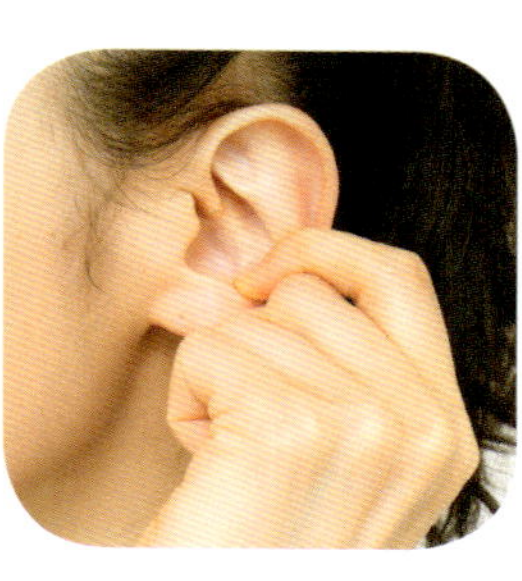

耳の反射区の刺激は手や綿棒で!

指で耳をつまんだり引っ張ったりして刺激するのが手軽だが、広範囲を刺激することになる。ピンポイントに反射区やツボを刺激したい場合は、綿棒を使うといい。

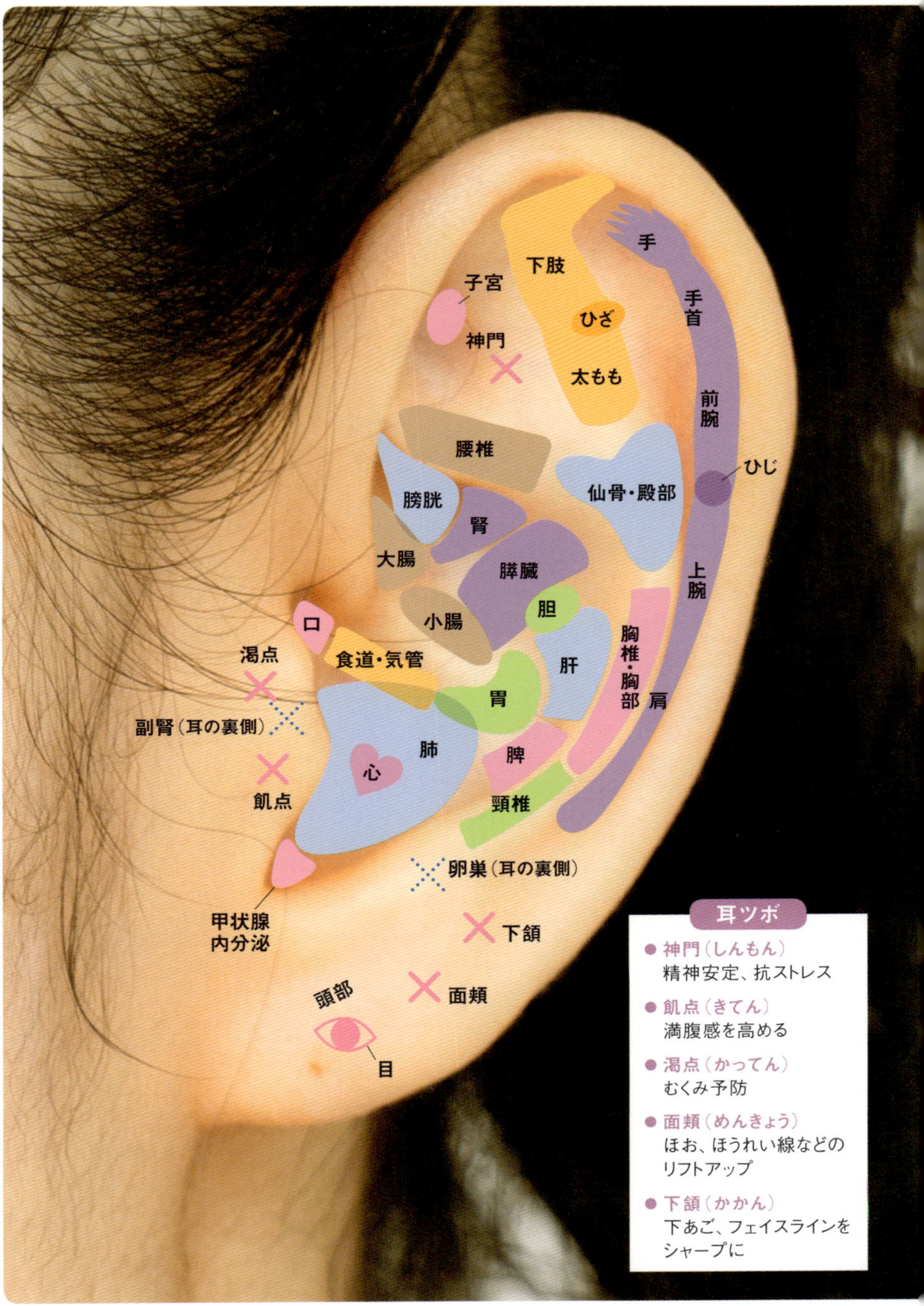

耳ツボ

- 神門（しんもん）
  精神安定、抗ストレス
- 飢点（きてん）
  満腹感を高める
- 渇点（かってん）
  むくみ予防
- 面頬（めんきょう）
  ほお、ほうれい線などのリフトアップ
- 下顎（かかん）
  下あご、フェイスラインをシャープに

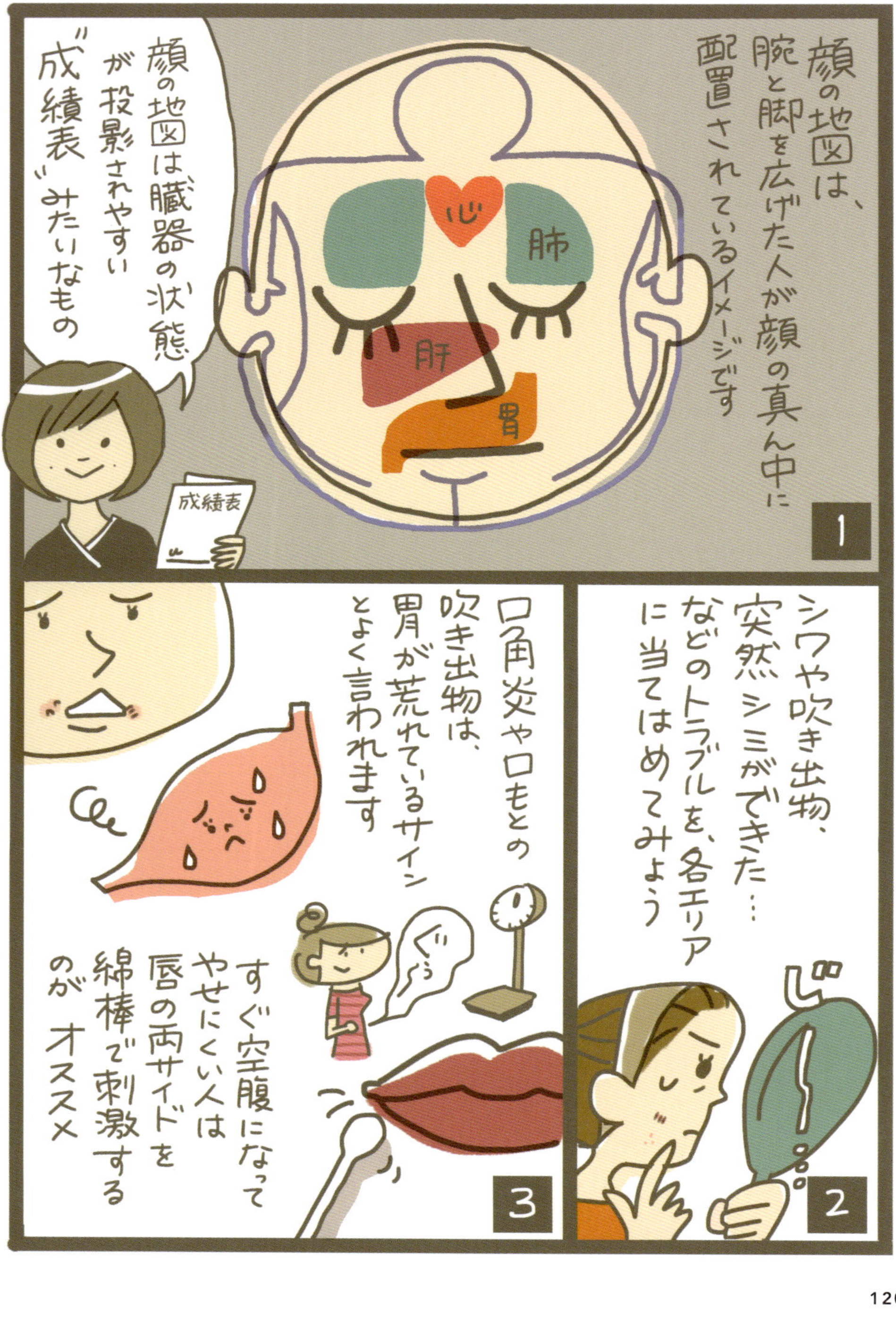
顔の地図は、腕と脚を広げた人が顔の真ん中に配置されているイメージです
心
肺
肝
胃
顔の地図は臓器の状態が投影されやすい"成績表"みたいなもの
成績表
シワや吹き出物、突然シミができた…などのトラブルを、各エリアに当てはめてみよう
じー…
口角炎や口もとの吹き出物は、胃が荒れているサインとよく言われます
ぐぅ
すぐ空腹になってやせにくい人は唇の両サイドを綿棒で刺激するのがオススメ

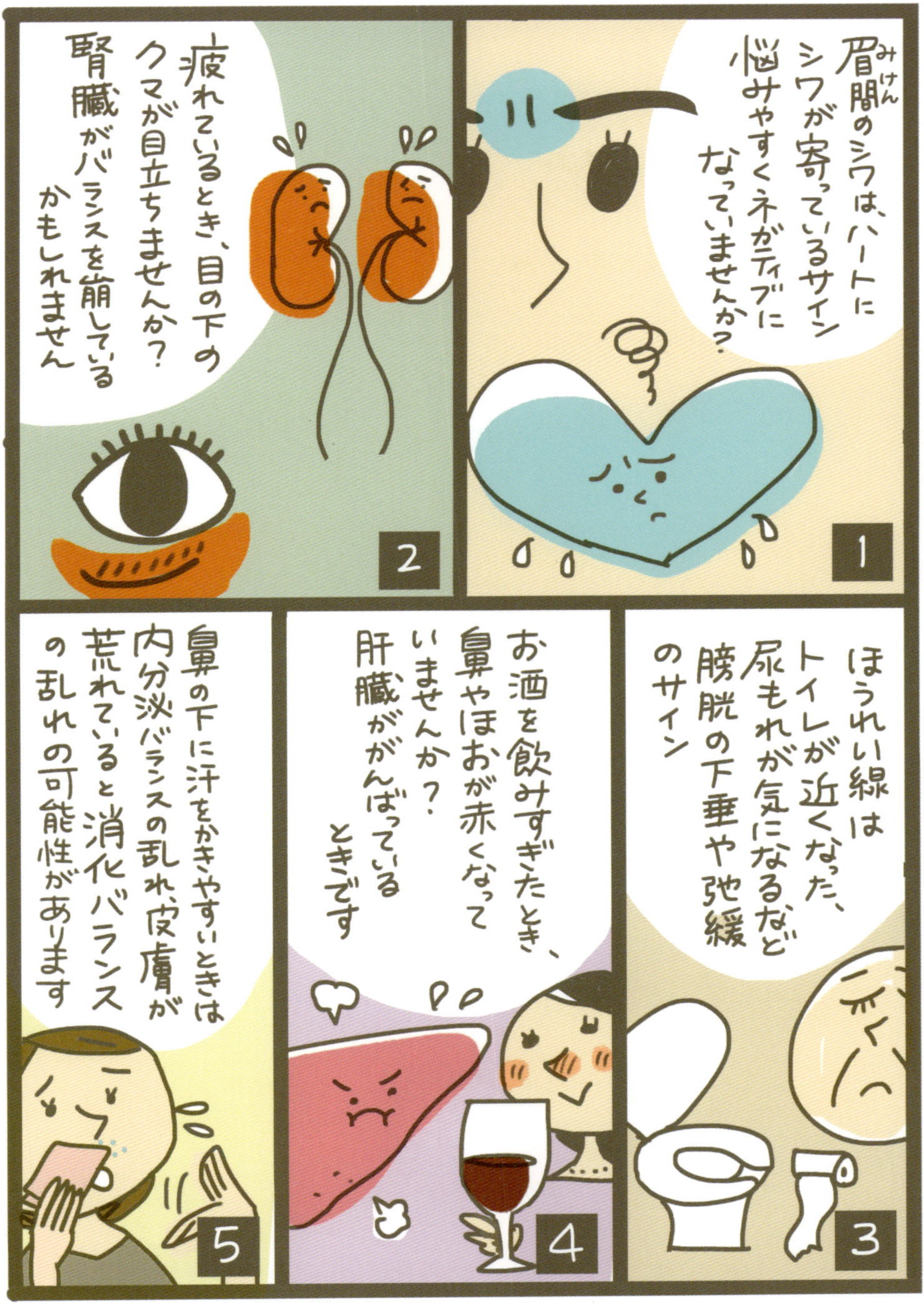
1
眉間《みけん》のシワは、ハートに
シワが寄っているサイン
悩みやすくネガティブに
なっていませんか？
2
疲れているとき、目の下の
クマが目立ちませんか？
腎臓がバランスを崩している
かもしれません
3
ほうれい線は
トイレが近くなった、
尿もれが気になるなど
膀胱の下垂や弛緩
のサイン
4
お酒を飲みすぎたとき、
鼻やほおが赤くなって
いませんか？
肝臓ががんばっている
ときです
5
鼻の下に汗をかきやすいときは
内分泌バランスの乱れ、皮膚が
荒れていると消化バランス
の乱れの可能性があります

臓器からのメッセージが現れやすい

顔の地図

顔の反射区は、刺激を送るというよりも、むしろ体の状態が投影される反射区と考えてください。疲れて目の下にクマ、胃が荒れて口内炎ができたなど、経験があると思いますが、それと同様です。

吹き出物や、シワ、肌のハリのなさなどは、まさにNGサイン。

例えば、クマであれば腎機能の低下。腎臓が疲れているときはゆっくり休むべき。だからこそ人目につく目の下のクマとして出現し、外出を控えさせようという〝体の思惑〟かもしれません。水分、栄養、睡眠をしっかりととりましょう。

それ以外にも、ほうれい線が気になりだしているときは、膀胱の下垂や弛緩《しかん》などの症状を感じている方が多いようです。腹筋や骨盤底筋トレーニングなどが必要なときかもしれません。二重あごは、骨盤腔内の水分の停滞と考えます。脚のリンパマッサージやウオーキングなど、下半身の循環の改善が先かもしれません。美顔のためには併せて体内のケアも重要だということになります。

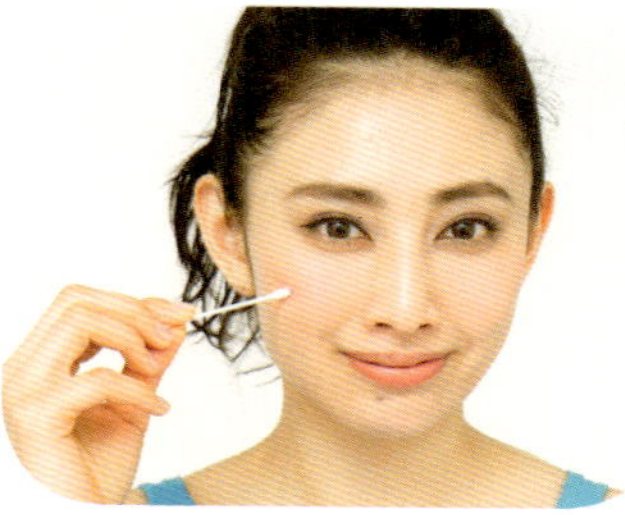

顔の反射区は綿棒でやさしく刺激

顔の反射区は、どこに吹き出物やシワがあるか、などを観察することが中心になる。反射区を刺激する場合でも、綿棒でやさしくじんわりと押すくらいにしよう。

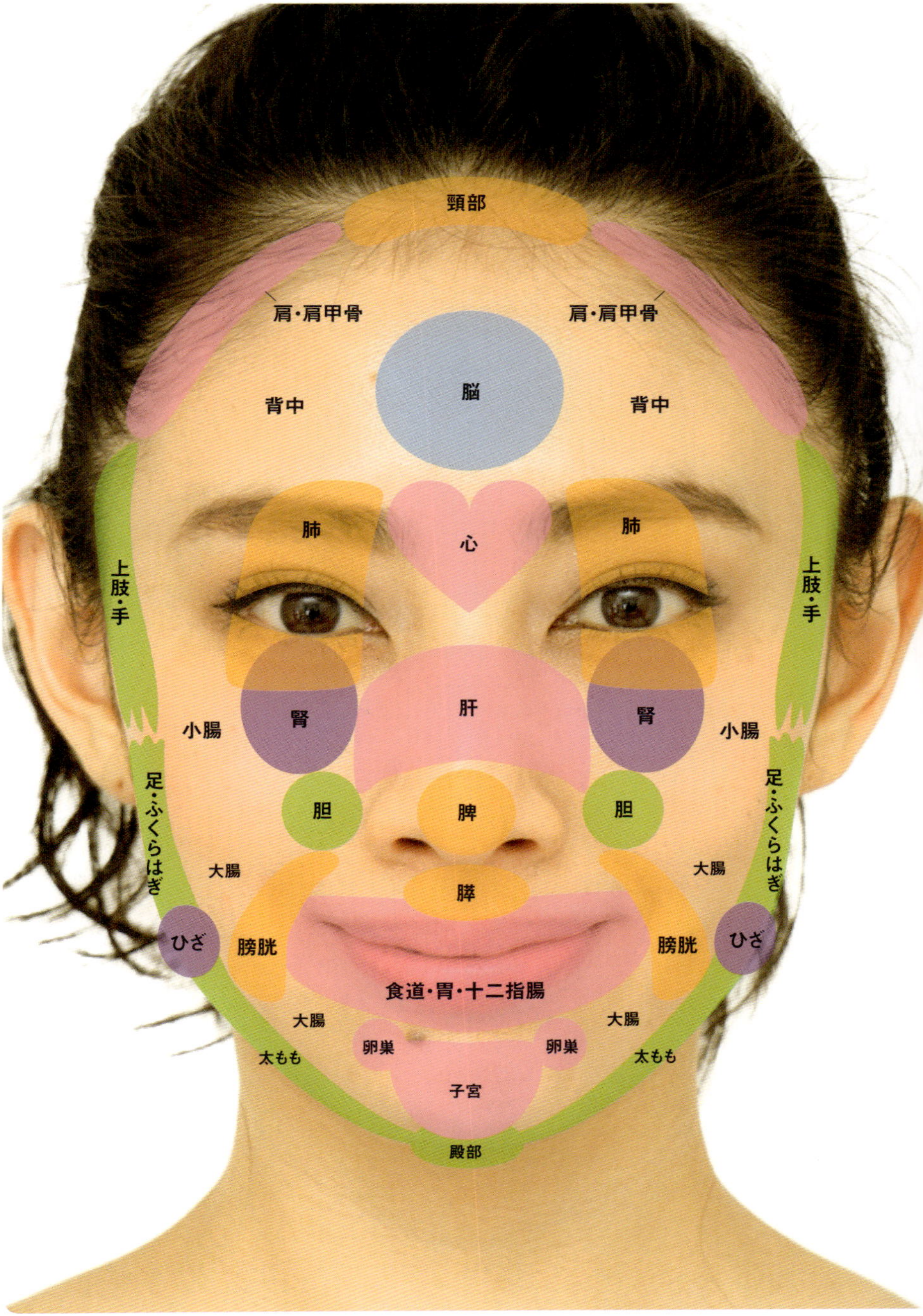
頸部
肩・肩甲骨
肩・肩甲骨
背中
脳
背中
肺
心
肺
上肢・手
上肢・手
腎
肝
腎
小腸
小腸
胆
脾
胆
足・ふくらはぎ
足・ふくらはぎ
大腸
大腸
膵
ひざ
膀胱
膀胱
ひざ
食道・胃・十二指腸
大腸
大腸
卵巣
卵巣
太もも
太もも
子宮
殿部

顔の反射区

観察ポイント

顔の反射区は体の状態が反映されると考えられているが、心の状態も大きく影響する。

ほおの下

大腸

ほおの下方にある大腸の反射区は「怒り、執着」。のみ込んでしまった怒りや執着が、吹き出物や、たるみとして出てくるととらえる。このエリアに吹き出物が出るのは、腸内環境の乱れ。たるみ、毛穴が目立つ=腸の蠕動運動の低下、腹筋力の低下を考える。

眉毛、アイホール

肺

肺は「悲しみ・別離」に影響を受ける臓器とされ、眉毛が薄くなってきた、アイホールがくぼむのは、悲しみを引きずっているサイン。眼瞼《かんけん》下垂などのエイジングサインは、そのまま肺機能の低下ととらえる。

小鼻わき

胆のう

小鼻わき、胆のうの反射区は「フラストレーション（欲求不満）」。人に言えず、鬱々とした気分を蓄積すると、胆のうに負荷をかける。毛穴の目立ちは胆のう機能のSOS。この部分が硬くなると、顔がこわばった感じになるので、マッサージで、柔らかくしておくと、笑顔も作りやすくなる。

あご

卵巣・子宮

あごは、「子宮・卵巣（前立腺・精巣）」の反射区。あごに吹き出物が出るときは、性ホルモンの乱れ、ひげが生えてくるのは男性ホルモン優位の証し。また「恥、劣等感」の感情と密接な部位で、口角が下がり、あごに弾力がない状態は子宮にも張りがなくなっている可能性がある。口角をしっかりと上げて、笑顔を作って。

鼻の先端部

脾臓

鼻の先端のお悩みの代表は毛穴の開き、黒毛穴。脾臓は、血液を浄化する臓器。黒毛穴や毛穴目立ちが改善しない人は脾臓が疲れて、血液の浄化機能が低下しているサインと考える。「ネガティブ、根暗」の感情とも密接な臓器でもあるので、この部分が色が悪かったり吹き出物が出るときは、ネガティブ思考になっていないか振り返って。

顔で反射区からのNGサインを知ったら、
足や手、耳でその反射区をもむといい。

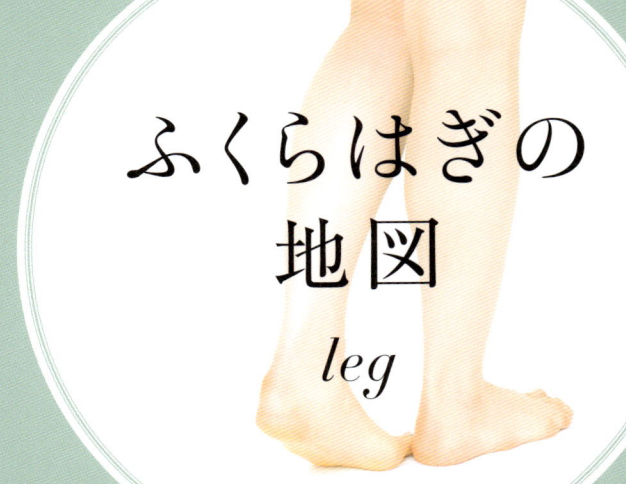

ふくらはぎの地図

leg

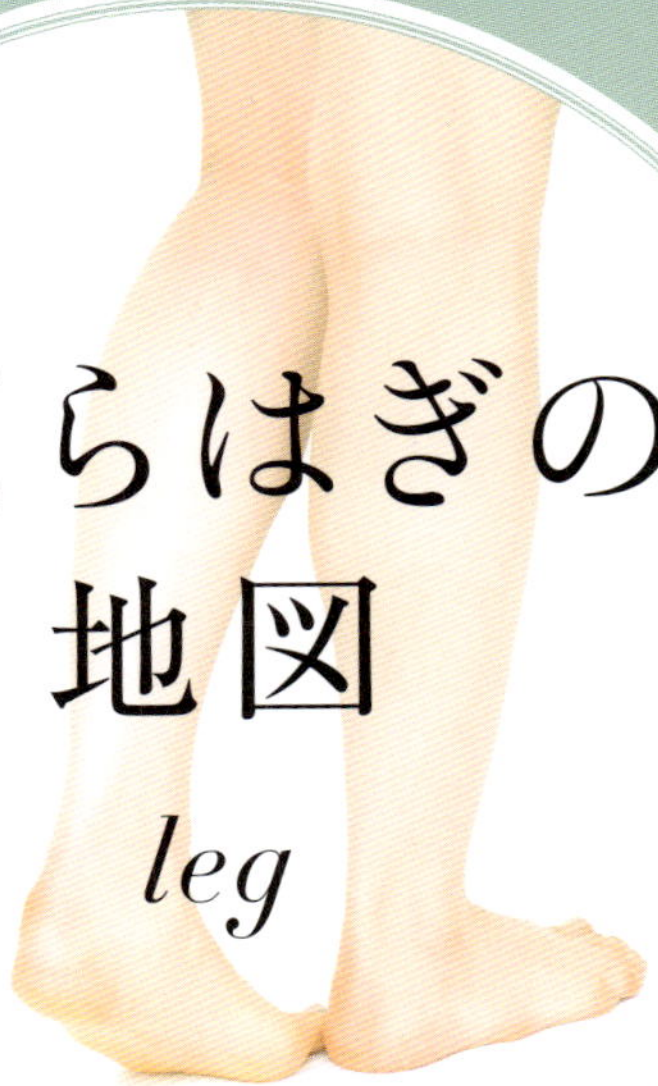

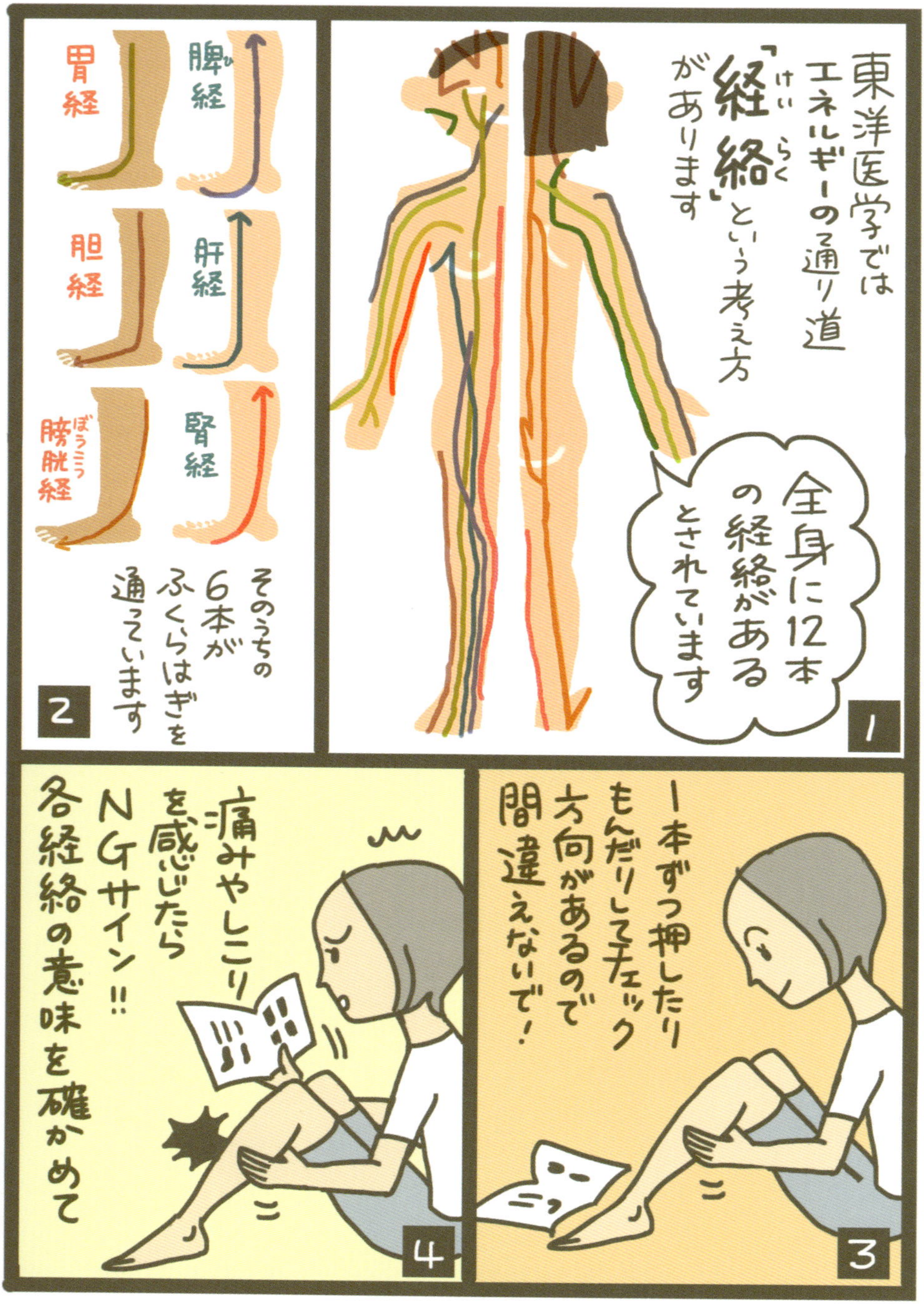
東洋医学では
エネルギーの通り道
「経絡《けいらく》」という考え方
があります
全身に12本
の経絡がある
とされています
脾《ひ》経
胃経
肝経
胆経
腎経
膀胱《ぼうこう》経
そのうちの
6本が
ふくらはぎを
通っています
1本ずつ押したり
もんだりしてチェック
方向があるので
間違えないで！
痛みやしこり
を感じたら
NGサイン!!
各経絡の意味を確かめて

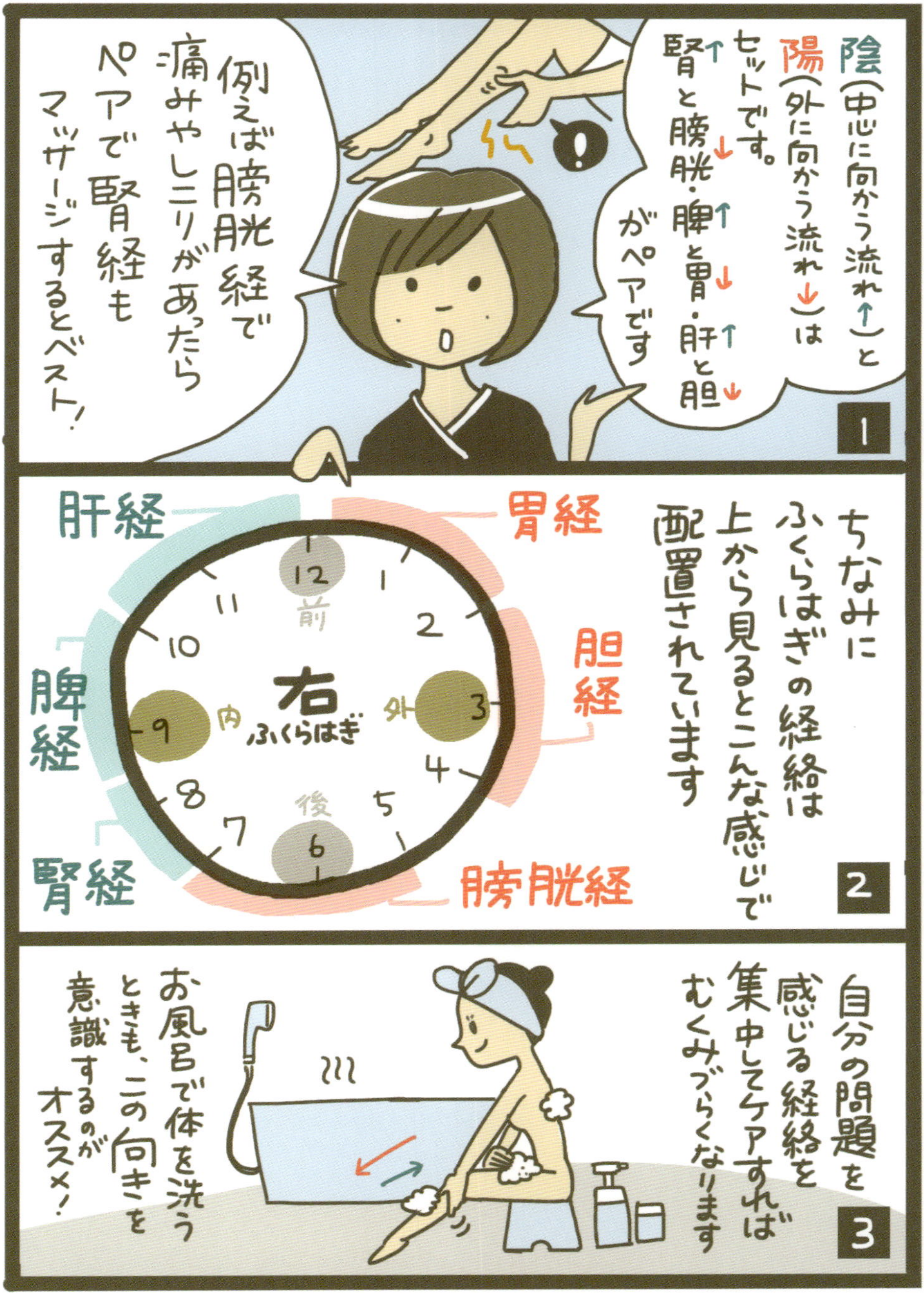
陰(中心に向かう流れ↑)と
陽(外に向かう流れ↓)は
セットです。
腎↑と膀胱↓・脾↑と胃↓・肝↑と胆↓
がペアです
例えば膀胱経で
痛みやしこりがあったら
ペアで腎経も
マッサージするとベスト!
1
ちなみに
ふくらはぎの経絡は
上から見るとこんな感じで
配置されています
肝経
胃経
胆経
脾経
腎経
膀胱経
12 1 2 3 4 5 6 7 8 9 10 11
前
後
内
外
右
ふくらはぎ
2
自分の問題を
感じる経絡を
集中してケアすれば
むくみづらくなります
お風呂で体を洗う
ときも、この向きを
意識するのが
オススメ!
3

ふくらはぎの経絡ゾーン6

どこに硬さがある?

くれています。床に座って、ふくらはぎに触れ、チェックしてみましょう。
132ページからの方法でマッサージしていきましょう。

むくむ人はコレ!

すねの前外側

胃《い》経《けい》ゾーン

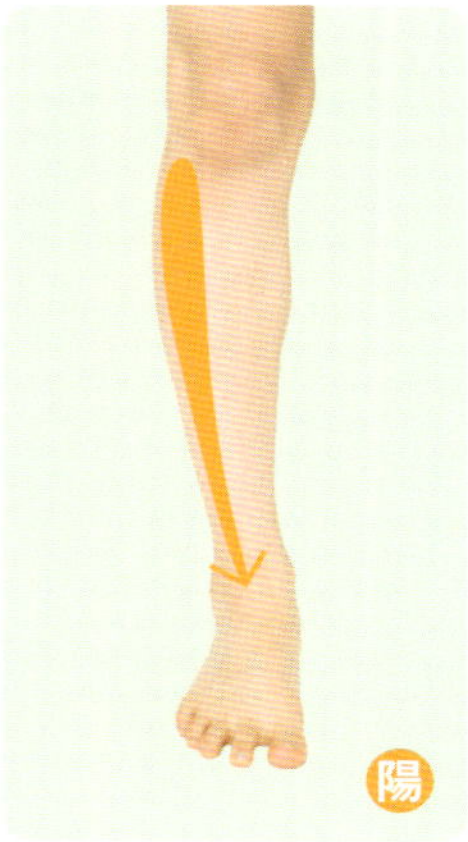

関連するトラブル
- 胃痛
- 胃もたれ
- 食欲不振

足を手前に曲げたとき、すねの前外側で盛り上がる部分。ひざのお皿の外側の下縁から足首前面まで走る。消化器の働きに関わる「胃」の経絡であり、食欲不振、胃痛、腹痛など胃腸系のトラブルに関連が深い。

ふくらはぎ後ろ内側

腎《じん》経《けい》ゾーン

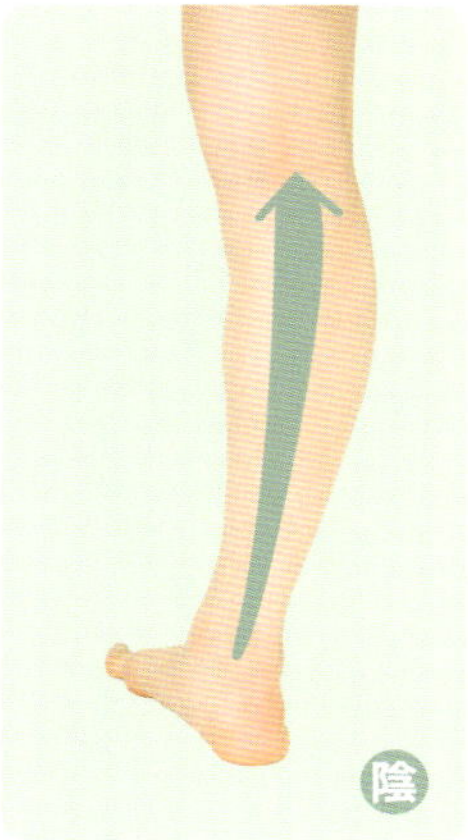

関連するトラブル
- 免疫力
- 耳鳴り
- 倦怠感

かかとの内側から、ひざ裏の内側までの経絡ゾーン。東洋医学では「腎」とは生命エネルギーに関わるものととらえられている。そのため、免疫系、生殖系のほか、骨や耳、髪など加齢に伴う現象に関係する。

ふくらはぎ後ろ中央

膀《ぼう》胱《こう》経《けい》ゾーン

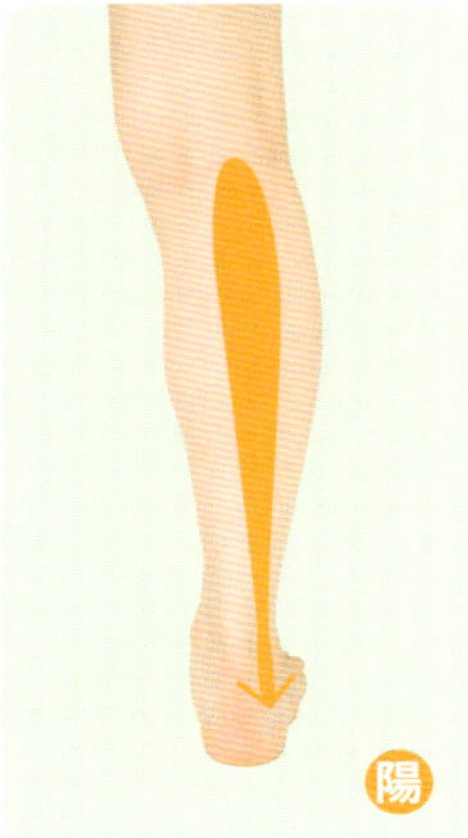

関連するトラブル
- 肩こり
- 腰痛
- 足のだるさ

ひざの真後ろが始点で、ふくらはぎのふくらみがなくなるあたりから、やや外側に流れ、外くるぶしで終わる経絡ゾーン。膀胱という名がついている通り、排尿にはもちろん、痛みや凝りと密接関わる。

全身の部位に対応する

あなたのふくらはぎ

ふくらはぎは、どこに痛みや硬い部分があるかによって、体調を示して
そして、硬さを感じる経絡ゾーンが見つかったら、

むくむ人は**コレ！**

すねの前方内側

肝経《かんけい》ゾーン

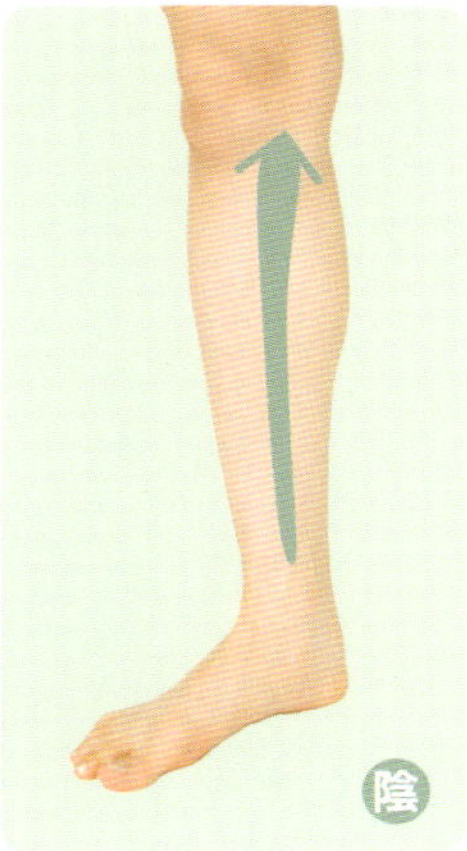

関連するトラブル
- 目の疲れ
- ストレス
- 月経トラブル

内くるぶしの真上から、すねの骨の内側を通って、ひざの内側で終わる経絡ゾーン。目の不調やストレス、不眠、女性では貧血や月経トラブルに関連する。イライラしやすい、うつ傾向になりやすいといった特徴も。

ふくらはぎの外側

胆経《たんけい》ゾーン

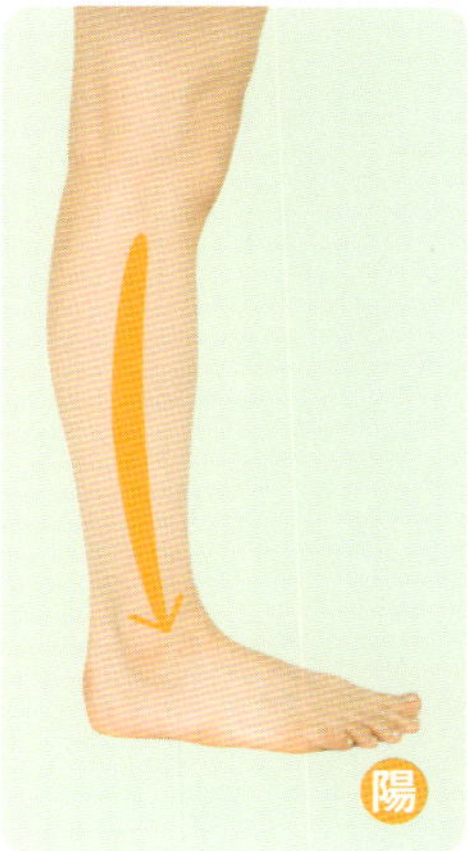

関連するトラブル
- 頭痛
- 低血圧
- アレルギー

ひざの外側にある骨のでっぱりの下から、真横を通って、外くるぶしまでのゾーン。感覚器、首や肩の凝りに深く関連する経絡ゾーン。頭痛、肩こり、低血圧、花粉症などのアレルギー症状に関係する。

ふくらはぎの内側

脾経《ひけい》ゾーン

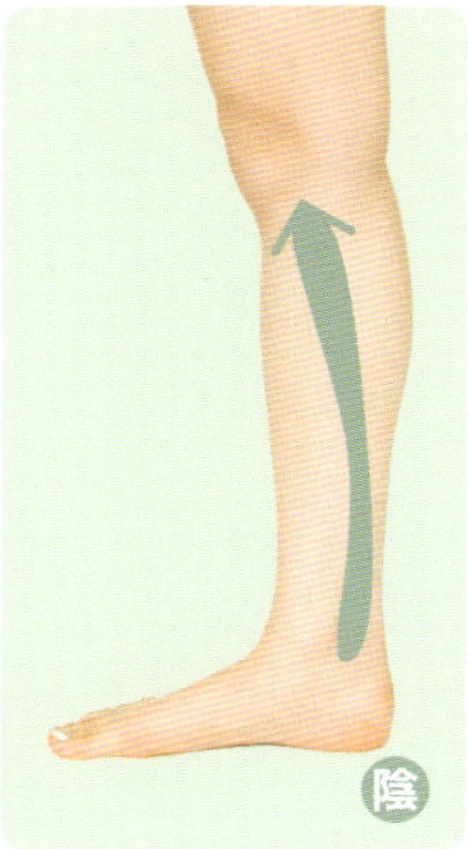

関連するトラブル
- 便秘
- 下痢
- むくみ

内くるぶしの後ろ側から、すねの太い骨に沿って上がり、ひざの内側で終わるゾーン。「脾」は、消化、排泄機能全般に関わるため、便秘や下痢など、腸の変調や、むくみ、体がだるいといった悩みに関連が深い。

硬かったり痛い経絡ゾーンを見つけたら流れる方向を考えてケア

東洋医学には、全身にエネルギーを供給する経路「経絡《けいらく》」という考え方があり、全身には12本の経絡が存在します。そのうちふくらはぎには6本の経絡が通っています。

それぞれに内臓や神経などと関連し、不調が起こると、対応する経絡に影響が出て、そこに老廃物がたまりやすくなると考えられています。この経絡の考え方を応用したのが、経絡ゾーン別ふくらはぎマッサージです。

６つの経絡ゾーンの説明を参考に、床に座ってひざを曲げ、ふくらはぎを触って、硬い部分や痛みを感じる部分がないかチェックしてみましょう！　強く押すのではなく、手を軽く握る程度の力加減で行ってください。硬かったり、痛みを感じるところは老廃物がたまっていて、改善すべき情報を教えてくれていると考えます。問題のある経絡ゾーンが見つかったら、次ページからの解説を参考にマッサージしていきましょう。

この６つの経絡ゾーンには、それぞれ流れる方向と陰陽ペアの関係性があります。膀胱経と腎経、胃経と脾経、胆経と肝経はそれぞれ陰陽の関係にあり、その働きも密接です。陰は中心に向かう流れで陽は外へ向かう流れです。各経絡の反応は陰陽で同時に表れることが多いため、ペアでケアすることがポイントです。

肩こり、腰痛に関連
ツボも一気に刺激

膀胱経ゾーン

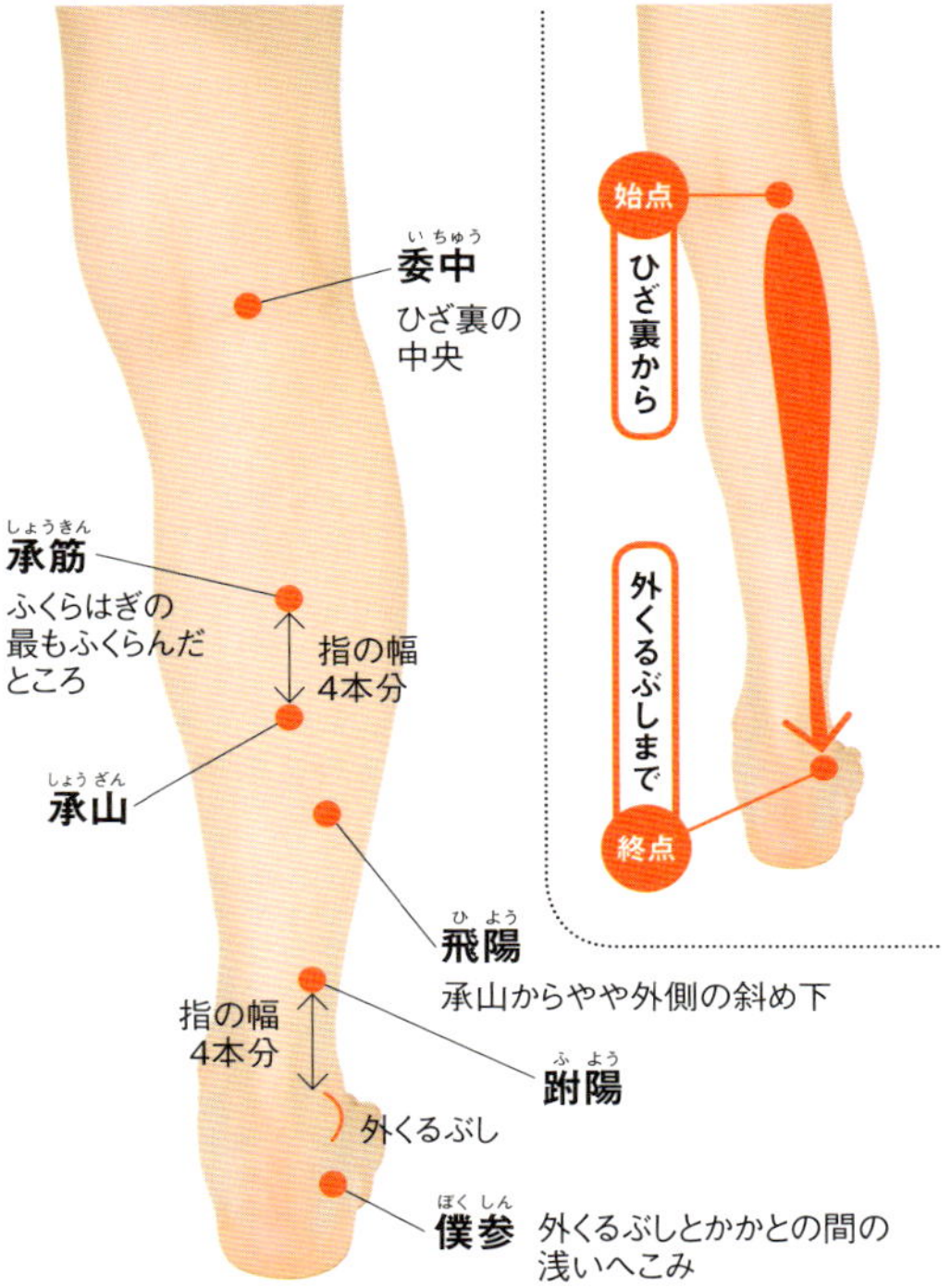

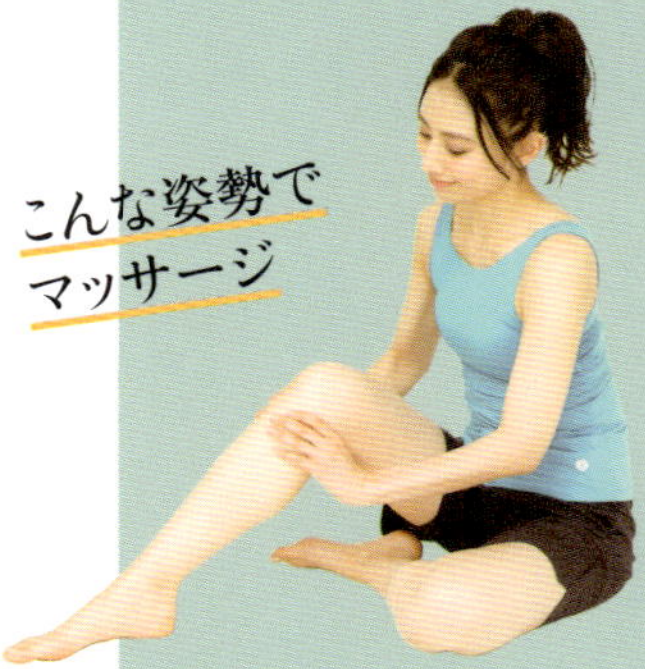

「膀胱経」と次の「腎経」のゾーンは、西洋医学でいう腎臓〜膀胱の働きに関わります。これらは協働して体内の水分の代謝を調節するとされるため、この2つのゾーンに硬さがある場合、体内に余分な水分がたまり、老廃物の排出がスムーズではない可能性があります。膀胱経は、背面を通ってふくらはぎに下りてくるため、排尿トラブルはもとより、肩こりや腰痛にも関連します。マッサージでは、膀胱経の上にある複数のツボを押します。

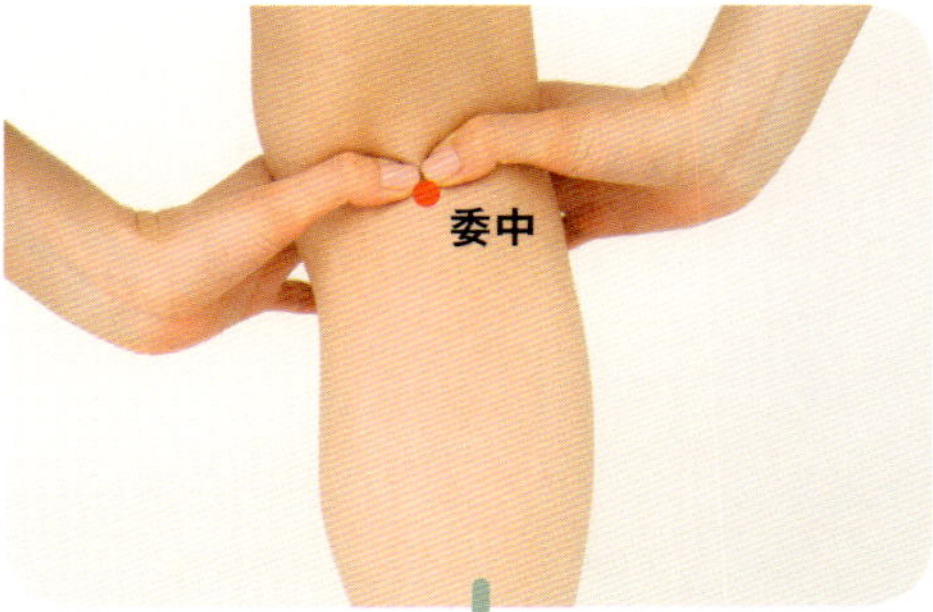

ひざ裏のツボを親指で押す

委中のツボは、ひざ裏の、ひざが折れ曲がる線の中央にある。両手の親指の先を合わせて、押す。響く感じがするはず。これが膀胱経ゾーンの始点。爪で傷つけないように注意して。

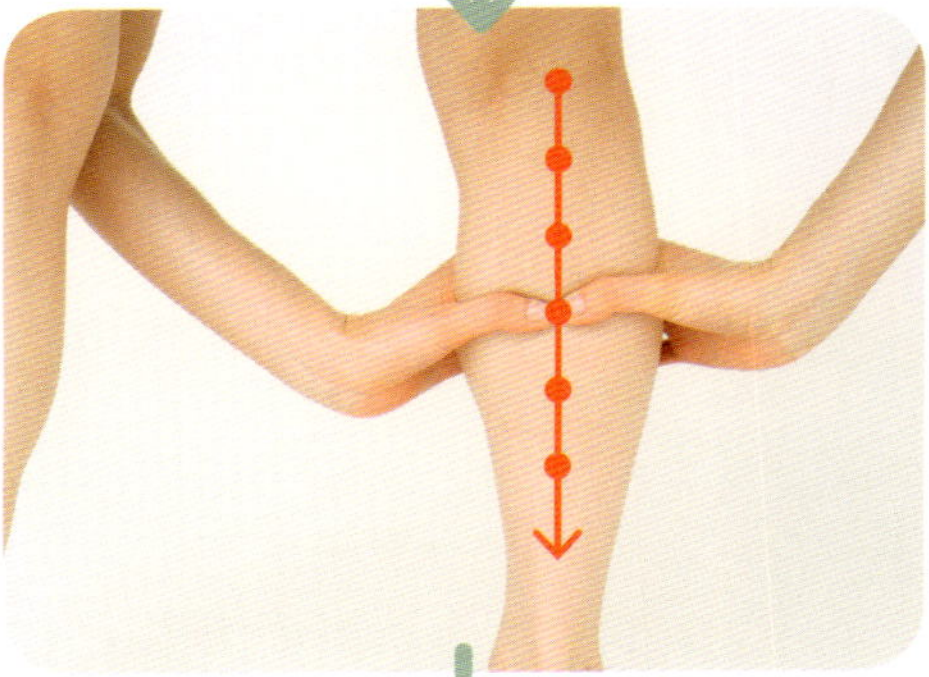

両手の親指で押しながら下へ

委中のツボの次は、徐々に下に向かって押していく。承筋、承山のツボなども含め、1カ所10秒を目安にゆっくりやさしく押しながら、足首の外側に向けて下ろしていく。

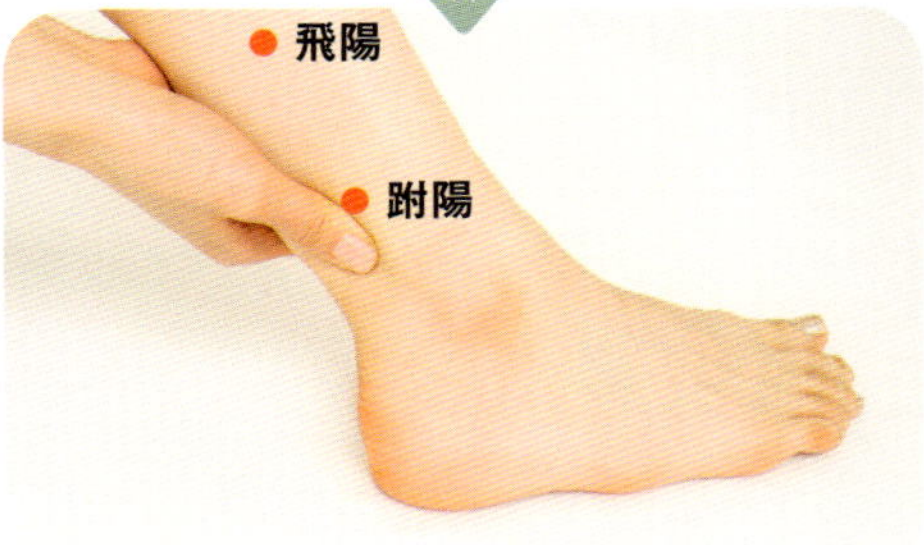

親指で外側のツボを押す

片方の手の親指で、飛陽を押しもみする。次に跗陽のツボを同様に押しもみ。骨と皮膚の癒着をはがすようなイメージで行う。

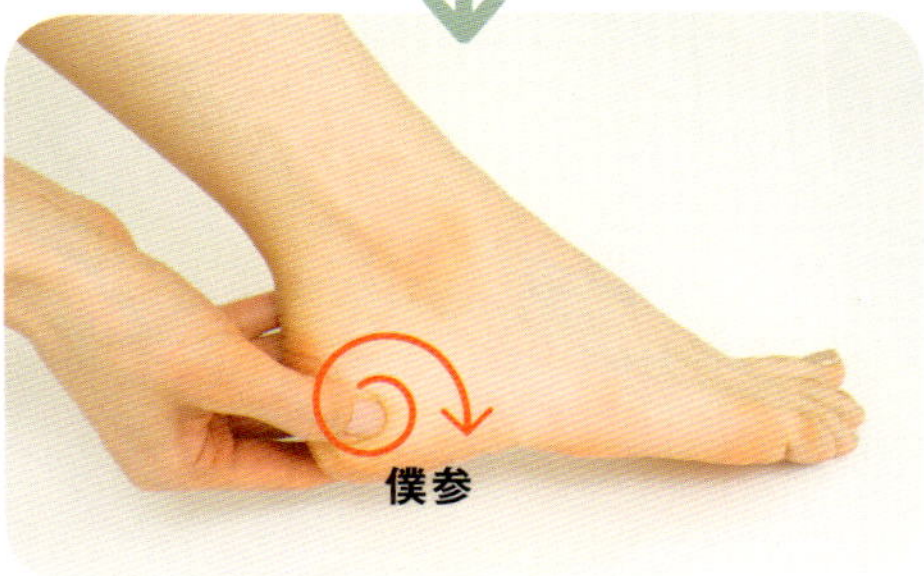

くるぶしの下を押しもみ

膀胱経ゾーンの終点は僕参というツボ。かかとを持ち上げ、親指で円を描くように押しもみする。

疲れや睡眠不足など体力が弱っている人に

腎経ゾーン

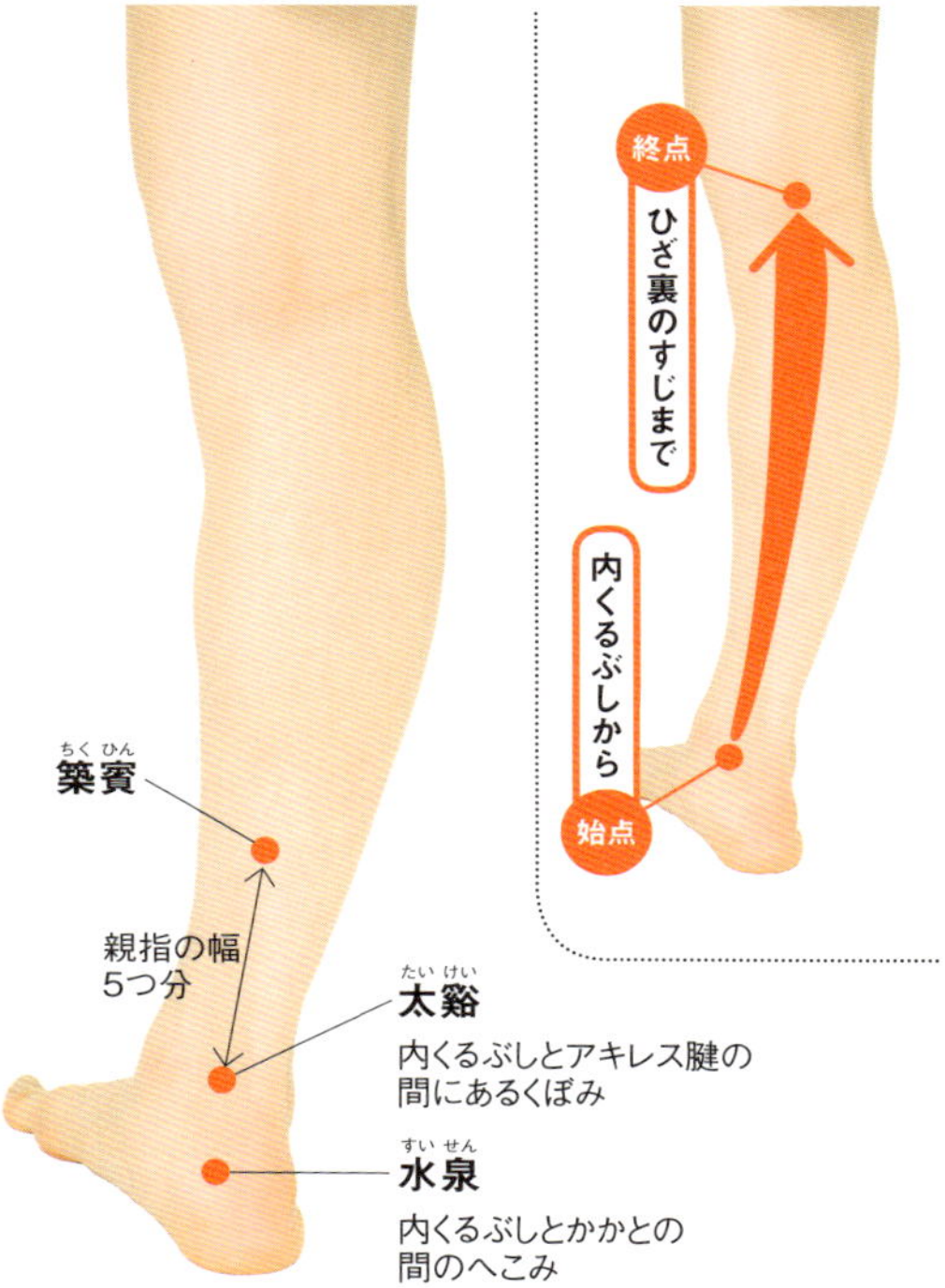

東洋医学でいう「腎」とは生命力を指します。だから、『腎経』は、成長、発育、生殖といった生命活動に関連し、エネルギーの状態を反映する最も重要な経絡です。そのため、このゾーンに弾力がない人は虚弱な人が多く、元気な方でも疲れや睡眠不足など、体力が弱っているときに、このゾーンを押すと、痛みやしこりを感じやすいのです。

免疫系や更年期などのホルモン系にも関わり、めまい、耳鳴り、脱毛など加齢に伴う悩みとも密接です。

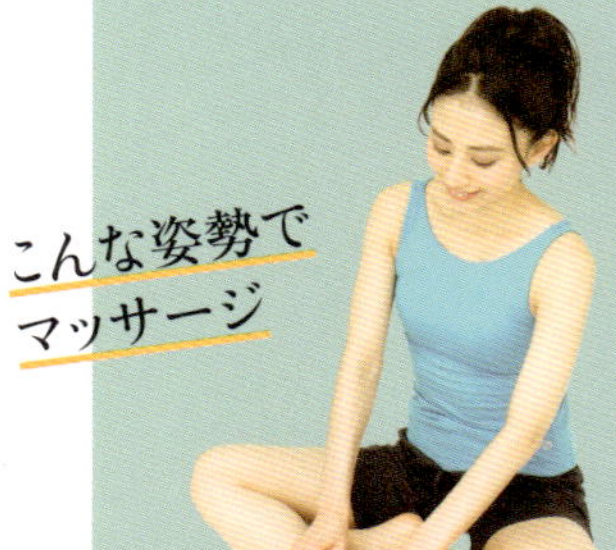

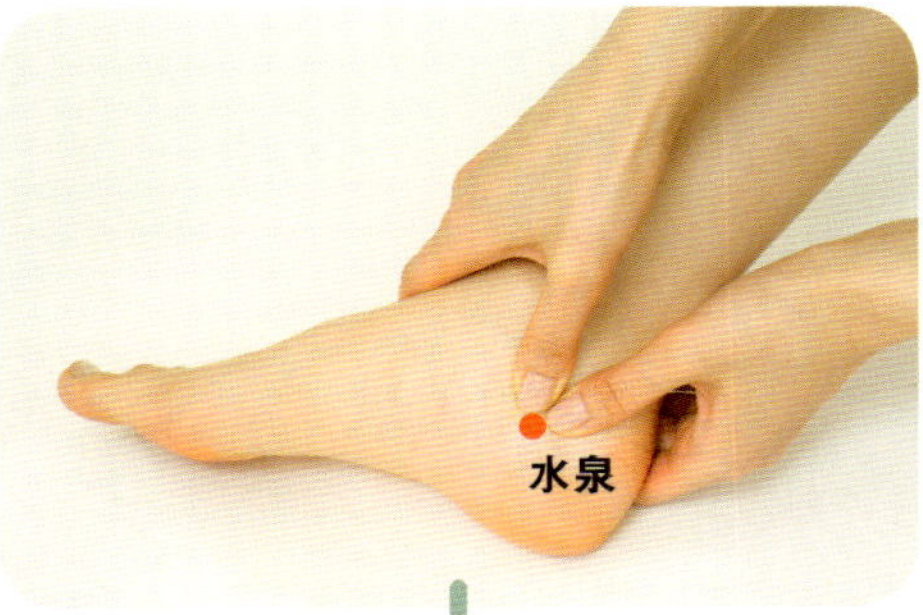

始点のツボ「水泉」を押す

内くるぶしとかかとの間に浅くへこんでいる部分が「水泉」。押すと響くはず。ここに両手の親指を当て、押す。

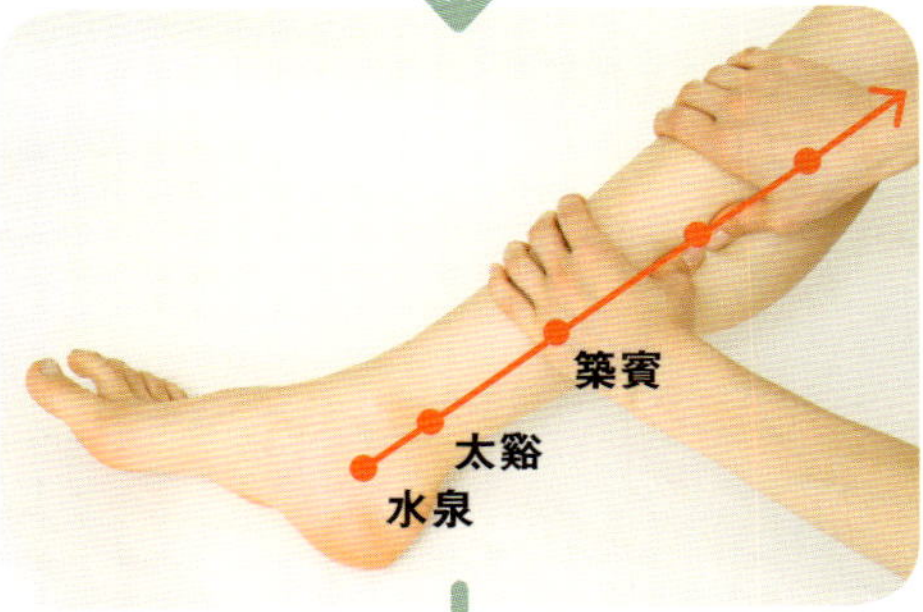

ふくらはぎをもみほぐす

ふくらはぎの内側をはさんで持つようにしながら、両手の親指で太谿、築賓とゆっくり押しながら、腎経ゾーン全体をひざに向けて上がっていく。

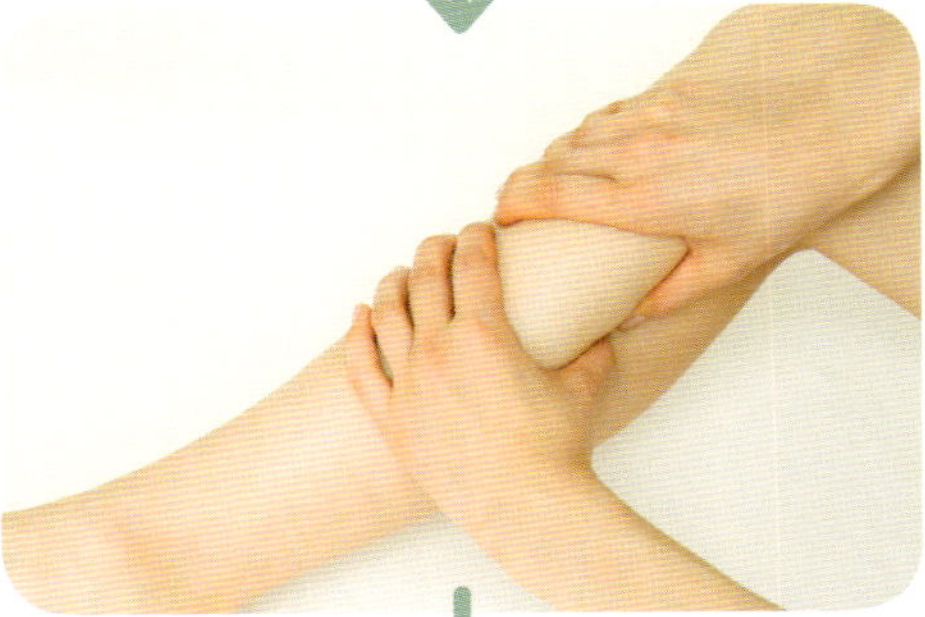

つかんでもみほぐす

ふくらはぎを内側からつかみ、骨に向かってほぐすようにもむ。腎経ゾーン全体を柔らかくするイメージで、下から上へもみほぐす。

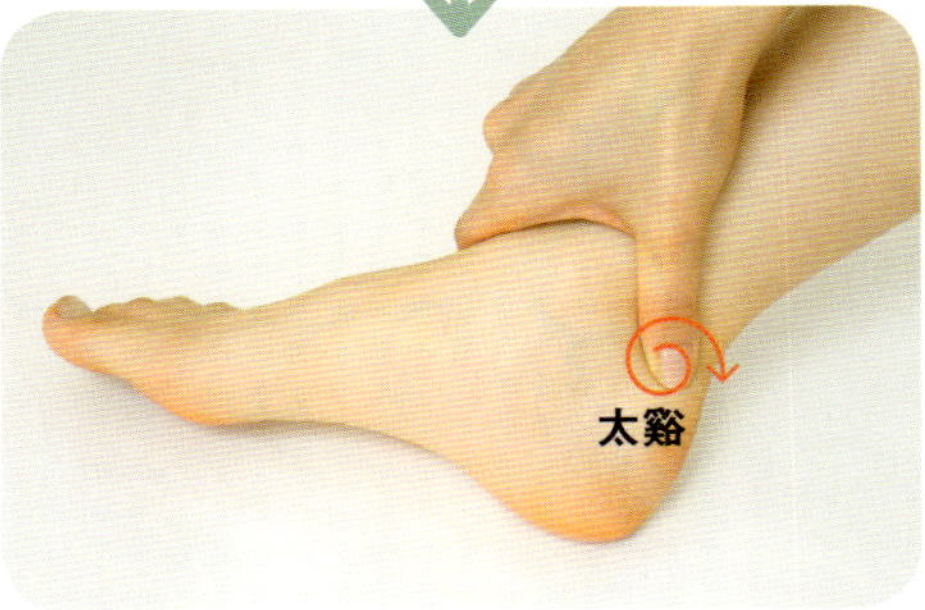

くるぶしの後ろをぐるぐる押しもみ

片手で足首を持ち、太谿のツボをくるくると親指で円を描くように押しもむ。アキレス腱、皮膚、骨、筋肉とそれぞれの癒着をとるイメージで行うと、むくみにくくなる。

胃もたれや食欲不振
胃に密接な経絡

胃経ゾーン

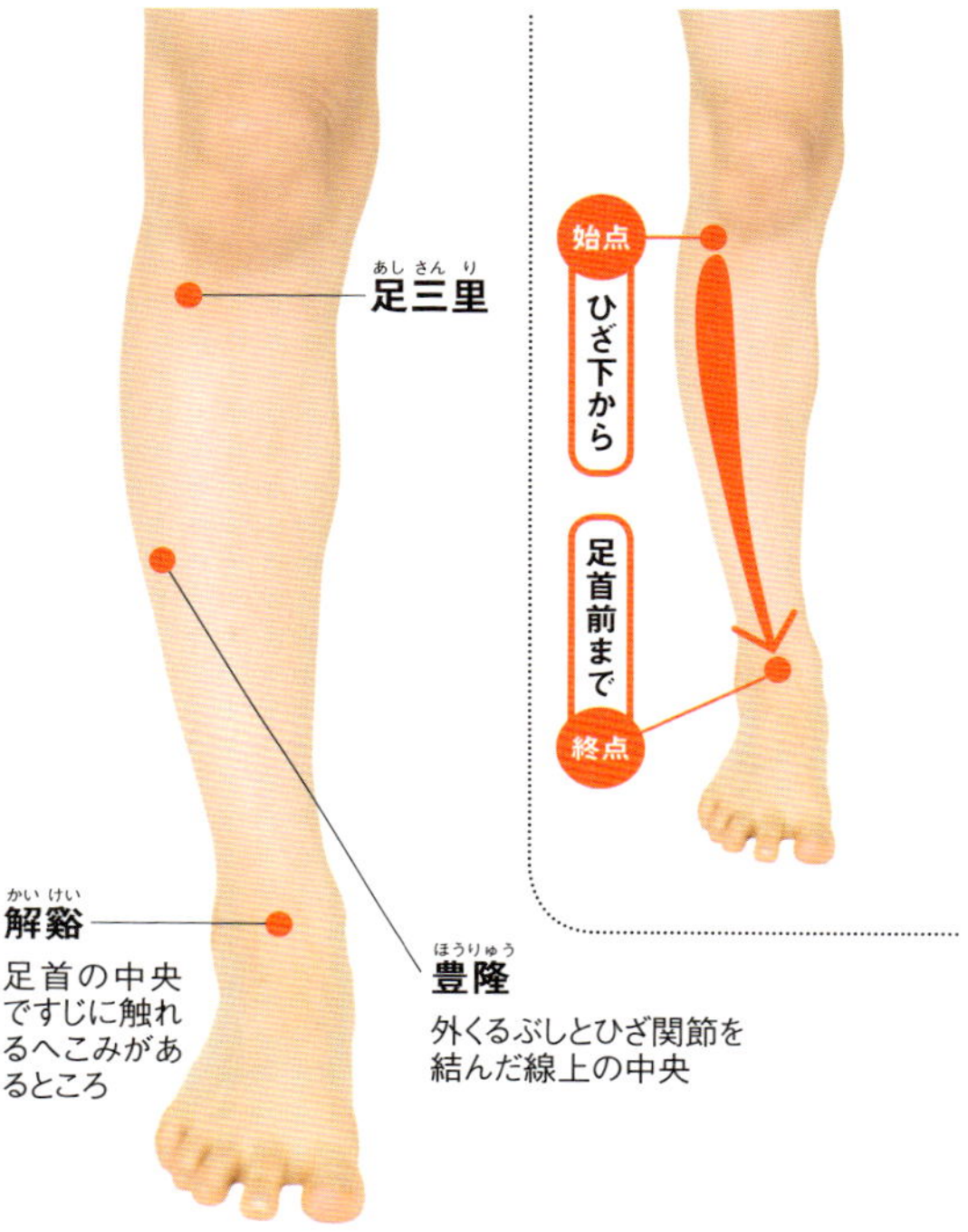

こんな姿勢でマッサージ

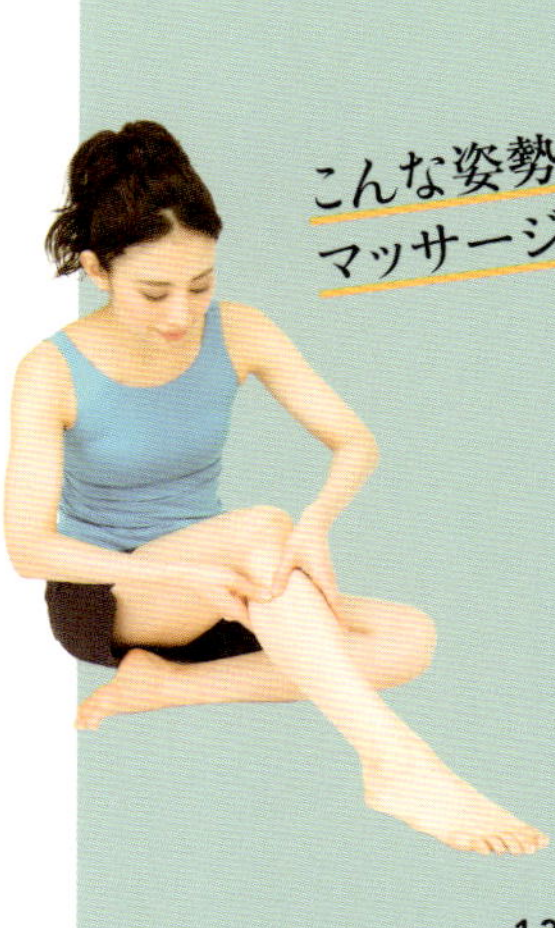

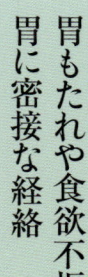

「胃経」と次の「脾経」は、消化器系全般の働きに関係します。東洋医学では、胃と脾は協調して、飲食物から、体内で必要な「気（エネルギー）」や「血」を作ると考えられています。胃経は文字通り胃の状態を反映する経絡なので、胃もたれや食欲不振などと密接です。

一方で、この経絡は思考、思慮にも深く関係し、正常に働いていれば、物事を落ち着いて考えられますがこのゾーンが張るとイライラしたり、不安になりやすくなります。

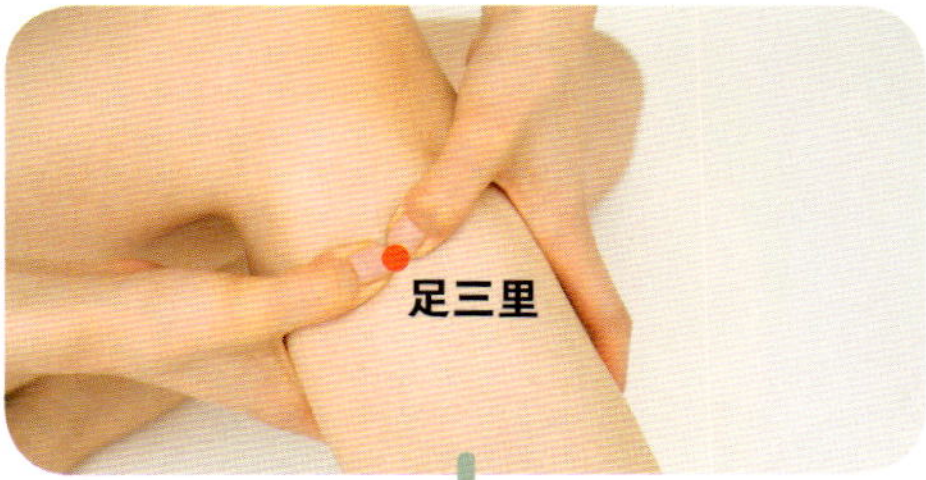

「足三里」を押す

ひざのお皿の上に親指を、お皿の外側にひとさし指を当て、そのまま指を脚に沿わせたとき、中指の先が当たるのが「足三里」。これが始点。両手の親指を突き合わせて、しっかりと押す。

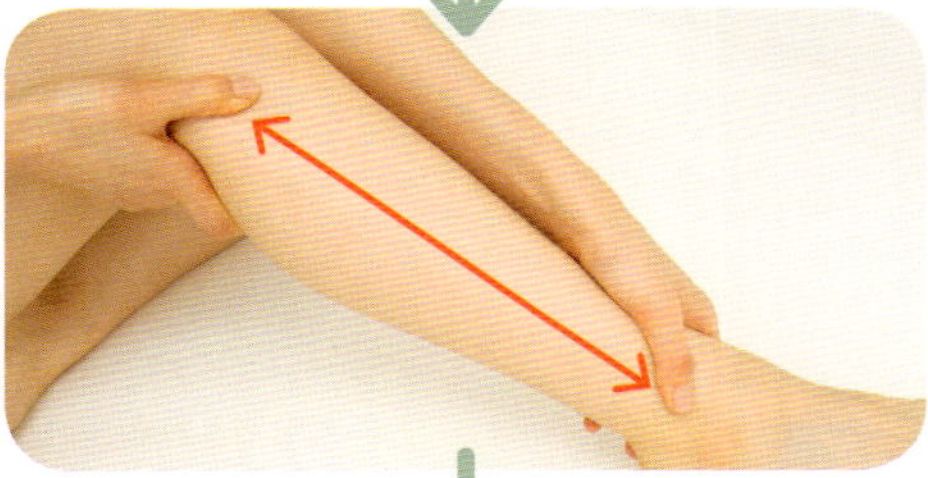

上下に縮めたり伸ばしたり

胃経ゾーンの上と下をそれぞれ片手でつかみ、その手を皮膚に密着させたまま、近づけたり、遠ざけたりして、皮膚を伸縮させる。交互に5回。

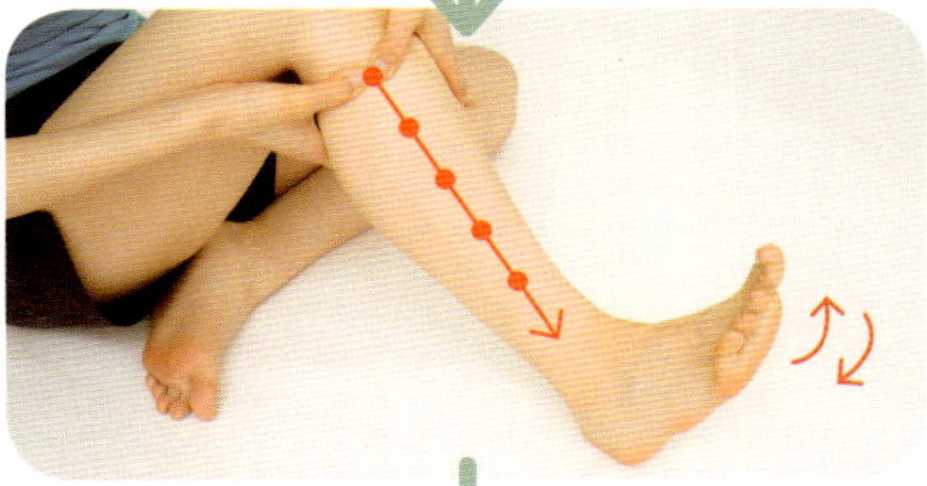

つま先を上げ下げもみ下ろす

両手の親指を足三里に当てたまま、かかとは床につけ、つま先を上げ下げする。「豊隆」というツボでも同様に行う。

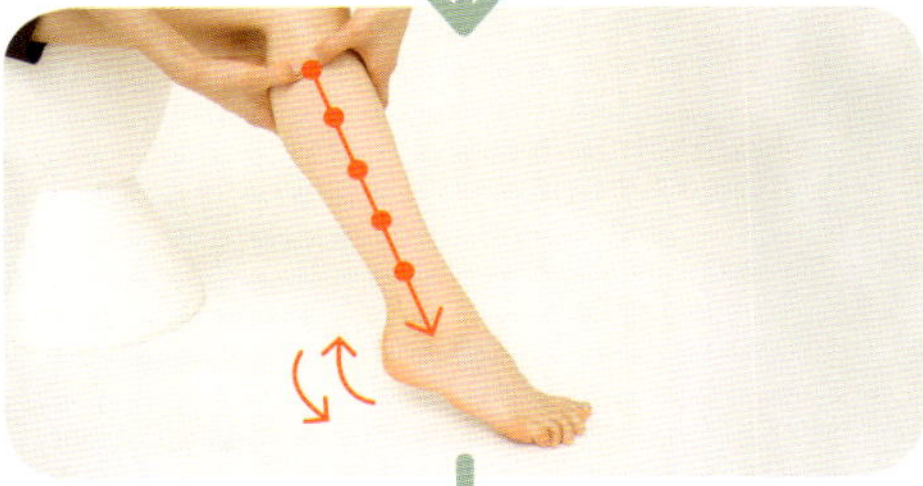

かかとを上げ下げもみ下ろす

次は逆につま先をつけ、かかとを上げ下げし、同じように押しもみしながら、胃経ゾーンに沿って下りていく。

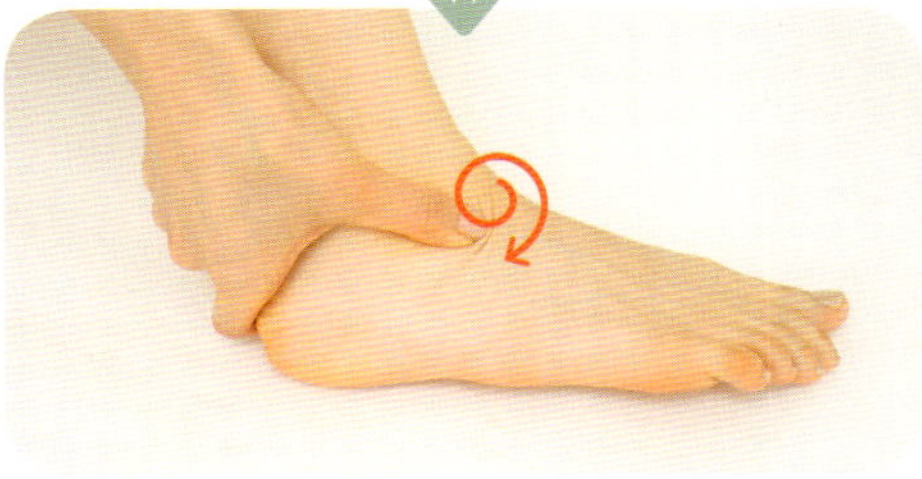

足首の前をぐるぐる押しもみ

足首を片手で持ち、親指を解谿というツボに当て、円を描くように押しもみする。

むくみやすい人はこれ
便秘、下痢にも関わる

脾経ゾーン

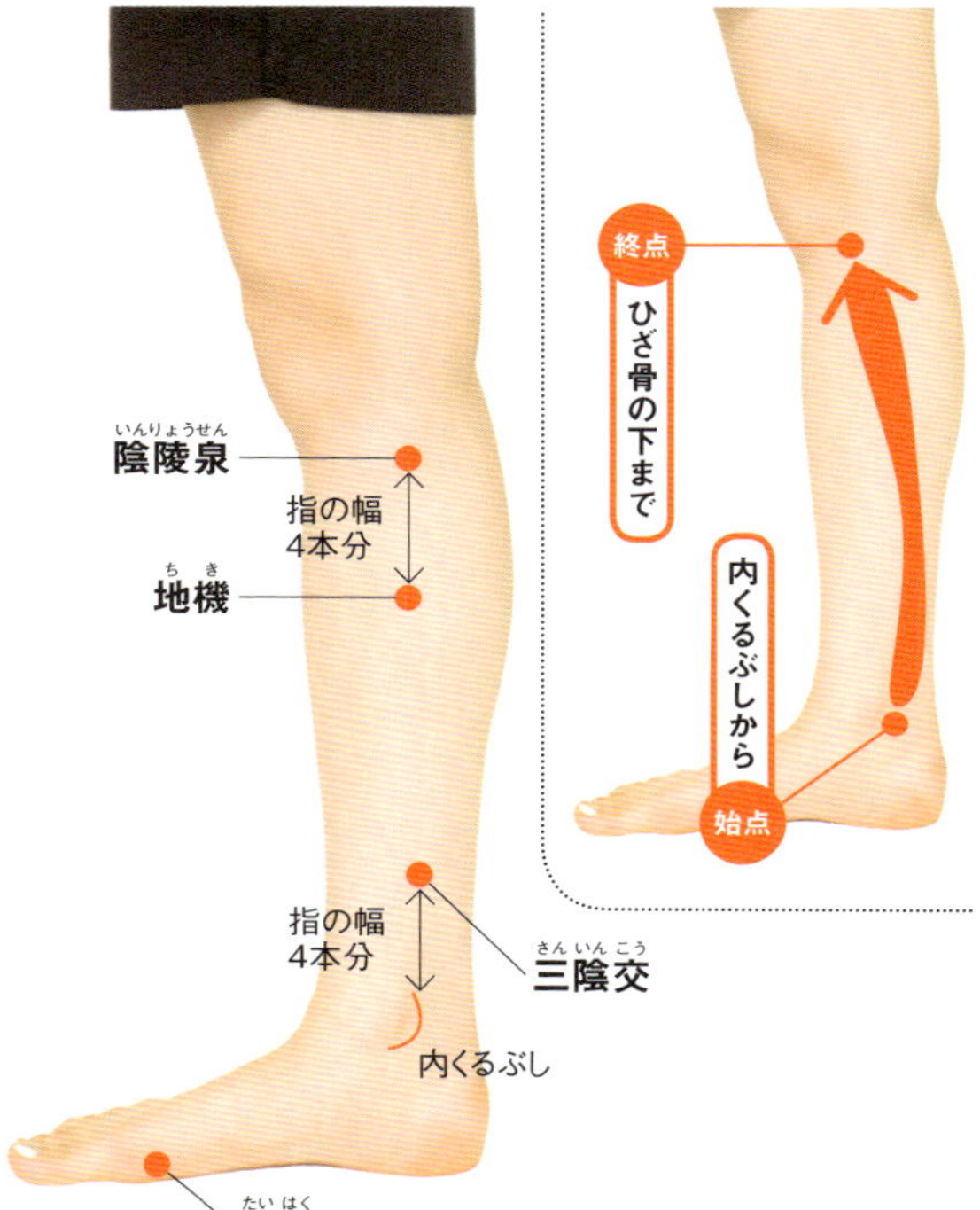
太白《たいはく》 足の側面で親指の付け根の
ふくらみの後ろにあるへこみ

東洋医学でいう「脾」は、消化・排泄機能の統括的な存在です。脾経は、便秘や下痢など、小腸や大腸の働きに関与し、この脾経が乱れると、体がだるいといった不調につながります。

老廃物が排出されにくく、むくみやすい人、肌荒れ、湿疹、口内炎に悩んでいる人もマッサージするといいでしょう。糖尿病の人も脾の働きが弱い傾向にあるとされています。ふくらはぎだけでなく、最後は脾経の代表的なツボ「太白」を押そう。

こんな姿勢で
マッサージ

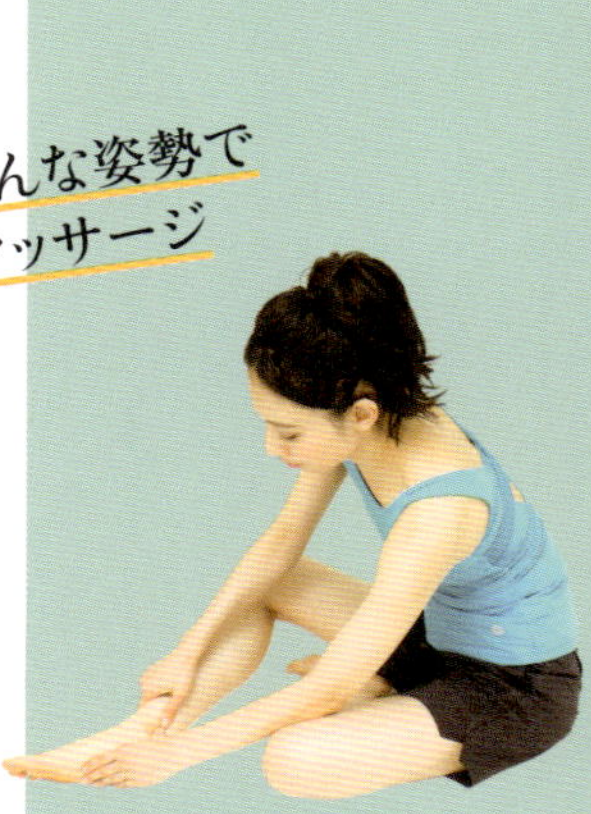

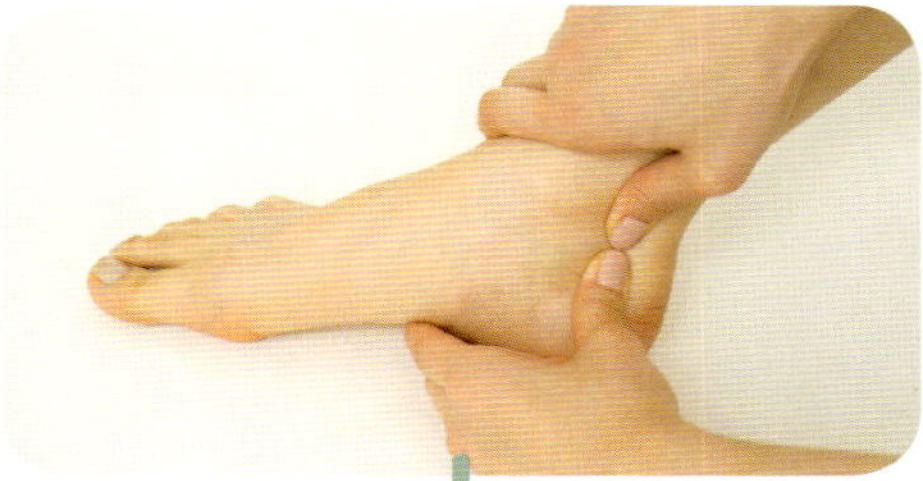

内くるぶしの後ろ ここが始点

本来の始点ではないが、押すと響く感覚がある場所。内くるぶしの後ろのへこんだ部分に両手の親指を突き合わせ、グーッと深めに押す。約10秒間。

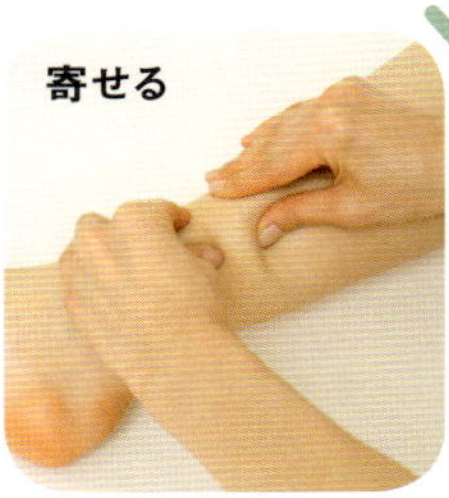

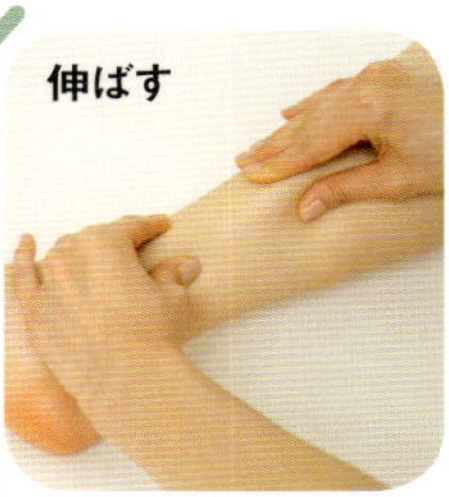

筋肉をはさんで 伸び縮みさせる

ふくらはぎの内側を左右からつまみ、伸ばしたり寄せたりする。これを、下から上へ行う。骨から筋肉や皮膚を浮かすイメージで。

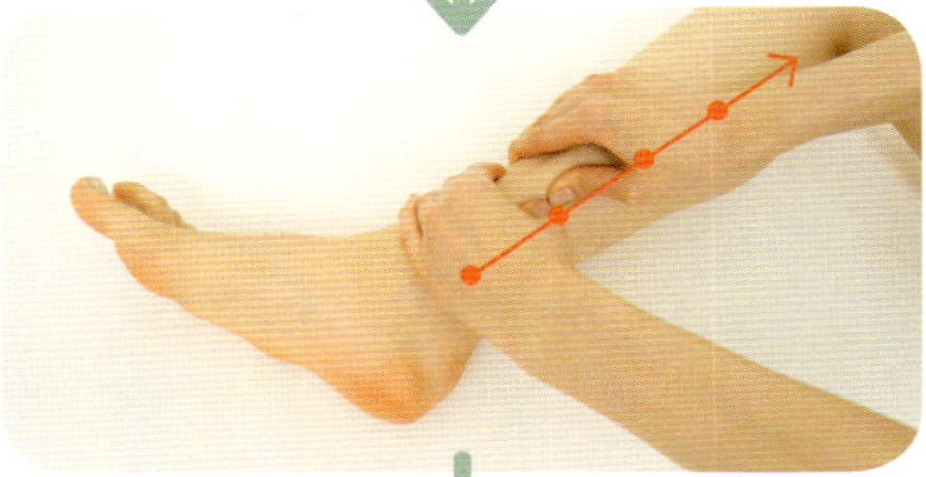

下から上へ 順にもみ上げる

両親指を内くるぶしの始点に当て、すねをつかむように、後方から内すねの骨のきわを少しずつもみ上げる。ひざの下まで向かう。

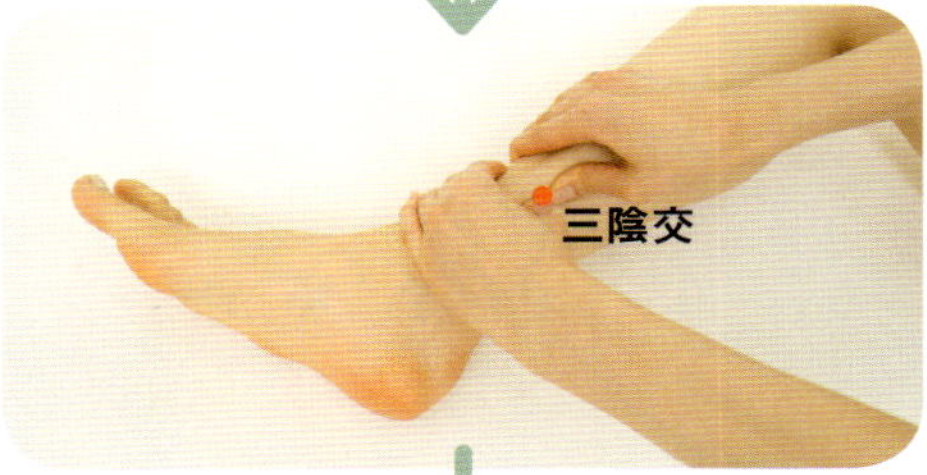

3つのツボを 押しもみ

右図のツボの位置を参考に、三陰交、地機、陰陵泉の3つを重点的に押していく。1カ所につき10秒ほど押す。

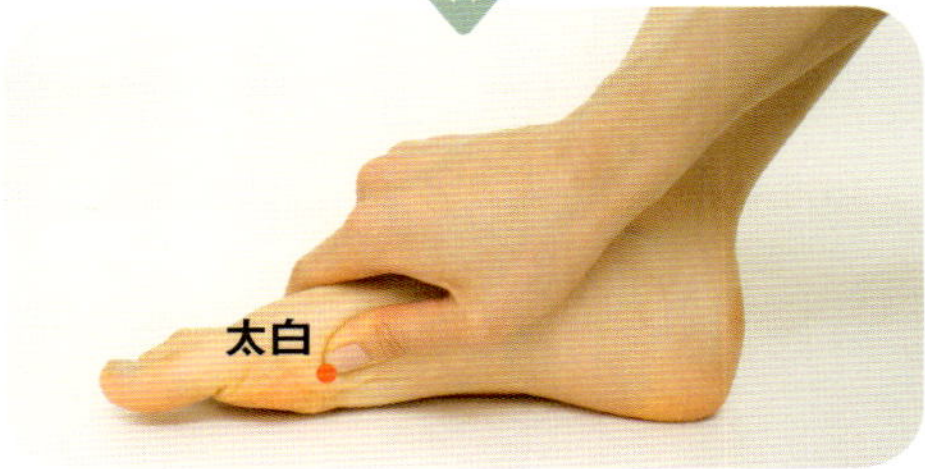

最後に押すのは 親指の付け根の「太白」

ふくらはぎを上までほぐし終わったら、足に戻って、足の親指の付け根にある脾経の代表的なツボ「太白」を親指でしっかり押す。

ふくらはぎの外側
頭痛や低血圧に関連

胆経ゾーン

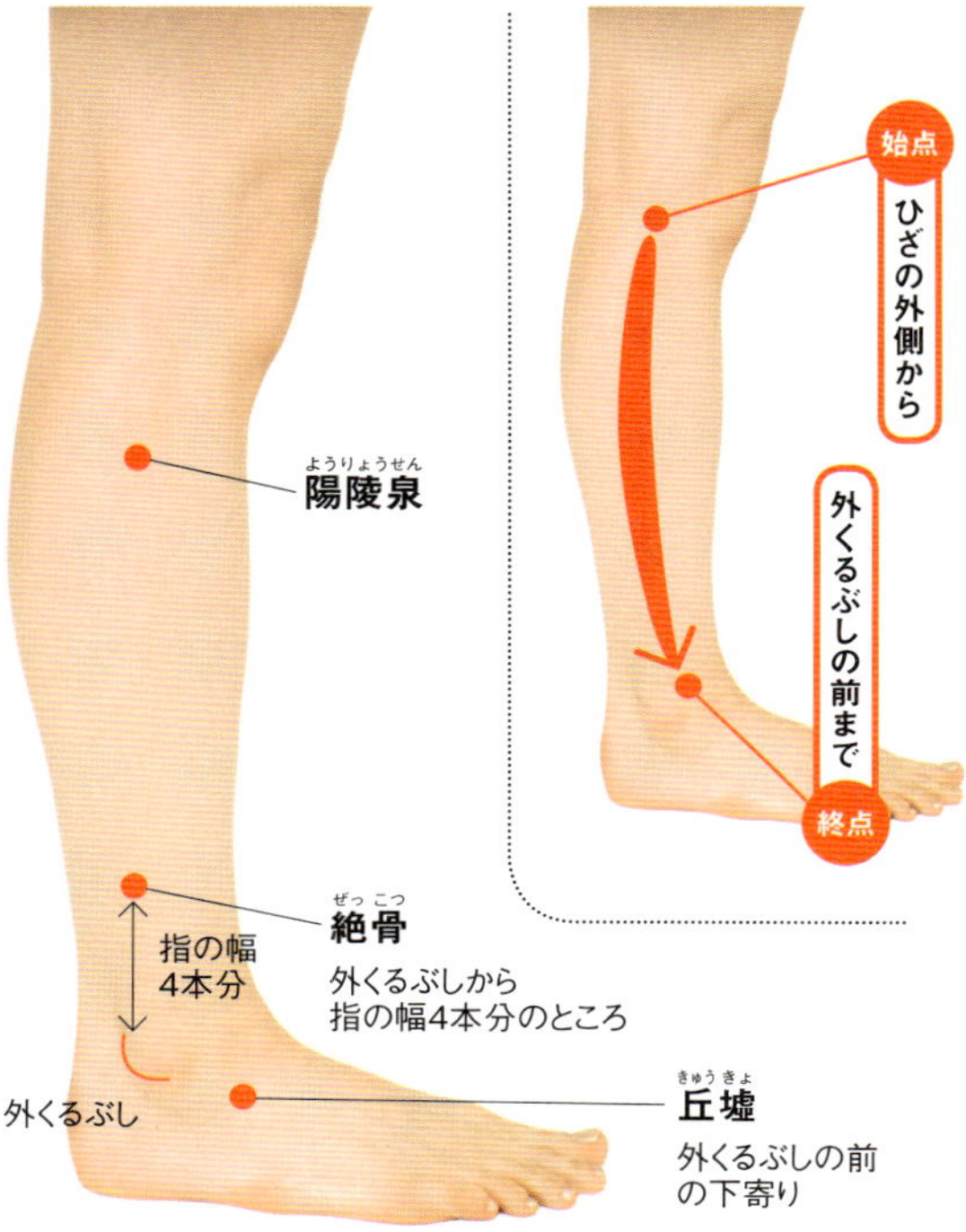

「胆経」は耳のそばから始まり、体の側面を通り、足の薬指に抜ける経絡。耳や目、頭の状態が表れるゾーンです。

頭痛、低血圧、めまい、耳鳴りといった血流に関係する不調から、花粉症やじんましんといったアレルギー、神経痛などに悩む人にケアしてほしいゾーンです。また、優柔不断で決断力がない人などは、胆や胆経が弱い傾向にあると言われています。仕上げには、胆経の終点である薬指をしっかりほぐしましょう。

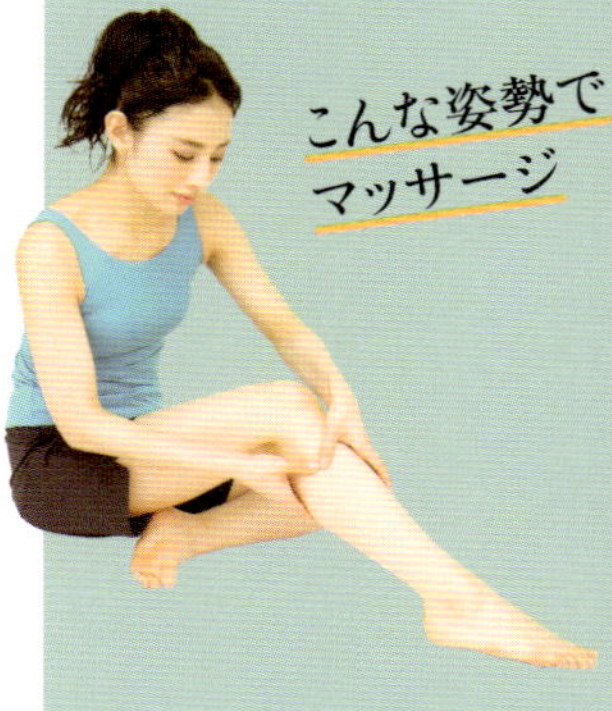

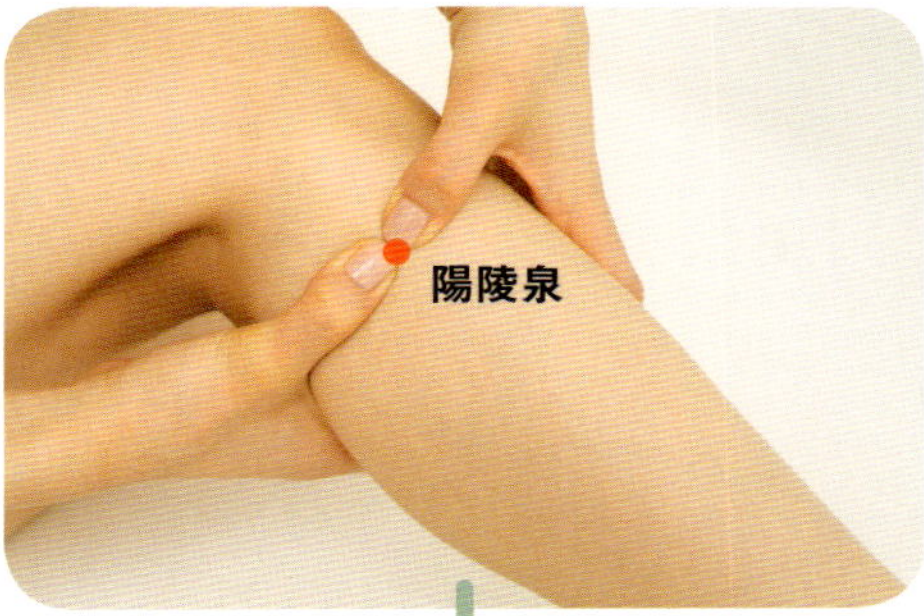

始点はひざの外側「陽陵泉」

ひざの外側の真横にあるでっぱりの下、前寄りにあるへこみが「陽陵泉」。両手の親指を突き合わせて、まずここを押す。

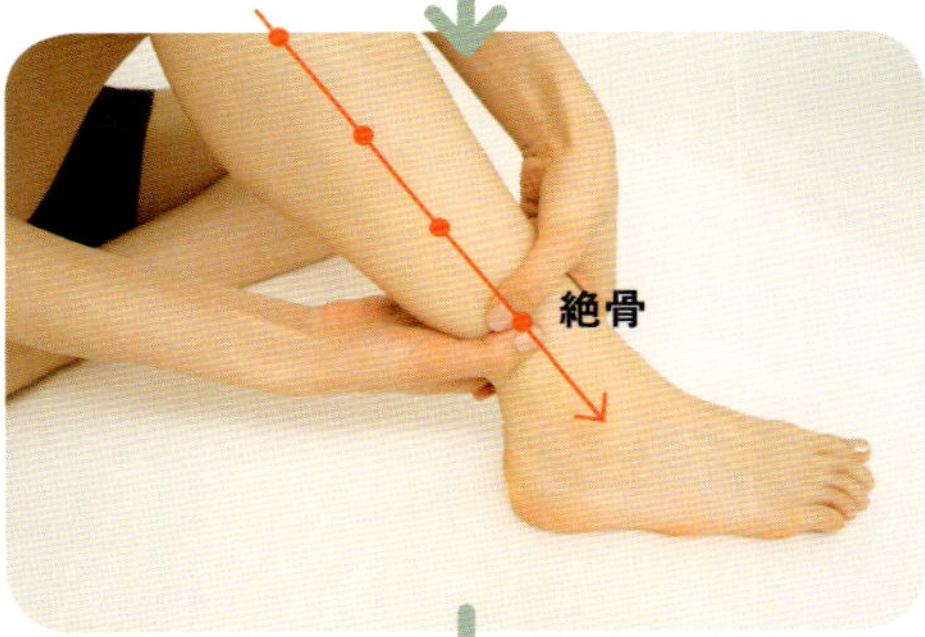

外くるぶしに向かってもむ

ふくらはぎをつかみ、親指同士をクロスさせ、そのままゾーンを押しながら下へともんでいく。その際、「絶骨」というツボを意識して刺激する。

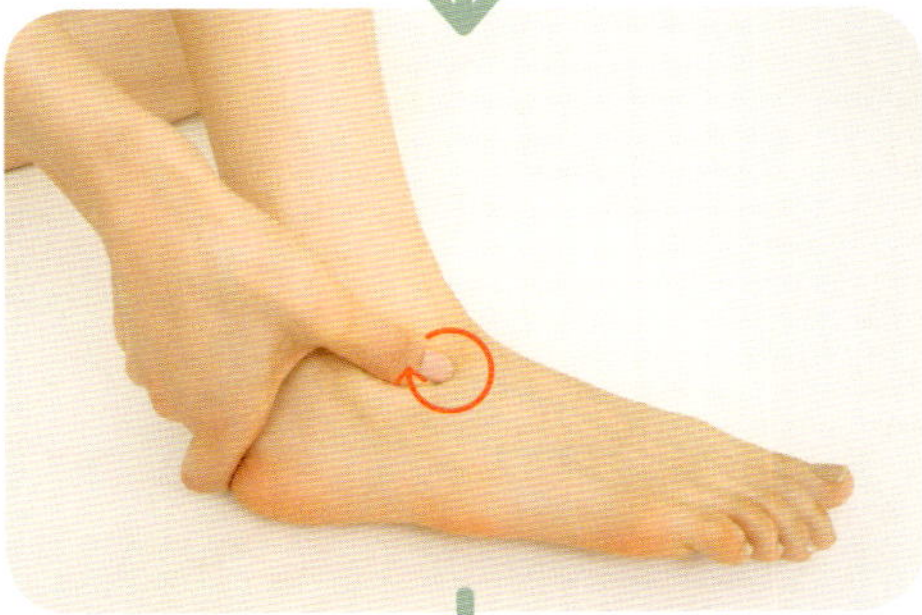

外くるぶしの前押しもみ

片手でかかとをつかみ、親指を「丘墟」というツボに当てて、円を描くように押しもみをする。

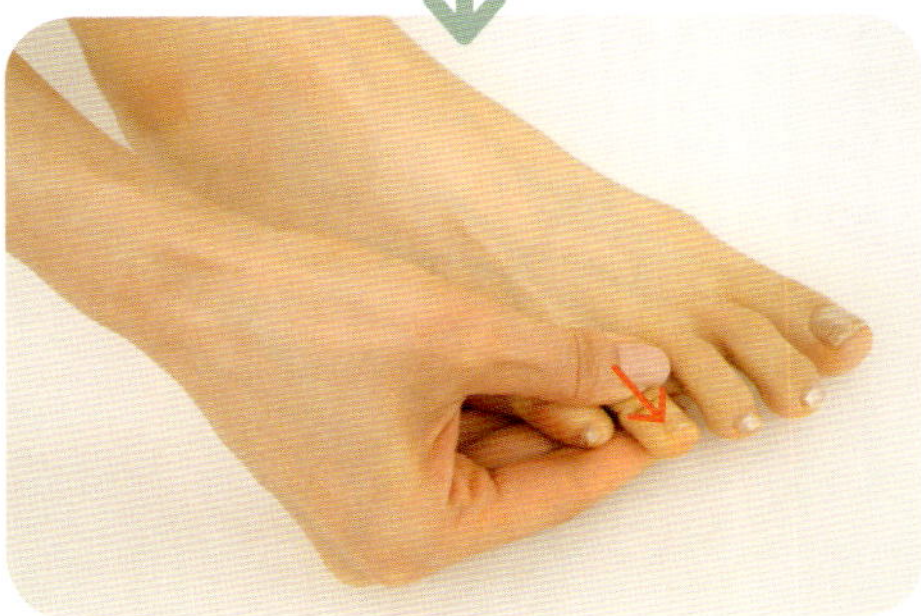

「胆経」につながる薬指を刺激

足の薬指は、「胆経」の一部。だから、仕上げに、薬指をほぐし、最後に足から、抜くようなイメージで引っ張る。

目の疲れやストレスに月経トラブルにも関係

肝経ゾーン

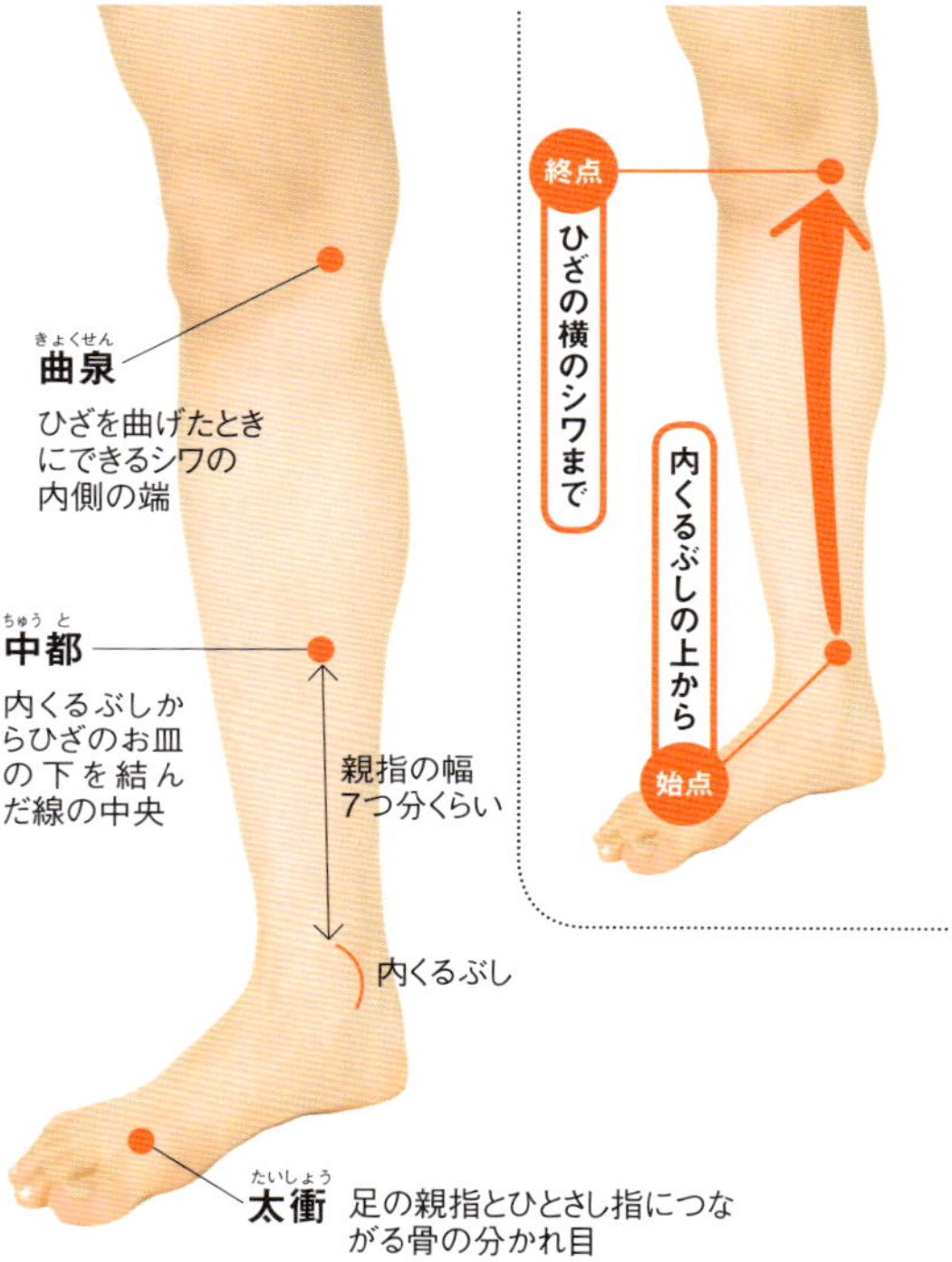

すねの内側で骨の上にある「肝経」。肝経が正常に働いていれば、体内の血の量も豊富になり、各臓器への分配がバランスよく行われます。また、子宮や男性器などの機能の維持にも密接で、月経トラブルがある人、更年期の人は、念入りにケアしてください。目の疲労やストレス、不眠などから、イライラしたり、うつっぽいときに肝経をマッサージすれば、気持ちが和らぎます。もし、このゾーンを軽く押してへこむ場合は肝臓自体の疲れを意味します。

こんな姿勢でマッサージ

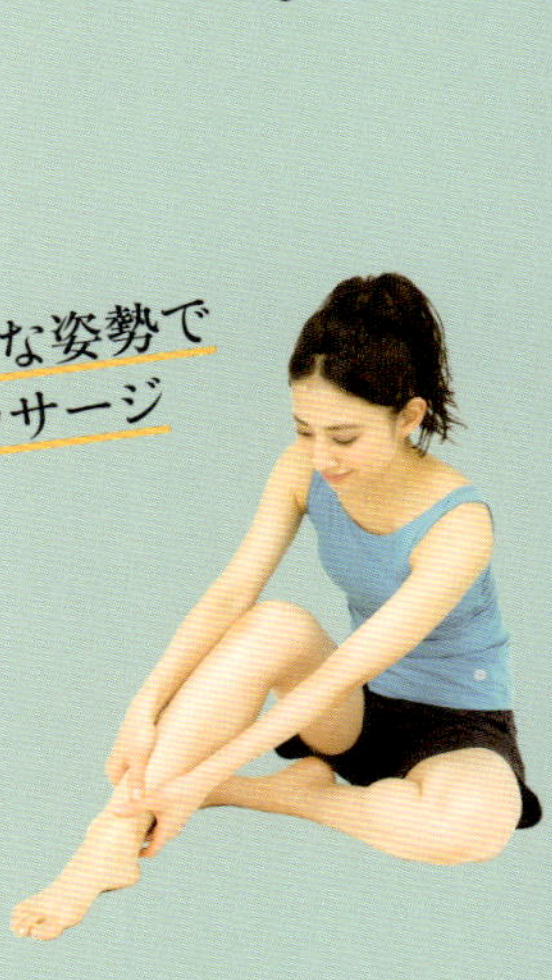

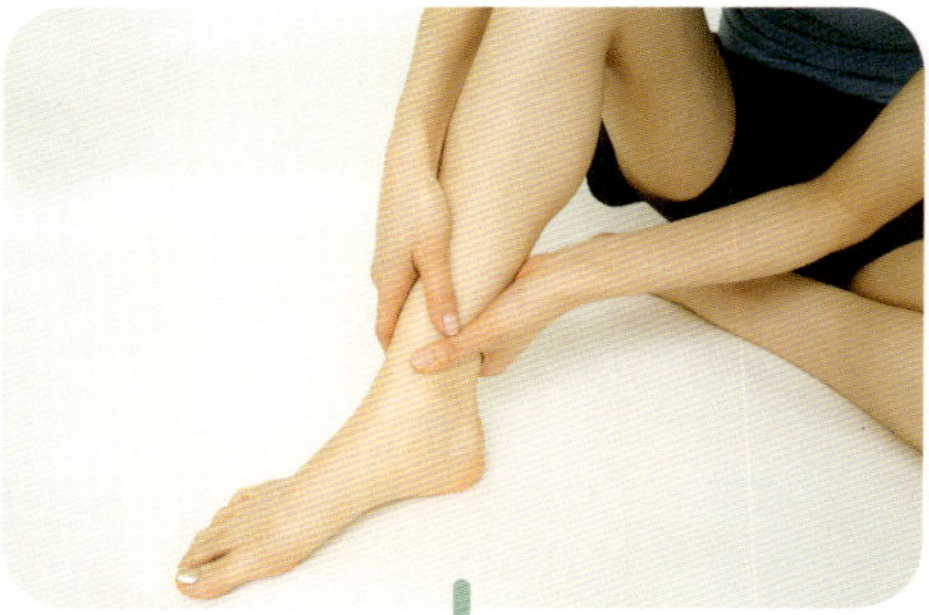

内くるぶしの上が始点

肝経ゾーンの始点はツボではないが、前すねの下方内側で、内くるぶしのやや上あたり。ここに両手の親指を当て、皮膚を動かすように軽く押す。

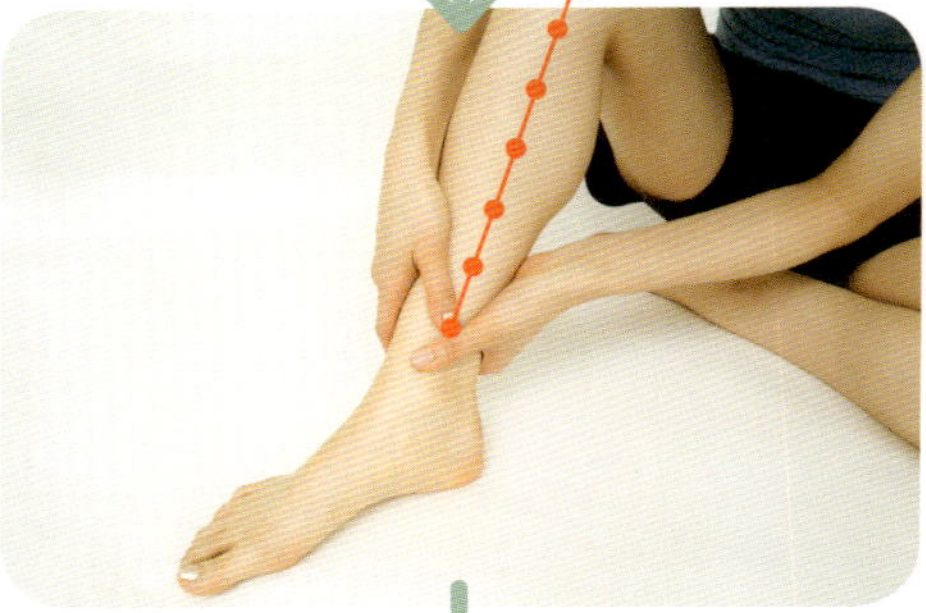

内くるぶしからひざの内側まで押す

内くるぶしの上から、ひざの内側まで、両手の親指でもむ。徐々に肝経ゾーンに沿って上がっていく。「中都」、「曲泉」というツボも意識して刺激。

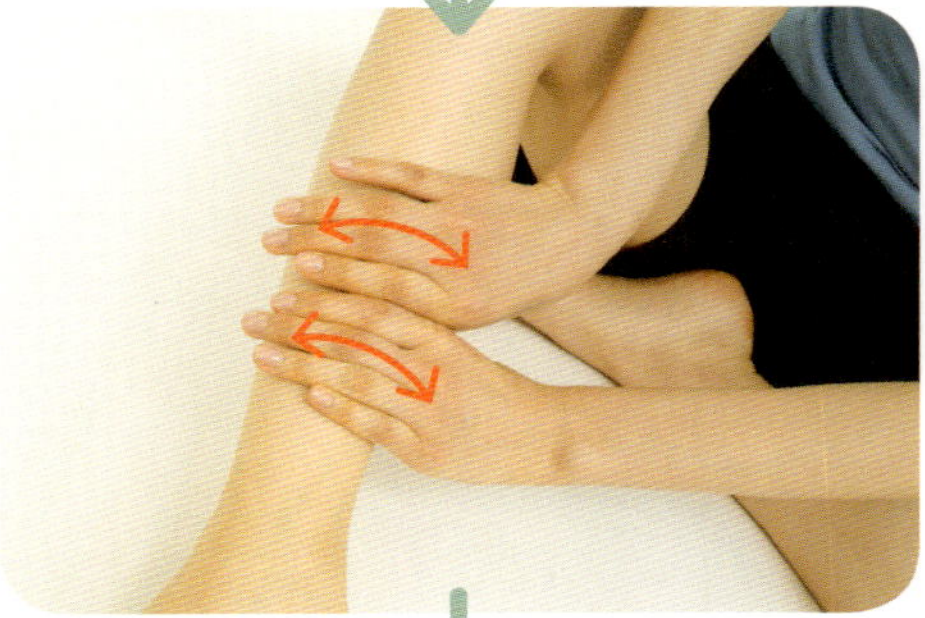

ふくらはぎをつかんでねじる

内側からふくらはぎを両手でつかみ、手を密着させたまま前後にねじる。そのまま上へと進める。骨と皮膚の癒着をはがすイメージで行う。

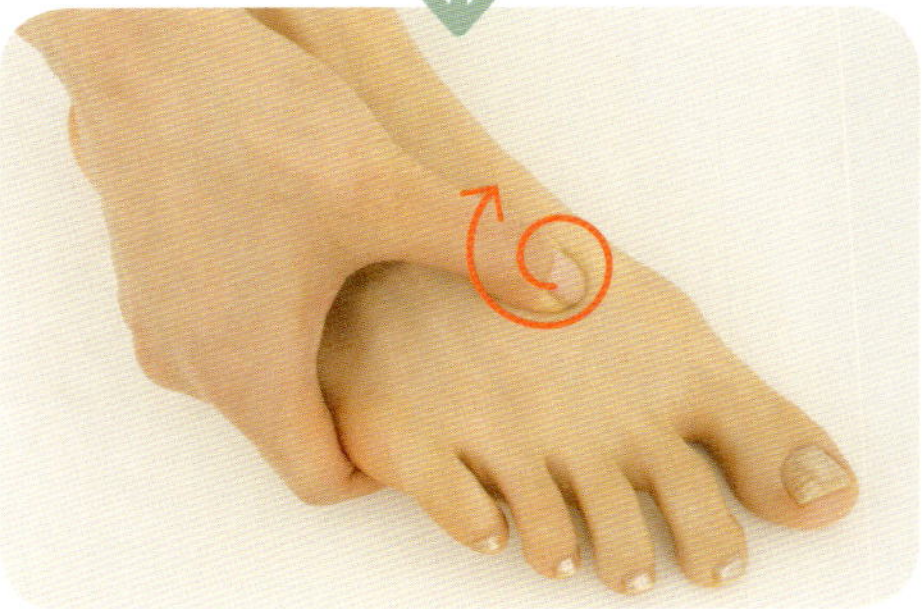

足の甲にある肝経の一部を刺激

仕上げに、足の親指とひとさし指の間にある骨の分かれ目のところ、「太衝」というツボを円を描くようにマッサージする。

市野さおり

看護師、英国ITEC認定リフレクソロジストおよびアロマセラピスト

自衛隊中央病院勤務後、アロマセラピーやリフレクソロジーの資格を活かし、統合医療ナースとして活動。その後、コンフィアンサせき鍼灸院でボディケアを行うかたわら、「足を通したセルフケア」についての活動を行っている。著書多数。米国SWIHA承認トウティーチャーでもある。

コンフィアンサせき鍼灸院 http://www.confianzas.com/

構成・編集	日経ヘルス編集部（白澤淳子）
装丁	小口翔平＋岩永香穂（tobufune）
本文デザイン・制作	川瀬達郎、高橋一恵、大西裕菜（エステム）
解説マンガ	朝倉千夏
イラスト	井上明香（手の地図）、三弓素青
モデル	島村まみ、原田ゆか
足裏モデル	市野さおり
執筆協力	茅島奈緒深
写真	稲垣純也、鈴木希代江、鈴木 宏
協力	関 崇（せき鍼灸院）

本書は日経ヘルス2019年6月号付録をもとに解説マンガを加え、再編集したものです

毎日、心地よい自分でいられる

不調と美容のからだ地図

2019年　8月26日　初版第1刷発行
2021年　10月21日　初版第12刷発行

著者	市野さおり
発行者	南浦淳之
発行	日経BP
発売	日経BPマーケティング
	〒105-8308 東京都港区虎ノ門4-3-12
印刷・製本	図書印刷

ISBN 978-4-296-10345-4 Printed in Japan